Oncoplastic Surgery of the Breast
Second Edition

乳房肿瘤整形外科学

主　编
Maurice Y. Nahabedian

主　译
史生鸿　李旭军　汪　成

副主译
谢伯剑　姜　静

上海科学技术出版社

图书在版编目（CIP）数据

乳房肿瘤整形外科学 / （美）莫里斯·Y.纳哈贝迪安
(Maurice Y. Nahabedian) 主编；史生鸿，李旭军，汪
成主译. -- 上海 : 上海科学技术出版社, 2025. 3.
ISBN 978-7-5478-6962-8

Ⅰ. R737.9；R655.8

中国国家版本馆CIP数据核字第20244WL280号

Oncoplastic Surgery of the Breast, Second Edition by Maurice Y. Nahabedian

上海市版权局著作权合同登记号　图字：09-2023-0929号

乳房肿瘤整形外科学

主　编　Maurice Y. Nahabedian
主　译　史生鸿　李旭军　汪　成
副主译　谢伯剑　姜　静

上海世纪出版（集团）有限公司
上海科学技术出版社　　出版、发行
（上海市闵行区号景路159弄A座9F-10F）
邮政编码 201101　www.sstp.cn
山东韵杰文化科技有限公司印刷
开本 889×1194　1/16　印张 12.75
字数：320千字
2025年3月第1版　2025年3月第1次印刷
ISBN 978-7-5478-6962-8/R · 3170
定价：148.00元

本书如有缺页、错装或坏损等严重质量问题，
请向承印厂联系调换

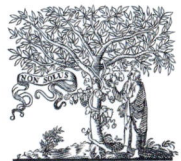

Elsevier (Singapore) Pte Ltd.
3 Killiney Road,
#08-01 Winsland House I,
Singapore 239519
Tel: (65) 6349-0200; Fax: (65) 6733-1817

Oncoplastic Surgery of the Breast, Second Edition
Copyright ©2020, Elsevier Limited. All rights are reserved, including those for text and data mining, AI training, and similar technologies.
Publisher's note: Elsevier takes a neutral position with respect to territorial disputes or jurisdictional claims in its published content, including in maps and institutional affiliations.
Videos Batwing reduction, Split reduction, Split reduction with intraoperative radiation therapy (IORT), Wise pattern copyright Nirav B. Savalia.
First edition, 2009
ISBN: 9780702076800

This translation of Oncoplastic Surgery of the Breast, Second Edition by Maurice Y. Nahabedian was undertaken by Shanghai Scientific & Technical Publishers and is published by arrangement with Elsevier (Singapore) Pte Ltd.

Oncoplastic Surgery of the Breast, Second Edition by Maurice Y. Nahabedian由上海科学技术出版社进行翻译，并根据上海科学技术出版社有限公司与爱思唯尔（新加坡）私人有限公司的协议约定出版。

《乳房肿瘤整形外科学》（史生鸿　李旭军　汪成　主译）

ISBN: 978-7-5478-6962-8

Copyright © 2025 by Elsevier (Singapore) Pte Ltd. and Shanghai Scientific & Technical Publishers.

All rights reserved. No part of this publication may be reproduced or transmitted in any form or by any means, electronic or mechanical, including photocopying, recording, or any information storage and retrieval system, without permission in writing from Elsevier (Singapore) Pte Ltd and Shanghai Scientific & Technical Publishers.

声明

本译本由上海科学技术出版社独立完成。相关从业及研究人员必须凭借其自身经验和知识对文中描述的信息数据、方法策略、搭配组合、实验操作进行评估和使用。由于医学科学发展迅速，临床诊断和给药剂量尤其需要经过独立验证。在法律允许的最大范围内，爱思唯尔、译文的原文作者、原文编辑及原文内容提供者均不对译文或因产品责任、疏忽或其他操作造成的人身及/或财产伤害及/或损失承担责任，亦不对由于使用文中提到的方法、产品、说明或思想而导致的人身及/或财产伤害及/或损失承担责任。

Printed in China by Shanghai Scientific & Technical Publishers under special arrangement with Elsevier (Singapore) Pte Ltd. This edition is authorized for sale in the People's Republic of China only, excluding Hong Kong SAR, Macao SAR and Taiwan. Unauthorized export of this edition is a violation of the contract.

内容提要

近年来，随着乳腺癌患者保乳意愿的增加，以及保乳整形手术理念和技术的不断更新、发展，乳腺癌患者中要求行乳房肿瘤整形术的比例正在逐渐增加。

本书系统地阐述了乳房肿瘤整形外科手术的术前规划、最新及常见的手术技术和预后情况。本书英文版为第 2 版，较前一版更新了缩乳成形、邻近皮瓣转移、游离皮瓣移植等技术，并新增了双平面隆胸、脂肪填充等全新的整形技术。本书循证医学资料丰富，并用表格和流程图对患者选择、皮瓣选择等手术决策内容做了很好的归纳，图片清晰地呈现了手术设计和术前、术后效果对比，对手术步骤和技术要点也进行了细致的阐述，并配有操作视频，对乳腺外科、整形外科医生，尤其是年轻医生具有很好的指导意义和参考价值。

献　词

我将本书献给我的老朋友兼同事 Scott Spear 博士。Scott 博士鼓舞了世界各地的整形外科医生和乳腺外科医生，他宝贵的见解和智慧帮助了成千上万的外科医生，进而帮助了成千上万的患者。2005—2013 年，我很幸运地和他一起在乔治敦大学医学中心工作，他是整形外科的创始主任。他教导我批判性地思考，精确地分析，切实地制订计划并予以执行。他改进了乳房整形重建手术的治疗结局及美学效果。

我要把本书献给 1996—2017 年我在约翰·霍普金斯大学和乔治敦大学工作及培训期间有幸合作过的 69 位整形外科住院总医师。他们对学习的渴望是我在手术室和研究领域进行教学的动力。我们的友谊经受了时间的考验，我为他们每一个人感到骄傲。特别是 Mark Venturi 博士和 Alex Mesbahi 博士，他们是我在整形外科时的住院医师，我们有幸成为工作中的同伴。我们也将继续为患者提供最先进的乳房整形重建手术方案。

最后，我要感谢我的妻子 Anissa，以及我的两个女儿 Danielle 和 Sophia，她们一如既往的支持和鼓励使我能够继续为世界各地的外科医生提供指导和教学，并为患者提供最高质量的照护。

Maurice Y. Nahabedian, MD, FACS

译者名单

主　译
史生鸿　宁波市第二医院
李旭军　宁波市第二医院
汪　成　上海市第二人民医院

副主译
谢伯剑　浙江省台州医院
姜　静　宁波市第二医院

参译人员（按姓氏笔画排序）
丁锦华　宁波市医疗中心李惠利医院
王　奕　宁波市第二医院
牛瑞洁　上海市第二人民医院
孙　龙　宁波市第二医院
李占文　宁波市妇女儿童医院
李昕琳　宁波市第二医院
励　超　宁波市第二医院
肖樟生　宁波市鄞州人民医院
张　威　宁波市第二医院
张　琛　宁波市第二医院
陈丹翔　宁波市第二医院
陈秉烈　宁波大学附属第一医院
胡光富　上海市第二人民医院
钟镇铧　宁波市妇女儿童医院
郭　宇　宁波大学附属第一医院
唐益清　上海市第二人民医院
唐鲁兵　宁波市妇女儿童医院
章佳波　宁波大学附属第一医院
葛启栋　宁波市第二医院
鲁宏峰　宁波市第二医院
蔡杨俊　浙江省台州医院
潘赟昊　上海市第二人民医院
魏　昊　上海市第二人民医院

编者名单

本版编辑在此感谢所有之前版本编校者们所做的贡献,没有他们的前期工作,新版本是不可能顺利完成的。

Yoav Barnea, MD
Head, Plastic, and Reconstructive Breast Surgery Unit
Plastic Surgery
Tel Aviv Medical Center, affiliated with the Sackler Faculty of Medicine
Tel Aviv University
Tel Aviv, Israel

Grant W. Carlson, MD
Wadley R. Glenn Professor of Surgery
Surgery
Emory University
Atlanta, GA, USA

Costanza Cocilovo, MD
Medical Director
Breast Surgery
Inova
Farifax, VA, USA

Randy De Baerdemaeker, MD, FCCP, FEBOPRAS
Member of Staff
Department of Plastic, Reconstructive, and Aesthetic Surgery
Brussels University Hospital
Brussels, Belgium

Kirsten Edmiston, MD
Medical Director
Inova Breast Care Center
Inova Fair Oaks Hospital
Fairfax, VA, USA

Clinical Assistant Professor
Department of Surgery
VCU/Inova Fairfax Medical Center
Fairfax, VA, USA

Kenneth L. Fan, MD
Resident Physician
Department of Plastic and Reconstructive Surgery
MedStar Georgetown University Hospital
Washington, DC, USA

Jian Farhadi, MD, PD
Consultant
Plastic and Reconstructive Surgery
Guy's and St Thomas' Hospital
London, UK

Professor
University of Basel
Basel, Switzerland

Plastic Surgeon
Plastic Surgery Group
Zurich, Switzerland

Allen Gabriel, MD, FACS
Peacehealth Plastic Surgery
Peacehealth
Vancouver, WA, USA

Clinical Associate Professor
Plastic Surgery
Loma Linda University Medical Center
Loma Linda, CA, USA

Moustapha Hamdi, MD, PhD
Professor
Plastic and Reconstructive Surgery
Brussels University Hospital
Brussels, Belgium

Tammy Ju, MD
Surgery Resident

Surgery
George Washington University Hospital
Washington, DC, USA

Sadia Khan, DO, FACS
Program Advisor - Breast Surgical Services
Breast Surgical Oncology
Hoag Memorial Hospital Presbyterian
Newport Beach, CA, USA

Assistant Clinical Professor
Department of Surgery
Keck School of Medicine USC
Los Angeles, CA, USA

Steven J. Kronowitz, MD
Owner
Kronowitz Plastic Surgery, PLLC
Houston, TX, USA

Albert Losken, MD, FACS
Emory University
Division of Plastic and Reconstructive Surgery
Emory University Hospital
Atlanta, GA, USA

Jaume Masia, MD, PhD
Chief and Professor
Plastic Surgery
Sant Pau University Hospital (Universitat Autonoma de Barcelona)
Barcelona, Spain

Alex N. Mesbahi, MD
Assistant Clinical Professor
Plastic Surgery
Georgetown University Hospital
Washington, DC, USA

Partner
National Center for Plastic Surgery
McLean, VA, USA

Alexandre Mendonça Munhoz, M, PhD
Plastic Surgery
Hospital Sírio-Libanês, São Paulo
São Paulo, Brazil

Professor
Plastic Surgery
Instituto do Câncer do Estado de São Paulo, São Paulo
São Paulo, Brazil

Maurice Y. Nahabedian, MD
Professor
Department of Plastic Surgery
Virginia Commonwealth University - Inova Branch
Falls Church, VA, USA

Bridget A. Oppong, MD
Reston Breast Care Specialists
Surgery
Reston Hospital Center
Reston, VA, USA

Adjunct Faculty
Lombardi Comprehensive Cancer Center
Georgetown University
Washington, DC, USA

Gemma Pons, MD, PhD
Head of the Microsurgery Unit
Plastic Surgery
Hospital de Sant Pau
Barcelona, Spain

Consultant
Plastic Surgery
Hospital de Sant Pau
Barcelona, Spain

Juliann Marie Reiland, MD
Program Director, Electron-based IORT Breast Oncology
Avera Cancer Institute
Sioux Falls, SD, USA

Clinical Associate Professor
Surgery
Sanford School of Medicine
Sioux Falls, SD, USA

Chair: ASBrS Oncoplastic Surgery Committee
American Society of Breast Surgeons

Jordi Riba Vílchez, MD
Plastic Reconstructive and Aesthetic Surgery Department
Hospital de Sant Pau
Barcelona, Spain

Rachel Rolph, MBBS MA(Oxon) MRCS
Clinical Research Fellow
Department of Plastic and Reconstructive Surgery
Guy's and St Thomas' NHS Foundation Trust
London, UK

Nirav B. Savalia, MD
Clinical Assistant Professor of Surgery
Plastic Surgery
USC/Keck School of Medicine
Los Angeles, CA, USA

Program Director for Oncoplastic and Aesthetic Breast Surgery
Hoag Hospital Memorial Presbyterian
Newport Beach, CA, USA

Hani Sbitany, MD, FACS
Associate Professor of Surgery
Plastic and Reconstructive Surgery
University of California
San Francisco, CA, USA

Melvin J. Silverstein
Hoag Hospital Memorial Presbyterian
Newport Beach, CA, USA
Department of Surgery, Keck School of Medicine,
 University of Southern California
Los Angeles, CA, USA

Toni Storm-Dickerson, BS, MD
Director
Surgical Services Compass Breast
Compass Oncology
Vancouver, WA, USA

Medical Director Surgical Services
Kearney Breast Center
PeaceHealth Vancouver
Vancouver, WA, USA

Christine Teal, MD
Director, Breast Care Center
Surgery
George Washington University
Washington, DC, USA

Peter W. Thompson, MD
Assistant Professor of Plastic Surgery
Surgery
Emory University
Atlanta, GA, USA

Mark Venturi, MD, FACS
Private Practice
Plastic Surgery
National Center for Plastic Surgery
McLean, VA, USA

Louisa Yemc, PA-C
National Center for Plastic Surgery
McLean, VA, USA

中文版前言

从 Halsted 根治术到 Fisher 保乳术，乳房肿瘤外科手术经历了几代变迁。现今，随着治疗手段的不断丰富，治疗理念也有了新的变革。患者在根除肿瘤、延长生存的基础上，还有美学上的需求，以获得更好的生活质量，得到身心的双重治愈。2012 年引进出版的《乳房肿瘤整形外科学》第 1 版填补了当时国内乳房肿瘤整形领域图书的空白，对国内乳房肿瘤整形外科的发展起到了规范和推动作用。

近 10 年来，乳房肿瘤整形技术在全球范围内不断迭代发展。现在，Maurice Y. Nahabedian 博士与同领域的专家学者合作推出了《乳房肿瘤整形外科学》第 2 版。第 2 版不仅更新了第 1 版中的缩乳成形、邻近皮瓣转移、游离皮瓣移植等技术，还加入了近几年来应用于整形的全新技术，譬如双平面隆胸、脂肪填充，以及极端条件下高选择性保乳患者的乳房整形技术等，进一步扩大了肿瘤整形技术的适应证，希冀为更多患者保留对称、美观的乳房，很值得我们继续学习和推广。因此，我们集结了乳房肿瘤整形外科技术的践行者，共同翻译了《乳房肿瘤整形外科学》第 2 版。希望我们的译著可以帮助到更多的乳腺外科及整形外科医生，也希望更多的患者不用面对残缺、畸形的乳房，勇敢、自信且有质量地生活。

书中难免有翻译不妥之处，希望广大读者及时指正。

史生鸿　李旭军　汪　成

英文版前言

我很荣幸向大家推荐《乳房肿瘤整形外科学》第 2 版。第 1 版出版迄今已有 10 年。这 10 年来，每年都有新技术和新方案在临床推广应用，肿瘤整形外科也在不断更新迭代。因此，肿瘤外科医生需要紧跟理念和技术更新的步伐。随着患者预后的持续改善和患者满意度的快速提升，乳房肿瘤整形外科的安全性和有效性也得到了印证。在第 2 版中，我们尽力将最新的理念编著成文，每章都介绍了最先进的技术和最前沿的观点。

第 2 版中，我们将所有内容分为 3 篇，共 21 章。3 篇的主要内容分别为概述、手术技术和预后（包括整形效果和生存结局）。第 2 版中多数的作者是新加入的，鉴于他们在各自专业领域做出的贡献和诸多成功案例，特别邀请他们编写相应技术的章节。同第 1 版一样，第 2 版也有手术视频，这是对图文介绍的完美补充，可以有效提高读者技术实操的能力。第 2 版中有几章是全新的，会向读者介绍几种乳房肿瘤整形的新技术。譬如，Barnea 医生将双平面隆胸技术应用到肿瘤整形手术中，我的实践体会是这项技术有效且整形效果显著。Sivalia、Khan 和 Silverstein 医生撰写了极端情况下选择合适患者进行肿瘤整形的章节，扩大了肿瘤整形技术在这些高选择性患者中的适应证；他们还提供了 4 个精彩的手术视频以优化和简化他们的技术步骤。针对不断壮大的肿瘤整形外科领域，Reiland 医生也阐述了乳腺外科医生对肿瘤整形外科的看法。

值此著作出版之际，我要感谢的人不胜枚举，他们的努力促成了本书的诞生。首先也是最需要感谢的是各个章节的作者们，他们才华横溢，为撰写本书牺牲了大量的时间和精力。其次，感谢 Elsevier 出版社编辑为此书出版所做的努力，他们的辛勤工作和热情投入超出了我们的期望。最后，我要感谢我的家人——Anissa、Danielle 和 Sophia，感谢她们一直以来给予我的耐心、支持和理解。

Maurice Y. Nahabedian, MD, FACS

目 录

第 1 篇　乳房肿瘤整形外科学：概述 ·· 001

　　第 1 章　乳房肿瘤整形外科简介 · 002
　　第 2 章　乳房肿瘤整形重建手术的安全性 · 010
　　第 3 章　乳房肿瘤整形手术的适应证和患者选择 · 014
　　第 4 章　肿瘤整形术与乳房全切术：决策和结局 · 023
　　第 5 章　乳腺外科医生与肿瘤整形手术 · 029
　　第 6 章　整形外科医生的乳房肿瘤整形手术方法 · 034

第 2 篇　乳房肿瘤整形外科学：手术技术 ·· 043

　　第 7 章　容积移位技术和容积替代技术 · 044
　　第 8 章　保乳整形手术中的缩乳成形技术 · 053
　　第 9 章　乳房固定技术 · 060
　　第 10 章　肿瘤整形乳房重建的局部皮瓣技术 · 069
　　第 11 章　游离皮瓣技术 · 082
　　第 12 章　双平面隆胸技术在肿瘤整形术中的应用 · 094
　　第 13 章　三维可吸收线圈乳房重建 · 100
　　第 14 章　脂肪填充和肿瘤整形 · 106
　　第 15 章　极致肿瘤整形 · 122
　　第 16 章　不同位置肿瘤的肿瘤整形方法 · 131

第 3 篇　乳房肿瘤整形外科学：预后 ·· 145

　　第 17 章　乳房肿瘤整形手术的并发症 · 146
　　第 18 章　乳房肿瘤整形术后的局部复发与重建选择 · 154
　　第 19 章　乳房肿瘤整形术后的影像随访 · 162
　　第 20 章　放疗的考量和乳房肿瘤整形手术 · 171
　　第 21 章　乳房肿瘤整形术后患者的满意度及结局 · 183

索引 ··· 189

视频目录

第 10 章　肿瘤整形乳房重建的局部皮瓣技术 · 069
　　　视频 10.1　胸背动脉穿支（TDAP）皮瓣 · 077

第 11 章　游离皮瓣技术 · 082
　　　视频 11.1　乳房重建中的腹壁下深动脉穿支（DIEAP）皮瓣和腹壁浅动脉（SIEA）皮瓣 · 087

第 12 章　双平面隆胸技术在肿瘤整形术中的应用 · 094
　　　视频 12.1　肿瘤整形隆胸技术 · 095

第 15 章　极致肿瘤整形 · 122
　　　视频 15.1　蝙蝠翼缩乳法 · 126
　　　视频 15.2　分部缩乳法 · 126
　　　视频 15.3　分部缩乳法联合术中放疗（IORT）· 126
　　　视频 15.4　Wise 模式 · 126

PIN码激活说明
1. 刮开涂层，获取PIN码。
2. 打开网页：http://pincode.yiaiwang.com
3. 注册/登录：请输入相关信息注册；如之前注册过，请输入用户名、密码登录。
4. 点击"资源兑换中心"→输入PIN码→点击"兑换"。兑换成功后，页面会自动跳转到"已兑换资源"。
5. 点击"查看资源"，可查阅图书配套在线内容。

第 1 篇
乳房肿瘤整形外科学：概述
Oncoplastic Breast Surgery–Getting Started

第 1 章　乳房肿瘤整形外科简介 / 002
第 2 章　乳房肿瘤整形重建手术的安全性 / 010
第 3 章　乳房肿瘤整形手术的适应证和患者选择 / 014
第 4 章　肿瘤整形术与乳房全切术：决策和结局 / 023
第 5 章　乳腺外科医生与肿瘤整形手术 / 029
第 6 章　整形外科医生的乳房肿瘤整形手术方法 / 034

第 1 章 乳房肿瘤整形外科简介

MAURICE Y. NAHABEDIAN

译者：励超

乳房肿瘤整形手术已成为女性乳腺癌患者的常规选择。肿瘤整形手术是指大范围的肿瘤切除，然后即刻或延迟即刻重建乳房切除术缺损部分。与传统保乳术的不同之处在于，其切缘大幅度加宽，为1~2 cm，而非1~2 mm。乳房肿瘤整形手术已被证实是安全、有效的，并能提高患者的满意度。本章将回顾乳腺癌手术演变的里程碑，以及乳房肿瘤整形手术是如何变成乳腺癌初诊患者的主要选择的。

乳房切除术的历史

乳腺癌的手术治疗在过去的一个世纪里经历了几次术式的转变。在 William Stewart Halsted 时代之前，乳腺癌的确诊通常意味着较少的治疗选项与较差的患者生存。随着乳腺癌根治术的实施，乳腺癌的疾病控制和生存显著改善，但是其造成的身体缺陷非常明显[1]。之后的改良根治性乳房切除术保留了胸大肌，并清扫了腋窝淋巴结，保持了相似的生存数据，但身体缺陷略有减少[2-4]。与此同时，单纯乳房切除术结合放疗，为患者提供了不那么激进的手术技术[5]。乳房切除术的进一步改良允许保留皮肤的模式，且证实局部复发率和生存率与之相当[6-8]。随着前哨淋巴结活检（SLNB）的引入，腋窝淋巴结清扫的需求显著减少，单纯乳房切除术联合SLNB已成为一种常见的乳房切除术策略[9, 10]。最近的创新则是保留乳头的腺体切除术，已获得广泛认可，并已在特定情况下应用于临床[11-15]。

早期乳房切除术的共同特点是切除了乳房，造成身体缺陷的可能性很高。这最终促使了对重建技术需求的增加，该技术可以最大限度地减少这种缺陷。乳房重建的技术与乳房切除术的同步进展使得这些缺陷有望被解决。重建选择包括假体植入、肌皮瓣和穿支皮瓣[16-23]。这些技术的发展对乳房切除术及其治疗结果产生了重大影响；然而，保乳治疗（BCT）潮流已经兴起，这代表癌症治疗已经步入新的发展阶段。

保乳手术的历史

随着对乳腺癌病理生理的理解加深及标准化放疗的有效利用，保乳潮流方兴未艾。全乳切除并不是绝对需求，肿块切除术同样安全有效，这是一个重大突破[24, 25]。保乳手术的益处包括在大部分情况下保留乳头-乳晕复合体，保持大多数女性的乳房形状，以及能根除可能存在的微病灶[26]。

BCT 后的结果总体上是令人满意的，存活率数据基本上与全乳切除术持平[27]。当然，局部复发率略有增加。尽管在大多数女性中，BCT 后的美学效果能够达到良好到优秀的水平，但部分女性需要进行二次手术来改善外观或达到对称性[28]。

肿瘤整形手术的历史

为了减少局部复发并保持自然的乳房轮廓，

引入了肿瘤整形手术的概念[29, 30]。肿瘤整形手术与标准 BCT 的不同之处在于，其切除的边缘和体积通常大于肿块切除术或区段切除术。对于 BCT，1~2 mm 的切缘通常就足够了；而对于肿瘤整形手术，切缘通常在 1~2 cm，切除体积通常在 100~200 cm³。由此产生的畸形通常需要立即使用容积移位或容积替代技术进行重建；当然，也可以考虑延迟即刻重建。重建方案包括邻近组织重排、缩乳术或远处皮瓣。当需要对称性时，可以在部分乳房重建时立即或延迟进行对侧手术，包括缩乳术、乳房上提手术或隆乳术。使用肿瘤整形技术进行保乳术的生存率和局部复发率基本上与全乳切除术相当[31, 32]。

本章的目的是回顾肿瘤整形手术的历史和一些具有里程碑意义的研究，并介绍部分对肿瘤整形手术做出重大贡献的外科医生。随着肿瘤整形手术日益为人所接受和逐渐流行，优化和系统的管理方法变得越来越有必要。本章将简要回顾肿瘤整形外科的相关手术，并在随后的章节中进一步介绍其原理、概念和技术细节。

肿瘤整形手术的安全性和有效性

肿瘤整形手术的适应证和患者选择现在都有较为认可的标准。肿瘤整形外科医生应该了解部分乳房切除术的适应证、手术技术和康复相关的所有方面。肿瘤整形手术的安全性需要医生对肿瘤生物学及合适的切缘有深刻理解。该过程首先需要进行确诊，可以使用各种技术来完成，包括细针穿刺、空芯针活检和切除活检。下一步是切除。获得阴性切缘的重要性显而易见，尤其是当考虑到手术未彻底清除肿瘤的患者发生复发的相对风险是其 15 倍时[33, 34]。阳性切缘可能与原发肿瘤的大小（T3 > T2 > T1）和组织学亚型（小叶 > 导管）有关。有时可以通过乳房 X 线检出结构扭曲的存在，从而术前识别出浸润性小叶癌[35]。

众所周知，较大的肿瘤出现阳性切缘的可能性较大；因此，获得更宽的切缘可能会降低阳性切缘的可能性。Kaur 等人证实：随着切缘的增宽，切缘阳性的发生率降低，特别是在比较肿瘤整形切除术与标准象限切除术时[36]。该研究中的肿瘤整形切除术平均切除体积为 200 cm³，象限切除术为 117 cm³。Giacalone 等人已经证实：在肿瘤整形切除后，腺体切除增加，组织学边缘更宽，并且需要再次切除的概率降低[37]。此外，与标准的乳房肿瘤切除术（12/57，21.1%）相比，肿瘤整形保乳术后的乳房切除术（2/42，4.8%）有减少的趋势。其他的研究和支持性数据将在接下来的章节中介绍。

乳房切除术后的即刻重建

目前用于重建乳房部分切除术后缺损的技术基于两个不同的概念：容积移位和容积替代。容积移位手术包括邻近组织重排、缩乳术和乳房固定术。容积替代手术包括来自身体各个区域的局部和远端皮瓣。这些技术通常是独立应用的；当然，新的手术策略可以同时使用这些方法。

容积移位和容积替代的适应证是不同的，已经设计了各种流程图来协助决策[38-40]。一般来说，乳房较小、不下垂的女性更适合容积替代手术（例如，局部皮瓣、背阔肌皮瓣和胸外侧皮瓣）；而对于胸部较大、下垂较多的女性，通常会进行容积移位手术（如邻近组织重排、缩乳术和乳房固定术）。最近，有人报道了同时使用容积替代术和容积移位术治疗中小型乳房体积的女性，在其中实质重排与使用小假体相结合[41-43]。随后将进一步回顾这些技术与肿瘤整形手术有关的历史。

缩乳成形术的容积移位技术

缩乳成形术是一种肿瘤整形技术，自 20 世纪 80 年代初起逐步开展[44]，多年来已然成为肿瘤整形术重建的主要方法[45, 46]。Clough 等人报道了在 101 名女性中开展手术的 14 年经验，这些女性接受了肿瘤整形切除术，因为标准的肿块切除术会产生显著的外形缺陷。采用的主要技术是基于上蒂的倒 T 形缩乳成形术。83% 的女性立即进行了对侧缩乳术，17% 的女性进行了二期对称性缩乳术。平均肿瘤切除重量为 222 g。5 年局部复发率为 9.4%，总生存率为 95.7%，无转移生存率为 82.8%。82% 的女性对美学效果满意。研究表明，与术后放疗相比，术前放疗的美学效果往往会更差。

Spear 等人报道了其 6 年的多学科诊疗经验，将肿瘤广泛切除与即刻双侧缩乳术相结合[47]。所有女性都患有乳腺肥大，平均切除量为每个乳房 1 085 g。随访时间为 1~6 年，平均 24 个月。并发症包括脂肪坏死（$n=3$）、乳头色素沉着不足（$n=2$）、血肿和复杂瘢痕。患者满意度采用视觉模拟量表进行评分，评分为 1~4 分，平均 3.3 分。一个独立观察小组也对结果进行了评分，放疗前结果得分为 2.9 分，放疗后为 3.03 分。虽然有一名女性死于癌症转移，但没有一名女性出现局部复发。本研究的主要结论是：部分乳房切除术后再行肿瘤整形术和对侧缩乳术在肿瘤学上是安全的，并避免了单独使用 BCT 或全乳切除术后立即进行全乳重建时常见的不对称性。

Losken 等人报道了他们在肿瘤整形手术中使用缩乳术的 10 年经验[39, 48]。共包括 20 名女性，平均肿瘤大小为 1.5 cm，肿瘤标本的平均重量为 288 g。切除的手术切缘 80% 为阴性。最常见的缩乳术式为上蒂或下蒂。术后 8 名女性（40%）的乳房 X 线检查出现异常，所有女性都接受了额外的活检。平均随访 23 个月，没有发现复发。乳房美观和患者满意度在所有女性中都是可以接受的。

这些研究及其他研究均证实了缩乳成形术在肿瘤整形手术中的实用性。值得注意的是，没有两种肿瘤整形手术是完全相同的，而且肿瘤整形手术不同于标准的缩乳手术。腺体移位可以是带蒂乳腺皮瓣的形式，也可以是乳腺组织旋转推进。如果在初次切除时对是否获得阴性切缘有疑问，可以在切缘确认后立即进行延期重建。图 1.1 和图 1.2 显示了一位患者肿瘤整形缩乳术前后情况。

邻近组织重排的容积移位技术

邻近组织重排是重建乳房部分切除术后缺损最常见的方法。这些技术很少需要两个团队来操作，因为乳腺外科医生通常能够使用这些技术并闭合缺陷。当部分畸形延伸到胸壁，且有足够的邻近组织来闭合缺损并保持自然轮廓时，可以使用邻近组织重排。此时的容积移位手术不需要用到实质皮瓣。因为局部组织足够，通常不需要容积替代。邻近组

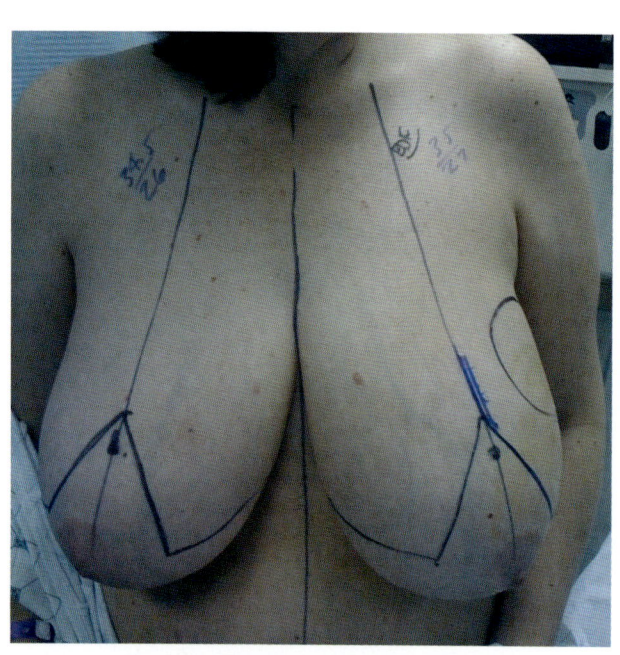

图 1.1 一位患有乳腺肥大症和左侧乳腺癌的女性的术前标记，准备行左乳房缩乳成形术和右乳房对称性缩乳术

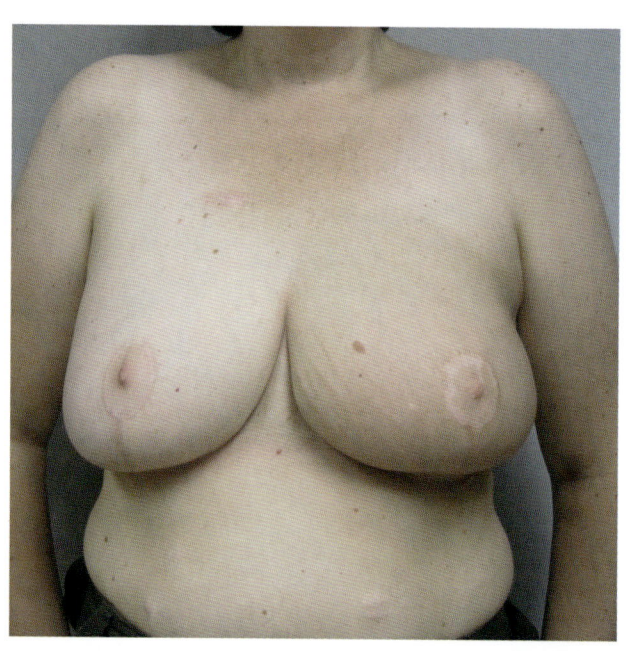

图 1.2 左乳放疗后 1 年的术后照片，显示体积、轮廓和对称性良好

织重排的主要目的是避免传统保乳术可能出现的轮廓畸形。使用这种肿瘤整形重建方法时，切除范围通常延伸到胸壁，并且邻近的组织被破坏和动员，以允许在不产生轮廓异常的情况下闭合或大或小的缺损。

具体的邻近组织重排手术包括蝙蝠翼切口乳房固定术、网球拍切口象限切除术、双环乳房固定术和缩乳成形术。Veronesi 等人介绍了节段性实质广泛切除的概念，包括覆盖的皮肤[49]。此方式有助于象限切除术在 BCT 中的应用。这些手术通常采用放射状切口处理位于外侧的肿瘤。替代网球拍切口的另一种方法是由 Amanti 等人最初描述的乳晕旁切口[50]。此法使切除术后瘢痕并不那么明显。随着乳晕旁切口皮下象限切除术（也被称为乳晕旁切口双环法乳房固定术）的引入，可以在乳头-乳晕复合体周围创建切口，并保持相对不明显。Anderson 等人介绍了各种概念，包括使用平行四边形切口和蝙蝠翼切口的乳房固定术。平行四边形切口允许更宽的切缘，同时保持乳房的自然轮廓。蝙蝠翼切口乳房固定术是这一概念的延伸，主要用于位于乳头-乳晕复合体附近的中央区肿瘤。Clough 等人介绍了缩乳术基础上的乳房肿瘤切除术。这项技术对于靠近乳房下极的肿瘤特别有用。这些肿瘤的标准乳房肿瘤切除术通常会导致乳头-乳晕复合体下移。

使用局部或远处皮瓣的容积替代技术

用于容积替代的局部和远端皮瓣对于由乳房体积小或切除范围大而导致容积移位手术不能充分修补的缺陷是最有用的。局部或远端皮瓣的选择取决于重建外科医生的能力和缺陷的位置。皮瓣可以是基于肌肉皮肤的皮瓣或穿支皮瓣，可以在血管蒂上转移或作为游离皮瓣转移。这些将在随后的章节中进行阐述。本章简要概述了这些技术及其起源。

乳房切除术后最常见的即刻重建皮瓣是背阔肌皮瓣[51-56]。该皮瓣适用于乳房上象限、外象限和下象限的畸形。有几种方法可以获取背阔肌皮瓣。传统的技术包括进行胸部后外侧切口，而更现代的技术是使用内镜[53, 56]。使用内镜技术通过乳房和腋窝切口进入肌肉，而不需要切开或切除远处的皮肤。Kat 等人回顾了他们对 30 名女性患者使用背阔肌皮瓣进行肿瘤整形手术的 3 年经验[52]。皮瓣存活率为 100%，所有患者都对外观效果感到满意。Losken 等人回顾了他们在 39 名女性患者中使用内镜获取背阔肌皮瓣的 5 年经验[53]。12 例（31%）发生了供区并发症，其中包括 7 例浆膜瘤，以及皮肤坏死、淋巴水肿、开裂、增生性瘢痕和持续性窦道。

将背阔肌作为一个小型皮瓣对患者是有利的，因为皮瓣的大小可以根据缺损的大小进行调整[54, 55]。小型背阔肌皮瓣通常通过延伸的乳房前外侧切口进行采集，该切口也可用于切除。Rainsbury 已经证实这种皮瓣扩展了 BCT 和肿瘤整形手术的作用；能够重建缺陷达到乳房体积的 20%~30% 之多；可用于中心象限、内上象限和外上象限肿瘤；并且可以即刻或延迟进行[55]。Gendy 等人在 89 名女性中使用小型背阔肌皮瓣进行了隆胸手术，并将结果与保留皮肤乳房切除术后立即乳房重建进行了比较[54]。比较内容包括：术后并发症（8% vs 14%）、进一步的外科干预（12% vs 79%）、乳头感觉丧失（2% vs 98%）、活动受限（54% vs 73%）和美学效果（视觉模拟评分：83.5 vs 72）。图 1.3~图 1.6 显示了一名患者在用背阔肌皮瓣进行部分乳房重建后的情况。

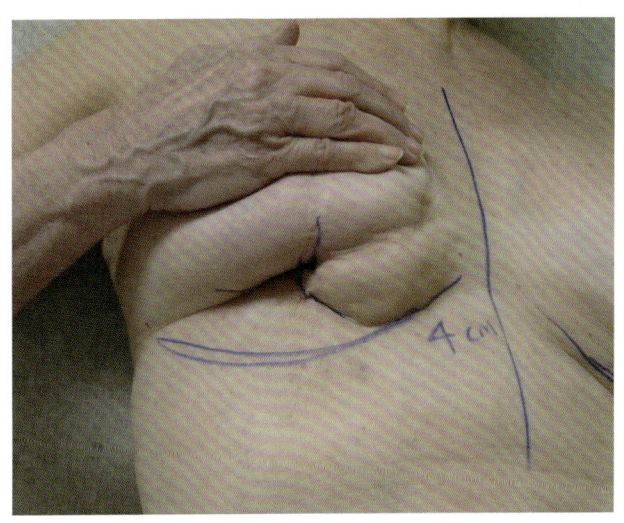

图 1.3　乳房切除术后发现下极缺损

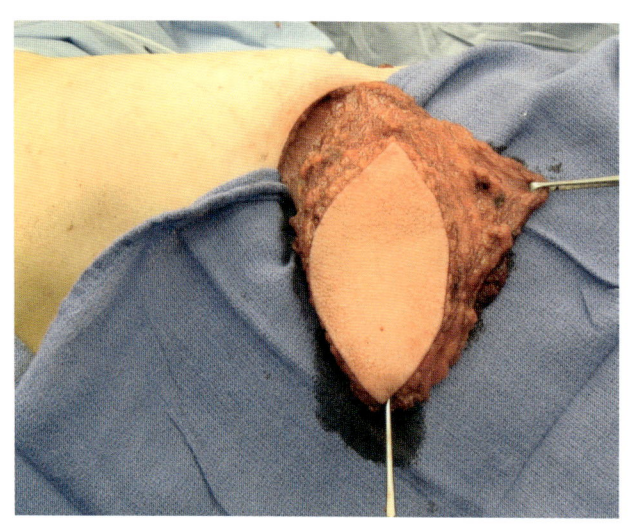

图 1.4　获取背阔肌皮瓣，为延迟重建做准备

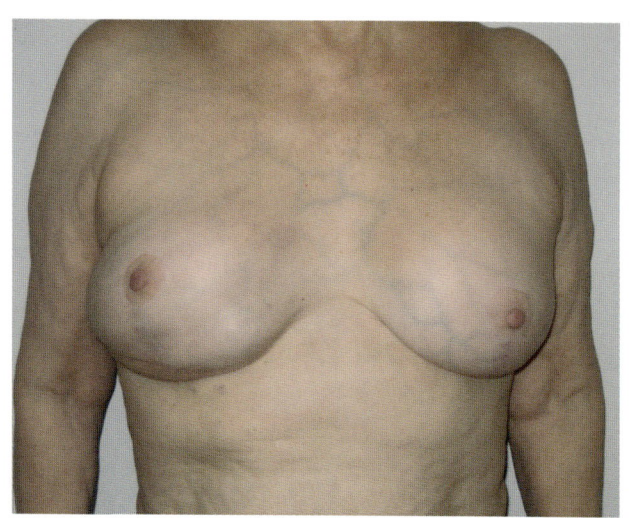

图 1.6　术后随访显示体积、轮廓和对称性恢复

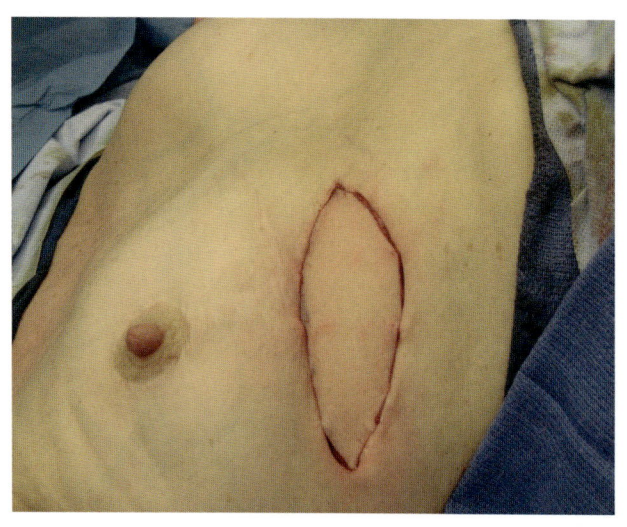

图 1.5　背阔肌皮瓣嵌入缺损处

用于部分乳房重建的穿支皮瓣包括胸背动脉穿支（TDAP）皮瓣、胸外侧皮瓣和肋间穿支皮瓣[57-60]。胸背动脉穿支皮瓣是一种完全保留背阔肌的脂肪皮瓣。皮瓣的血管来源于胸背动脉和静脉的穿通支。胸外侧皮瓣是通过胸外侧、腋窝或胸背动脉和静脉灌注的筋膜皮瓣。肋间穿支皮瓣是通过肋间穿支动脉和静脉灌注的，该动脉和静脉位于腋前线的下方。这些皮瓣通常用作带蒂皮瓣转移，但也可以作为游离组织使用。

这些皮瓣的临床经验令人鼓舞。Levine 等人提供了一种使用穿支皮瓣的决策流程[57]。第一选择是胸背动脉穿支皮瓣，然后是胸外侧皮瓣，最后是肋间穿支皮瓣。该决策依据基于手术过程中血管的质量。Munhoz 等人对 34 例女性患者使用胸外侧皮瓣进行部分乳房重建[59]。并发症包括部分皮瓣坏死 3 例（8.8%），脂肪坏死 2 例（5.8%），感染 1 例（2.9%）。供体部位的并发症包括血清肿 5 例（14.7%），伤口裂开 3 例（8.8%）。88% 的女性患者对结果满意，平均随访时间为 23 个月。

结合容积移位技术和容积替代技术

肿瘤整形手术最近的创新是联合使用容积移位技术和容积替代技术[41-43]。该技术主要用于乳房较小的女性，她们希望接受肿瘤整形术，但也寻求新的方式代替经典的容积替代方式。代替小型皮瓣或穿支皮瓣的方法可以包括使用假体，即植入物，但也包括可作为用于成像的三维可吸收材料。

Nahabedian 等人和 Miraliakbari 等人首先报道了双平面肿瘤整形术。该技术联合使用胸大肌下方的乳房植入物或组织扩张器，以及胸大肌上方的实质重排，故名为双平面肿瘤整形术[41, 42]。使用乳房植入物等假体在肿瘤整形术联合放疗过程中历来会导致更多的并发症，如包膜挛缩、假体丢失和患者满意度下降。然而，在放射治疗中，假体使用的增加和脱细胞真皮基质的使用，降低了包膜挛缩的发生

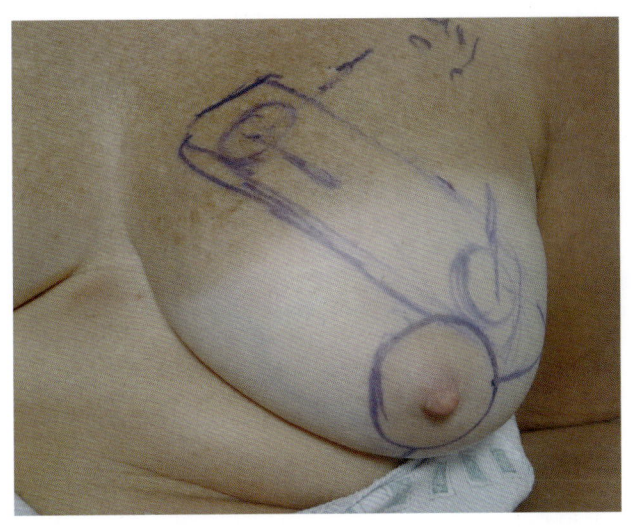

图 1.7 多灶性癌症患者的术前影像,计划进行部分乳房切除术

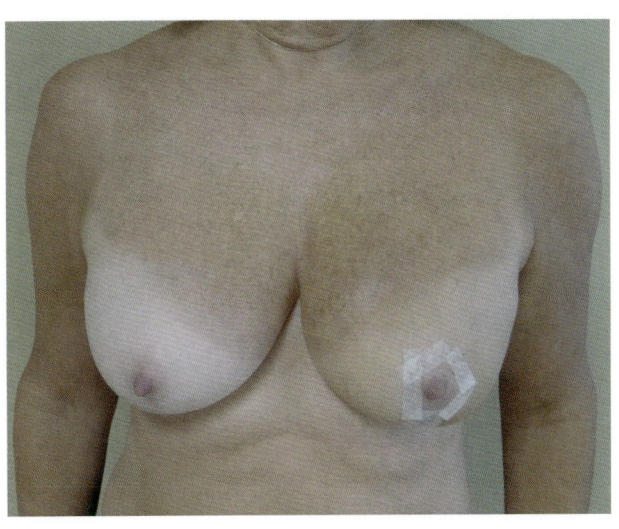

图 1.9 术后一周随访,采用双平面技术重建缺损,包括组织重排及胸肌后植入 180 mL 硅胶假体

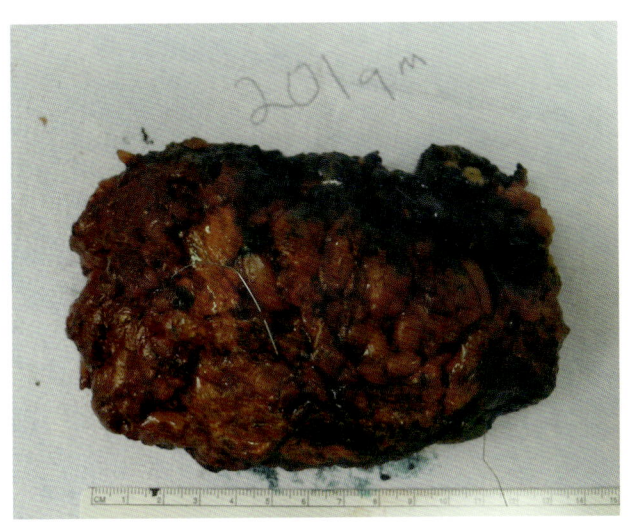

图 1.8 切除 201 g 的标本

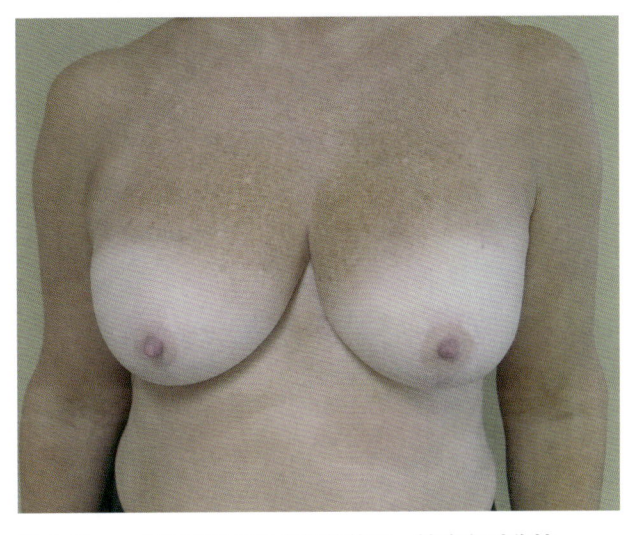

图 1.10 一年后随访显示良好的体积、轮廓和对称性

率,并使双平面技术更加可行。Barnea 等人将在后面的章节中更详细地讨论这一技术。图 1.7~图 1.10 显示了一名患者使用假体装置同时进行容积移位和容积替代。

第二种同时结合容积移位和容积替代的选择是使用一种名为 BioZorb® 的全新假体[61, 62]。这是一种可植入、可吸收的三维线圈,用于标记肿瘤切除部位,以便放疗定位。另一个好处是,它可以像填充材料一样充当容积替代装置。这种方法与双平面方法的区别在于其容积替代和容积移位处于胸大肌上方。在乳房切除术部分缺损的底部插入 BioZorb® 装置后,利用乳腺组织重排以覆盖装置,然后闭合皮肤。轮廓和体积异常可以做到最小化。Nahabedian 将在后面的章节中阐述这一技术。

小结

本章为概述,旨在回顾肿瘤整形外科的历史,并为其余章节提供框架。所有的原则、概念和具体技术将在接下来的章节中进行更详细的讨论。

参考文献

1. Halsted WS. The results of radical operations for the cure of breast carcinoma. *Ann Surg.* 1894;20:497.
2. Madden JL. Modified radical mastectomy. *Surg Gynecol Obstet.* 1965;121:1221–3120.
3. Donegan WL, Sugarbaker ED, Handley RS, Watson FR. The management of primary operable breast cancer. A comparison of time-mortality factors after standard, extended, and modified radical mastectomy. *Proc Natl Cancer Conf.* 1970;6:135–143.
4. Scanlon EF, Caprini JA. Modified radical mastectomy. *Cancer.* 1975;35:710–713.
5. McWhirter R. The value of simple mastectomy and radiotherapy in the treatment of cancer of the breast. *Br J Radiol.* 1948;21:599–610.
6. Toth BA, Lappert P. Modified skin incisions for mastectomy: the need for plastic surgical input in preoperative planning. *Plast Reconstr Surg.* 1991;87:1048–1053.
7. Singletary SE. Skin-sparing mastectomy with immediate breast reconstruction: the M.D. Anderson Cancer Center experience. *Ann Surg Oncol.* 1996;3:411–416.
8. Slavin S, Schnitt SJ, Duda R, et al. Skin-sparing mastectomy and immediate reconstruction: oncologic risks and aesthetic results in patients with early-stage breast cancer. 102:49–62.
9. Noguchi M, Katev N, Myazaki I. Diagnosis of axillary lymph node metastases in patients with breast cancer. *Breast Cancer Res Treat.* 1996;40:283–293.
10. O'Hea BJ, Hill AD, El Shirbini AM, et al. Sentinel lymph node biopsy in breast cancer: initial experience at Memorial Sloan-Kettering Cancer Center. *J Am Coll Surg.* 1998;186:423–427.
11. VerHeyden CN. Nipple-sparing total mastectomy of large breasts: the role of tissue expansion. *Plast Reconstr Surg.* 1998;101:1494–1500.
12. Nahabedian MY, Tsangaris TN. Breast reconstruction following subcutaneous mastectomy for cancer: a critical appraisal of the nipple-areolar complex. *Plast Reconstr Surg* 2006;117:1083–1090.
13. Crowe JP, Kim JA, Yetman R, et al. Nipple-sparing mastectomy technique and results of 54 procedures. *Arch Surg.* 2004;139:148–150.
14. Cense HA, Rutgers EJ, Lopes Cardozo M, Van Lanschot JJB. Nipple-sparing mastectomy in breast cancer: a viable option? *EJSO.* 2001;27:521526.
15. Sacchini V, Pinotti JA, Barros A, et al. Nipple-sparing mastectomy for breast cancer and risk reduction: oncologic or technical problem? *J Am Coll Surg.* 2006;203:704–714.
16. Longacre JJ. The use of local pedicle flaps for reconstruction of the breast after total or subtotal extirpation of the mammary gland and for correction of distortion and atrophy of the breast due to excessive scar. *Plast Reconstr Surg.* 1953;11:380.
17. Snyderman RK, Guthrie RH. Reconstruction of the female breast following radical mastectomy. *Plast Reconstr Surg.* 1971;47:465.
18. Arnold PG, Hartrampf CA, Jurkiewicz MJ. One-stage reconstruction of the breast, using the transposed greater omentum. Case report. *Plast Reconstr Surg.* 1976;57:520–522.
19. Schneider WJ, Hill Jr HL, Brown RG. Latissimus dorsi myocutaneous flap for breast reconstruction. *Br J Plast Surg.* 1977;30:277.
20. Hartrampf CR, Scheflan M, Black PW. Breast reconstruction with a transverse abdominal island flap. *Plast Reconstr Surg.* 1982;69:216–225.
21. Argenta LC. Reconstruction of the breast by tissue expansion. *Clin Plast Surg.* 1984;11:257–264.
22. Grotting JC, Urist MM, Maddox WA, Vasconez LO. Conventional TRAM flap versus free microsurgical TRAM flap for immediate breast reconstruction. *Plast Reconstr Surg.* 1989;83:828–841.
23. Allen RJ, Treece P. Deep inferior epigastric perforator flap for breast reconstruction. *Ann Plast Surg.* 1994;32:32–38.
24. Crile G, Esselstyn CB, Hermann RE, Hoerr SO. Partial mastectomy for carcinoma of the breast. *Surg Gynecol Obstet.* 1973;136:929–933.
25. Crile G. Results of conservative treatment of breast cancer at ten and 15 years. *Ann Surg.* 1975;181:26–30.
26. Montague E, Gutierrez AE, Barker JL, Tapley ND, Fletcher GH. Conservation surgery and irradiation for the treatment of favorable breast cancer. *Cancer.* 1979;43:1058–1061.
27. Fisher B, Anderson S, Bryant J, et al. Twenty-year follow-up of a randomized trial comparing total mastectomy, lumpectomy, and lumpectomy plus irradiation for the treatment of invasive breast cancer. *N Engl J Med.* 2002;347:1233–1241.
28. Matory WE, Wertheimer M, Fitzgerald TJ. Aesthetic results following partial mastectomy and radiation therapy. *Plast Reconstr Surg.* 1990;85:739–746.
29. Gabka CJ, Maiwald G, Baumeister RG. Expanding the indications spectrum for breast saving therapy of breast carcinoma by oncoplastic operations. *Langenbecks Arch Chir Suppl Kongressbd.* 1997;114:1224–1227.
30. Masetti R, Pirulli PG, Magno S, et al. Oncoplastic techniques in the conservative surgical treatment of breast cancer. *Breast Cancer.* 2000;7:276–280.
31. Rietjens M, Urban CA, Rey PC, et al. Long-term oncological results of breast conservative treatment with oncoplastic surgery. *Breast.* 2007;16:387–395.
32. Asgeirsson KS, Rasheed T, McCulley SJ, Macmillan RD. Oncological and cosmetic outcomes of oncoplastic breast conserving surgery. *Eur J Surg Oncol.* 2005;31:817–823.
33. Chapgar AB, Martin RCG, Hagendoorn LJ, Chao C, McMasters KM. Lumpectomy margins are affected by tumor size and histologic subtype but not by biopsy technique. *Am J Surg.* 2004;188:399–402.
34. Schnitt SJ, Abner A, Gelman R, Connelly JL. The relationship between microscopic margins of resection and the risk of local recurrence in patients treated with breast conserving surgery and radiation therapy. *Cancer.* 1994;74:1746–1751.
35. Moore MM, Borossa G, Imbrie JZ, et al. Association of infiltrating lobular carcinoma with positive surgical margins after breast-conservation therapy. *Ann Surg.* 2000;231:877–882.
36. Kaur N, Petit JY, Rietjens M, et al. Comparative study of surgical margins in oncoplastic surgery and quadrantectomy in breast cancer. *Ann Surg Oncol.* 2005;12:1–7.
37. Giacalone PL, Roger P, Dubon O, El Gareh N, Daures JP, Laffargue F. Lumpectomy vs. oncoplastic surgery for breast-conserving therapy of cancer. A prospective study about 99 patients. *Annales de Chirurgie.* 2006;131:256–261.
38. Kronowitz SJ, Feledy JA, Hunt KK. Determining the optimal approach to breast reconstruction after partial mastectomy. *Plast Reconstr Surg.* 2006;117:1–11.
39. Losken A, Styblo TM, Carlson GW, Jones GE, Amerson BJ. Management algorithm and outcome evaluation of partial mastectomy defects treated using reduction or mastopexy techniques. *Ann Plast Surg.* 2007;59:235–242.
40. Clough KB, Cuminet J, Fitoussi, et al. Cosmetic sequellae after conservative treatment for breast cancer: classification and results of surgical correction. *Ann Plast Surg.*

1998;41:471–481.
41. Nahabedian MY, Patel KM, Kaminsky AJ, Cocilovo C, Miraliakbari R. Biplanar oncoplastic surgery: a novel approach to breast conservation for small and medium sized breasts. *Plast Reconstr Surg.* 2013;132:1081–1084.
42. Kaminsky AJ, Patel KM, Cocilovo C, Nahabedian MY, Miralakbari R. The biplanar oncoplastic technique case series: a 2-year review. *Gland Surgery.* 2015;4(3):257–262.
43. Barnea Y, Friedman O, Arad E, Barsuk D, Menes T, Zaretski A, Leshem D, Gur E, Inbal A. An oncoplastic breast augmentation technique for immediate partial breast reconstruction following breast conservation. *Plast Reconstr Surg.* 2017;139:348e–357e.
44. Anderson BO, Masetti R, Silverstein ML. Oncoplastic approaches to the partial mastectomy: an overview of volume displacement techniques. *Lancet Oncol.* 2005;145–157.
45. Clough KB, Lewis JS, Couturaud B, Fitoussi A, Nos C, Falcou MC. Oncoplastic techniques allow extensive resections for breast-conserving therapy of breast carcinomas. *Ann Surg.* 2003;237:26–34.
46. Munhoz AM, Montag E, Arruda EG, et al. Critical analysis of reduction mammaplasty techniques in combination with breast conservation surgery for early breast cancer treatment. *Plast Reconstr Surg.* 2006;117:1091–1103.
47. Spear SL, Pelletiere CV, Wolfe AJ, Tsangaris TN, Pennanen MF. Experience with reduction mammaplasty combined with breast conservation therapy in the management of breast cancer. *Plast Reconstr Surg.* 2003;111:1102–1109, 2003.
48. Losken A, Elwood ET, Styblo TM, Bostwick J. The role of reduction mammaplasty in correcting partial mastectomy defects. *Plast Reconstr Surg.* 2002;109:968–975.
49. Veronesi U, Luini A, Galimberti V, Zurrida S. Conservation approaches for the management of stage I/II carcinoma of the breast: Milan Cancer Institute trials. *World J Surg.* 1994;18:70–75.
50. Amanti C, Moscaroli A, Lo Russo M, et al. Periareolar subcutaneous quadrantectomy: a new approach in breast cancer surgery. *G Chir.* 2002;23:445–449.
51. Noguchi M, Taniya T, Miyazaki I, Saito Y. Immediate transposition of a latissimus dorsi muscle for correcting a postquadrantectomy breast deformity in Japanese patients. *Int Surg.* 1990;75:166–170.
52. Kat CC, Darcy CM, O'Donoghue JM, Taylor AR, Regan PJ. The use of the latissimus dorsi flap for the immediate correction of the deformity resulting from breast conserving therapy. *Brit J Plast Surg.* 1999;52:99–103.
53. Losken A, Schaefer TG, Carlson GW, Jones GE, Styblo TM, Bostwick J. Immediate endoscopic latissimus dorsi flap. *Ann Plast Surg.* 2004;53:1–5.
54. Gendy RK, Able JA, Rainsbury RM. Impact of skin sparing mastectomy with immediate reconstruction and breast sparing reconstruction with miniflaps on the outcomes of oncoplastic breast surgery. *Br J Surg.* 2003;90:433–439.
55. Rainsbury RM. Breast sparing reconstruction with latissimus dorsi miniflaps. *EJSO.* 2002;28:891–895.
56. Monticciolo DL, Ross D, Bostwick 3rd J, et al. Autologous breast reconstruction with endoscopic latissimus dorsi musculosubcutaneous flaps in patients choosing breast-conserving therapy: mammographic appearance. *Am J Roentgenol.* 1996;167:385–389.
57. Levine JL, Soueid NE, Allen RJ. Algorithm for autologous breast reconstruction for partial mastectomy defects. *Plast Reconstr Surg.* 2005;116:762–767.
58. Holmstrom H, Lossing C. The lateral thoracodorsal flap in breast reconstruction. *Plast Reconstr Surg.* 1986;577:933.
59. Munhoz A, Montag E, Arruda EG, et al. The role of the lateral thoracodorsal fasciocutaneous flap in immediate conservative breast surgery reconstruction. *Plast Reconstr Surg.* 2006;116:1699–1710.
60. Angrigiani C, Grilli D, Siebert J. Latissimus dorsi musculocutaneous flap without muscle. *Plast Reconstr Surg.* 1995;96:1608–1614.
61. Harms S, Lebovic G, Kaufman CS, Cross M. Mammographic imaging after partial breast reconstruction: impact of a bioabsorbable breast implant. *J Clin Oncol.* 2015;33(28):111.
62. Wiens N, Torp L, Wolff B, et al. Effect of BioZorb® surgical marker placement on post-operative radiation boost target volume. *Int J Radiat Oncol.* 2018;7:175–179.

第 2 章 乳房肿瘤整形重建手术的安全性

PETER W. THOMPSON AND GRANT W. CARLSON

译者：肖樟生

简介

既往早期乳腺癌治疗方式是乳房全切术或者保乳术（局部肿块切除＋辅助放疗）。临床病理特征（如肿块大小、乳房受累程度）决定了患者适合哪一类手术方式；已有里程碑式的前瞻性研究证实这两种方法在无病生存（DFS）和总生存（OS）上并无显著差异[1]。

乳房全切术是一种可能会带来生理与心理双重创伤的手术方式。乳房全切术后的乳房重建包括使用假体或远端自体组织重建乳房的隆起外观。保乳术的优势在于保留乳房轮廓；当然，手术的美学效果并不能保证每个患者都满意。大概有超过40%的保乳患者对术后的美学效果不满意[2]。

依靠容积替代和容积移位等方法，肿瘤整形技术的应用希冀达到以下三个目的：主要目标是切缘阴性，次要目的包括理想的美学效果及对称度。在过去的10年里，肿瘤整形保乳技术日益普及。因为与传统的保乳手术相比，其优势在于较大体积缺损的重建[3]。肿瘤整形手术很大程度上扩大了保乳手术的适应人群。也有研究进行了问卷调查，结果显示了优异的术后满意度[4]。随着肿瘤整形保乳技术的普及，对其肿瘤学安全性的关注也随之增加。由于缺乏前瞻性数据和长期随访，有关乳房肿瘤整形手术的安全性的证据存在一定的不足。

因此，当与患者讨论重建方案时，应同时兼顾肿瘤学风险和收益。在同患者沟通时，关于肿瘤整形手术需要提及几个重要的临床问题。

- 肿瘤整形技术是否会影响保乳术的切缘阳性率？如何处理阳性切缘？
- 肿瘤整形技术是否影响局部复发、无病生存和总生存？
- 肿瘤整形手术是否会带来更高的并发症发生率？
- 肿瘤整形手术是否会影响放疗的实施或乳腺癌的术后常规复查？

在本章中，我们将用现有数据来回答上述问题。

肿瘤整形手术的切缘

乳房保留手术治疗（BCT）的三个目标是：切除原发肿瘤、减少局部复发和提升美学效果。阳性切缘已被确认为局部复发的危险因素，但直到最近，才对"阴性切缘"界限完全达成共识。基于33个临床研究、3.2万多名患者资料的荟萃分析，美国外科肿瘤学会和放射肿瘤学会发布了一项联合指南，将阴性边缘定义为"肿瘤上无墨汁染色"[5]。没有证据表明获得更大的切缘（如＞2 mm或＞5 mm）会降低局部复发率。这一指南推荐在考虑肿瘤整形保乳手术时是非常重要的，尤其是对那些因肿瘤较大而不适合标准保乳手术的患者。在2014年发表的一项对8 500多名患者的荟萃分析中，Losken等人比较了接受标准保乳手术的患者和使用肿瘤整形保乳手术进行即刻乳房重建的患者的结果。他们发现，虽然肿瘤整形手术组的肿瘤大小和乳房肿瘤切除标本重量明显较大，但与标准保乳手术组相比，肿瘤整形组的总体切缘阳性率明显较低（12% vs 21%）[6]。根据 Piper 等人最近发表的综述，多项研究证实了乳腺癌肿瘤整形保乳术后阳性切缘率低且可接受，范围为 0%~21%[7]。

对于利用容积移位和腺体组织重排来填补肿瘤切除后留下的空腔的肿瘤整形保乳技术，持批判态度者担心术后的乳房正常结构和腺体组织的方向会变得扭曲，这有可能影响前次手术切缘的识别和再切除（如果前次手术是阳性切缘的话），这种情况下，二次手术就有可能需要全切乳房以达到切缘阴性。Piper 等人的研究数据表明：接受肿瘤整形保乳手术的乳腺癌患者（因前次手术切缘阳性）行再次扩大切除和行乳房全切术的总体比率较低，并在可接受范围内（分别为 3.5% 和 3.7%）[7]。尽管接受肿瘤整形保乳手术的患者肿瘤较大，但比较接受肿瘤整形保乳手术和标准保乳术患者的二次切除和乳房全切的现有数据显示：肿瘤整形保乳手术组因切缘阳性需要二次切除比例较低，而两组之间需要行乳房全切的比例相似[6, 8, 9]。

Piper 等人建议在乳房肿瘤切除残腔的各个方位放置标记夹，既有利于在切缘阳性的情况下再次手术，又有助于放疗靶区的标记。作者认为，由于局部肿瘤复发通常发生在先前的乳房肿瘤切除部位，用标记夹标记也有利于在局部复发的情况下再次保乳，而不是行乳房全切[7]。

了解切缘阳性的预测因素是必要的，尤其是在为正在考虑选择保乳还是全切的患者提供医学建议的时候，因为保乳后发现切缘阳性通常需要再次手术。在 Clough 等人对 272 例接受肿瘤整形保乳手术患者进行的回顾性研究中，经过多因素分析，切缘阳性的唯一预测因素是病理诊断为乳腺浸润性小叶癌[10]。Amabile 等人对 129 例接受乳房肿瘤整形手术的患者进行了回顾性研究，进一步确定了肥胖、肿瘤多灶性和乳房 X 线片上微钙化的存在是可能需要再次切除的预测因素[11]。

总之，与标准保乳手术相比，由于切缘阳性率比较低，肿瘤整形保乳术可以作为一项可接受的技术提供给相应的患者。当然，适当地选择患者是必不可少的，因为切缘阳性是局部复发的主要预测因素之一。

肿瘤整形保乳术后的局部复发、远处复发、无病生存和总生存

任何肿瘤手术的安全性和适用性的主要决定因素是其对复发和生存的影响。如前所述，具有里程碑意义的研究已经证实，与乳房全切术相比，保乳术作为早期乳腺癌治疗的有效性已经得到证实，其无病生存率和总生存率与之相当[1]。由于肿瘤整形保乳术在过去的 10~15 年里才代替传统保乳术成为一种主流选择，其安全性和有效性的长期随访数据尚不充分。De La Cruz 等人对 55 篇有关肿瘤预后的文章进行了系统综述，其中包含了 6011 名患者，平均随访 50.5 个月，该分析中大多数患者为早期浸润性导管癌。作者分析了三种不同随访期限的复发和生存结果。在 871 例随访时间最长（至少 5 年）的患者中，总生存率为 93.4%，无病生存率为 85.4%，局部复发率为 6%，远处复发率为 11.9%[12]。作者指出：与传统保乳术相比，肿瘤整形保乳术的局部复发率和总生存率更有优势，这表明预后更多地取决于患者本身和肿瘤生物学行为，而不是手术技术。考虑到复发率和生存率与传统保乳术相当，肿瘤整形手术可以安全地提供给适合传统保乳术的患者。肿瘤整形手术改善美学效果的内在优势似乎不会影响复发率和生存率。

乳房肿瘤整形重建后的并发症

与考虑乳房肿瘤整形重建的患者的术前谈话内容必须包括手术并发症。总体安全性可与传统保乳手术、双侧缩乳术或全乳切除术重建分别对比，所有研究都证实肿瘤整形重建手术并发症更少。在系统回顾和文献荟萃分析中，保乳整形重建手术的总并发症发生率为 14%~16%[6, 12]。最常见的并发症因不同的研究而异，包括伤口愈合延迟、脂肪坏死、感染、乳头坏死、血清肿和血肿；这些并发症的发生率从小于 1% 至 4% 不等[7, 12]。需要再次手术干预的并发症平均约占所有并发症的 3%[6, 13]。

与传统保乳术相比，肿瘤整形保乳术的并发症发生率与之相当或较之略低。在美国国家外科质量改进计划（NSQIP）数据库中，对近76 000名接受保乳术的患者进行了分析，结果显示，接受肿瘤整形保乳手术的患者在30天内的总并发症发生率为1.7%，而接受传统保乳术的患者为1.9%[14]。Losken等在对平均随访37个月的肿瘤整形重建手术的荟萃分析中发现，尽管肿瘤整形保乳组随访时间较短，但肿瘤整形保乳组的总并发症发生率为15.5%，而传统保乳组为25.9%[6]。与传统保乳手术相比，肿瘤整形保乳术血清肿的发生率较低，这可能是由于剩余乳腺实质移位和重排以消除空腔的方式填充了死腔[3]。

与全乳切除术联合乳房再造术相比，肿瘤整形重建术的并发症发生率也较低。Carter等人在一项包括9 800多例乳腺癌患者的回顾性队列研究中发现：与接受全乳切除术联合乳房再造术的患者相比，接受肿瘤整形重建的患者血肿、感染和伤口愈合并发症的发生率较低[3]。Losken等人的研究表明，在一组有巨乳症的乳腺癌患者中，接受全乳切除术并采用假体或自体方法重建的患者的总并发症发生率几乎是接受肿瘤整形重建患者的2倍（22% vs 43%）[15]。这种差异至少部分归因于植入物和供区并发症的相关风险，尤其在乳房非常大的女性中，当重建必须填充更大的乳房切除后的死腔时，发生血清肿、血肿、感染和畸形的可能性更大。

肿瘤整形重建方法通常包括健侧乳房上提术或缩乳术。在这种情况下，最终的美学结果与双侧缩乳术相似。在一项对双侧缩乳术患者的前瞻性评估中，无论是否患有乳腺癌，并发症的总体发生率相似（肿瘤整形保乳组为18.8%，缩乳组为18.3%）。血清肿是两组中最常见的并发症，占5%~6%。有趣的是，患癌组中大约50%的并发症发生在健侧乳房[16]。由此，作者得出结论，对侧缩乳的肿瘤整形重建具有与标准双侧缩乳术相似的安全性。

肿瘤整形重建后立即出现的手术并发症会延迟辅助治疗的实施，从而对肿瘤预后产生负面影响。直接分析肿瘤整形重建后辅助治疗时机的数据有限。尽管缺乏细节，现有的证据都支持肿瘤重建后的并发症对辅助治疗时间的影响最小的说法。相反，Hillberg等人发表的一篇机构回顾性综述调查了150名接受肿瘤乳房重建的患者的结果，这些患者由同一名外科医生手术。作者报告了8.2%的患者由于手术并发症而延迟接受辅助放疗，这些结果可能受到高于预期的总并发症发生率（37.5%）的影响[17]。同样，我们也缺乏肿瘤整形重建延迟辅助化疗的证据。Khan等对169例乳腺癌患者进行的回顾性研究表明，无论是传统保乳、肿瘤整形保乳、单纯乳房切除术还是乳房切除术后即刻重建，开始辅助化疗的时间都没有显著差异[18]。

在选择肿瘤整形重建患者时应充分考虑是否存在术后并发症风险增加的因素。在对NSQIP数据库分析时，Cil等人确定了与术后30天内并发症风险增加独立相关的几个因素。这些因素包括：肥胖、吸烟、美国麻醉医师学会（ASA）麻醉危险程度分级3级或4级、糖尿病、出血性倾向、慢性阻塞性肺疾病（COPD）和较长的手术时间。其中，出血性疾病与术后并发症的相关性最高（OR为1.8）。其他多项研究也明确指出体重指数（BMI）升高也是术后并发症的一个危险因素[16]。

总之，与接受传统保乳或其他重建方法的患者相比，接受肿瘤整形重建的患者具有较低的并发症。肿瘤整形技术似乎不会对放疗时间产生负面影响。适当的技术选择和患者选择是降低术后并发症发生率的关键。

肿瘤整形重建术后监测

由于肿瘤整形保乳技术保留了大部分乳腺实质，对剩余乳腺组织进行持续的乳房X线摄影监测对于发现肿瘤复发至关重要。对肿瘤整形重建持批判态度者认为，与传统保乳术相比，肿瘤整形重建后乳腺实质结构的扭曲和更广泛的术后改变可能会对早期发现乳腺癌局部复发产生负面影响。乳房肿瘤整形重建术结合了经过时间考验的传统保乳术和缩乳术。术后的乳房X线片变化目前有很好的影像学记录，这些技术在一定程度上可以推断出肿瘤整形重建后的变化。在一项小型病例对照研究中，Roberts 等人比较了 87 例缩乳患者和 30 例未行缩乳患者的乳房 X 线检查结果。作者发现，乳房缩小后的乳房 X 线检查结果并没有增加额外影像学检查或干预诊断的概率，并认为这种结论可以推广到肿瘤整形重建术中[19]。然而，另外两个小型队列研究比较了肿瘤整形重建术患者和传统保乳术患者，结果提示肿瘤整形重建组需要更多的影像学检查和组织活检[20, 21]。尽管乳房缩小后预期的乳房 X 线检查变化（脂性囊肿、脂肪坏死、钙化）与普通乳腺癌患者临床特征不同，但这些征象对于有乳腺癌病史的患者而言，可能会导致对额外影像学检查和活检的需求增加。

小结

肿瘤整形重建技术具有很大的吸引力，因其能够将保乳适应证扩展到大肿瘤患者，而传统保乳术不能为其提供可接受的美学效果。这些技术的广泛适用性取决于与传统保乳术相当的肿瘤学安全性。现有数据表明，乳房肿瘤整形重建术后的切缘阳性率、局部复发率、远处复发率、无病生存率和总生存率均优于传统保乳术和乳房全切术。肿瘤整形重建的并发症发生率处于可接受范围内，即使有并发症发生，对辅助治疗时间的影响也可能很小。适当的患者选择和术前讨论是必要的，这有利于优化患者的决策和提升乳房肿瘤整形重建的手术效果。

参考文献

1. Jacobson JA, Danforth DN, Cowan KH, et al. Ten-year results of a comparison of conservation with mastectomy in the treatment of stage I and II breast cancer. *N Engl J Med*. 1995;332(14):907–911.
2. Haloua MH, Krekel NM, Winters HA, et al. A systematic review of oncoplastic breast-conserving surgery: current weaknesses and future prospects. *Ann Surg*. 2013;257(4):609–620.
3. Carter SA, Lyons GR, Kuerer HM, et al. Operative and oncologic outcomes in 9861 patients with operable breast cancer: single-institution analysis of breast conservation with oncoplastic reconstruction. *Ann Surg Oncol*. 2016;23(10):3190–3198.
4. Losken A, Hart AM, Broecker JS, Styblo TM, Carlson GW. Oncoplastic breast reduction technique and outcomes: an evolution over 20 years. *Plast Reconstr Surg*. 2017;139(4):824e–833e.
5. Moran MS, Schnitt SJ, Giuliano AE, et al. Society of Surgical Oncology-American Society for Radiation Oncology consensus guideline on margins for breast-conserving surgery with wholebreast irradiation in stages I and II invasive breast cancer. *Ann Surg Oncol*. 2014;21(3):704–716.
6. Losken A, Dugal CS, Styblo TM, Carlson GW. A meta-analysis comparing breast conservation therapy alone to the oncoplastic technique. *Ann Plast Surg*. 2014;72(2):145–149.
7. Piper ML, Esserman LJ, Sbitany H, Peled AW. Outcomes following oncoplastic reduction mammoplasty: a systematic review. *Ann Plast Surg*. 2016;76(suppl 3):S222–S226.
8. Losken A, Pinell-White X, Hart AM, et al. The oncoplastic reduction approach to breast conservation therapy: benefits for margin control. *Aesthet Surg J*. 2014;34(8):1185–1191.
9. Wijgman DJ, Ten Wolde B, van Groesen NR, et al. Short term safety of oncoplastic breast conserving surgery for larger tumors. *Eur J Surg Oncol*. 2017;43(4):665–671.
10. Clough KB, Gouveia PF, Benyahi D, et al. Positive margins after oncoplastic surgery for breast cancer. *Ann Surg Oncol*. 2015;22(13):4247–4253.
11. Amabile MI, Mazouni C, Guimond C, et al. Factors predictive of re-excision after oncoplastic breast-conserving surgery. *Anticancer Res*. 2015;35(7):4229–4234.
12. De La Cruz L, Blankenship SA, Chatterjee A, et al. Outcomes after oncoplastic breast-conserving surgery in breast cancer patients: a systematic literature review. *Ann Surg Oncol*. 2016;23(10):3247–3258.
13. Fitoussi AD, Berry MG, Fama F, et al. Oncoplastic breast surgery for cancer: analysis of 540 consecutive cases [outcomes article]. *Plast Reconstr Surg*. 2010;125(2):454–462.
14. Cil TD, Cordeiro E. Complications of oncoplastic breast surgery involving soft tissue transfer versus breast-conserving surgery: an analysis of the NSQIP database. *Ann Surg Oncol*. 2016;23(10):3266–3271.
15. Losken A, Pinell XA, Eskenazi B. The benefits of partial versus total breast reconstruction for women with macromastia. *Plast Reconstr Surg*. 2010;125(4):1051–1056.
16. Gulcelik MA, Dogan L, Camlibel M, et al. Early complications of a reduction mammoplasty technique in the treatment of macromastia with or without breast cancer. *Clin Breast Cancer*. 2011;11(6):395–399.
17. Hillberg NS, Meesters-Caberg MAJ, Beugels J, et al. Delay of adjuvant radiotherapy due to postoperative complications after oncoplastic breast conserving surgery. *Breast*. 2018;39:110–116.
18. Khan J, Barrett S, Forte C, et al. Oncoplastic breast conservation does not lead to a delay in the commencement of adjuvant chemotherapy in breast cancer patients. *Eur J Surg Oncol*. 2013;39(8):887–891.
19. Roberts JM, Clark CJ, Campbell MJ, Paige KT. Incidence of abnormal mammograms after reduction mammaplasty: implications for oncoplastic closure. *Am J Surg*. 2011;201(5):611–614.
20. Dolan R, Patel M, Weiler-Mithoff E, et al. Imaging results following oncoplastic and standard breast conserving surgery. *Breast Care (Basel)*. 2015;10(5):325–329.
21. Losken A, Schaefer TG, Newell M, Styblo TM. The impact of partial breast reconstruction using reduction techniques on postoperative cancer surveillance. *Plast Reconstr Surg*. 2009;124(1):9–17.

第 3 章　乳房肿瘤整形手术的适应证和患者选择

KIRSTEN EDMISTON

译者：汪成　魏昊　胡光富

简介

新确诊为乳腺癌的患者及其跨学科治疗团队必须同时解决疾病的局部控制（乳房）和全身控制（身体）问题，以最大限度地降低复发风险。从手术角度来看，最基本的目标是在切除肿瘤的同时保留足够的正常组织，同时优化患者的长期美学效果。因此，技术方面的决策就变为要进行乳房保留治疗（肿块切除术和放疗），还是行乳房切除术并乳房重建。在 20 世纪 70 年代，随着美国乳腺和肠道外科辅助治疗项目（NSABP）及 Umberto Veronesi 博士等人开创性工作的开展，保乳治疗（BCT）在肿瘤学上的安全性已得到充分证实，与不保留乳头的乳房切除术相比，它能提供相似的局部疾病控制率和同等的长期生存率[1, 2]。最近，对于需要或要求切除乳腺实质、同时保留皮肤包膜和乳头-乳晕复合体（NAC）的患者来说，保留乳头的乳房切除术（NSM）被证明是适合患者的第三种选择。因此，必须对保留乳房的肿块切除术和放射治疗进行评估，将其作为保留乳头及不保留乳头的乳房切除术重建的替代方案。

与乳房切除术相比，保乳术的益处已得到证实。根据 20 年随访的临床研究结果，就总生存率而言，保乳术与乳房切除术相当[3]。此外，保留乳房对许多确诊为乳腺癌的女性来说也有很大的心理优势。在大部分情况下，保留 NAC 是可能的。由于自身乳房得以保留，大多数女性对最终的乳房外观感到满意。随着肿瘤整形技术的出现，保留乳房的范围可以扩大到更宽的切除边缘，局部复发率也与乳房切除术相似[4]。随着整形选择的增多，肿瘤整形手术也越来越普遍。

传统的乳房保留手术与肿瘤整形手术有一些不同之处。传统手术是在局部病变部位直接切开皮肤，然后进行肿瘤切除、定位、送病理检查，在没有关闭内腔的情况下闭合皮肤。对于小肿瘤［导管原位癌（DCIS）或浸润性乳腺癌］，这种方法是足够达到效果的。遗憾的是，多达 40%~45% 的患者会发现切缘阳性，需要再次手术才能达到切缘阴性[4-6]。资料显示，在接受肿块切除术和后续放疗的患者中，有 30% 的患者对术后美学效果不满意[7]。其外观缺陷包括乳房整体形状变形、体积减小、乳头形状和位置改变，以及在乳房中央下部横向切口后出现的 NAC 畸形。因此，我们面临的挑战是扩大肿块切除术的适应证，同时最大限度地降低阳性切缘的风险，以优化手术和放疗后的美学效果。

20 世纪 90 年代，Werner Audretsch、Christian Gabka 和 Heinz Bohmert 应用了乳房缩小整形术和乳房固定术的概念，扩大了作为"肿瘤整形手术"的乳房保留患者群体[8]。"oncoplastic"（乳房肿瘤整形手术）一词来源于希腊语，字面意思是"肿瘤塑造"；然而，在目前的背景下，它指的是切除肿瘤（onco）以及乳房的重建和塑形（plastic），通常需要肿瘤外科医生和整形外科医生共同协作完成。

如今，肿瘤整形外科包括以下四种基本技术。
- 局部组织动员和重排。
- 缩乳成形术。
- 皮肤和乳头重建。
- 容积替代。

本章将讨论肿瘤特征、患者解剖结构、伴随疾病、治疗相关问题、性心理问题以及可能出现的并发症等方面，这些都会影响 NSM 和非 NSM 的乳房肿瘤整形手术适应证和患者选择。

适应证

肿瘤整形术使乳房手术团队能够切除更多的乳腺组织，扩大肿瘤与正常实质组织之间的间隙。此外，虽然乳房体积会变得更小，但获得自然的乳房外观的可能性增加了。这些优点使得符合保乳条件的患者人数进一步扩增。许多接受肿瘤整形保乳手术治疗的女性原本则需要进行乳房切除术，并且可能美学效果并不佳。从根本而言，乳房肿瘤整形手术的适应证与保乳手术的适应证相同。如果患者的肿瘤与乳房体积比足够大，可以确定切缘阴性，并且可接受放疗，则应考虑进行乳房整形手术。所有接受保乳手术（肿块切除术、乳房象限切除术等手术）的患者都应接受肿瘤整形需求评估。乳房肿瘤整形手术最常见的适应证是肿瘤较大（37%）、肿瘤位置不佳（22%）、需肿瘤切除后美容（1%）、多发病灶（10%）、皮肤回缩（9%）、既往手术后切缘阳性（5%）和其他原因（5%）[9]。

确定哪些患者不适合保乳手术也很重要。文献显示，保乳手术的绝对禁忌证包括：①因病灶较多或无法获得清晰切缘而极有可能复发的患者；②怀孕者；③患有活动性血管疾病的患者，如活动期红斑狼疮和硬皮病[10]；④曾因乳腺癌或霍奇金病接受过乳房照射的患者。相对禁忌证包括：①继发乳腺癌概率高的患者，包括 *BRCA1/2* 基因突变者、*PTEN* 基因突变者等；②直接累及 NAC 的肿瘤；③肿瘤占乳房体积比例高的患者。

随着新辅助化疗的使用越来越多，适合保乳手术和肿瘤组织重排条件的患者人数也在增加。这在一定程度上取决于侵袭性肿瘤分子亚型。对 HER-2 阳性扩增患者使用曲妥珠单抗和帕妥珠单抗联合化疗进行新辅助治疗，可获得较高的病理完全缓解率（pCR 率）（16.8%~66.2%）[11]。ER 阳性 /HER-2 阴性乳腺癌患者的 pCR 率较低（7.0%~16%），三阴性肿瘤患者的 pCR 率为 33%~35%[12]。总体而言，40%~70% 的患者将有部分获益。

患者选择

有必要进行全面的术前评估，以确定适合接受肿瘤整形手术的患者以及所需的重建类型。手术团队应了解患者是否曾接受过乳房手术、胸部放射治疗及其感染史。应注意伤口并发症的风险因素，如糖尿病、吸烟、心血管疾病、Ehlers-Danlos 综合征病史、凝血障碍、营养不良和肥胖。还应评估有慢性疼痛、纤维肌痛和阿片类药物依赖病史的患者，以便与其主治医生协调制订最佳治疗方案。了解患者对乳房的性心理关注和感受也很重要。就生活质量和满意度而言，考虑乳头-乳晕和乳房感觉的丧失可能对接受乳房手术的患者很重要。接受保皮乳房切除术和 NSM 的患者可能会丧失大部分皮肤和乳头感觉。许多患者抱怨说，乳房切除术后，乳房或乳头受到刺激时会失去性兴奋。因此，考虑是否会失去乳头感觉是肿瘤整形组织重排的一个重要考虑因素。目前，关于乳房肿瘤整形手术和放疗后乳房感觉丧失风险的数据很少。对乳头存活率、术后乳头定位、复发风险的担忧以及需要再次手术的风险等问题的关注，应与患者的焦虑一并考虑。最后，应解决患者对异物植入和并发症的担忧，包括与植入物相关的间变大细胞淋巴瘤的远期风险。

体格检查时，外科医生应评估患者的乳房和胸部解剖结构，包括乳房对称性、既往瘢痕、罩杯大小和下垂程度。应评估肿大的淋巴结是否可能存在区域性疾病。曾接受过保乳手术和放疗的患者一般不适合接受肿瘤整形手术。为了准确定位乳房肿瘤的位置和范围，应重点考虑诊断性乳房 X 线、B 超图像和乳腺磁共振成像（MRI）。接受新辅助化疗的患者应再次接受术前 MRI 检查，来评估残留肿瘤的范围并排除疾病进展的可能性，以确认保留乳房和肿瘤组织重排的可能性。

肿瘤特征

浸润性乳腺癌

事实证明，肿瘤整形手术对各阶段乳腺癌的局部复发率、无病生存率或总生存率均无不良影响。对于患有浸润性小叶癌、广泛微钙化或多灶性乳腺癌的患者，切缘阳性的可能性或风险是肿瘤整形计划的重要考虑因素。

乳腺导管原位癌（DCIS）

为了尽量减少过度治疗和治疗不足，DCIS的管理仍存在争议。尽管如此，切缘状态仍是局部复发和临床结果的最重要决定因素之一。2016年美国肿瘤外科学会（SSO）/美国放射肿瘤学会（ASRO）/美国临床肿瘤学会（ASCO）发布的关于DCIS边缘的共识指南建议，相对于较窄的阴性切缘，至少2 mm的切缘可降低乳房内复发的风险[13]。另外，多学科专家小组还指出，有必要通过临床判断阴性切缘宽度较小（≥1 mm）的患者是否需要再次切除。他们还指出了在再次手术前需要考虑的其他重要因素，包括评估切除后乳房X线照片上的残留钙化、切缘附近的DCIS范围，以及哪个切缘较近（前方刚好在皮肤下，后方切除至胸筋膜），哪个切缘与残留乳腺组织相关。获取阴性切缘且宽度大于2 mm的常规做法没有证据支持。

在最近的一项病例对照研究中，欧洲肿瘤研究所（IEO）De Lorenzi等人对肿瘤整形乳房手术后进行放疗（44例）和单纯保守乳房手术后进行放疗（375例）进行了比较[14]。其主要终点指标是无病生存期（DFS）和同侧乳房肿瘤复发率（IBTR）。肿瘤整形组的肿瘤体积更大，因为肿瘤整形术可以切除更大体积的乳腺组织。肿瘤整形术组和保守治疗组患者的浸润性IBTR年平均发生率分别为1.6%和1.0%。作者还发现对侧乳腺癌远处转移率和对侧乳腺癌发生率也没有显著差异。他们观察到肿瘤整形患者和保守治疗患者的病灶受累切缘

（DCIS上的病灶墨迹）发生率相似，分别为4.5%和3.5%；分别有22.8%和17.9%的患者切缘较近（<1 mm）。他们的患者都没有接受进一步的手术。得出的结论是：对DCIS患者来说，乳房肿瘤整形手术是一种安全有效的治疗方法。

在最近一篇关于DCIS的综述中，Song等人回顾研究了他们在埃默里医疗保健系统的经验数据[15]。研究共纳入了28名患者。64%的患者接受了治疗性乳房整形术。有10例（36%）需要再次手术：9例因切缘阳性而再次手术，1例因残留微钙化而再次手术。切缘阳性率与肿瘤位置无关。所有10位需要完成乳房切除术或再次切除术的患者都患有中度或重度疾病。而与不需要再次手术的女性（平均57岁；中位数57岁）相比，需要再次手术的女性更年轻（平均45.6岁；中位数43岁）。笔者的结论是，考虑到患者的选择和阴性切缘确认的改进，肿瘤整形缩小技术适用于DCIS。将切缘阳性发生率降至最低的策略之一是术前进行乳腺MRI，这有助于确定DCIS的范围并确定切除范围。同时，术中切缘评估也可以降低切缘阳性的风险。

肿瘤与乳房大小的比例对乳房整形手术的影响

一般来说，乳房大小为A或B罩杯的女性不适合进行肿瘤组织重排或缩乳手术，因为她们没有足够的乳腺组织。在这类人群中，小肿瘤切除后可以通过局部组织牵拉，以达到腔隙完全闭合的目的。此外，患者也可以接受新辅助化疗以缩小肿瘤，从而将乳房切除术改为保乳手术。否则，患者可能最适合的还是乳房切除术和即刻假体重建术。图3.1和图3.2展示了一位A罩杯患者完成NSM和二期假体重建的情况。

C罩杯乳房患者最适合接受肿瘤整形缩乳术。其依据是：肿瘤与乳房的比例、乳房下垂的程度，以及有足够的容积来填充组织。这类型的乳房通常非常适合进行组织重排，特别是如果她们有明显的乳房下垂，并能接受NAC位置的改变。图3.3~图3.5展示了肿瘤组织重排术后的C罩杯乳房患者。

胸部较大的D罩杯或更大罩杯女性通常会有

第 3 章 乳房肿瘤整形手术的适应证和患者选择　017

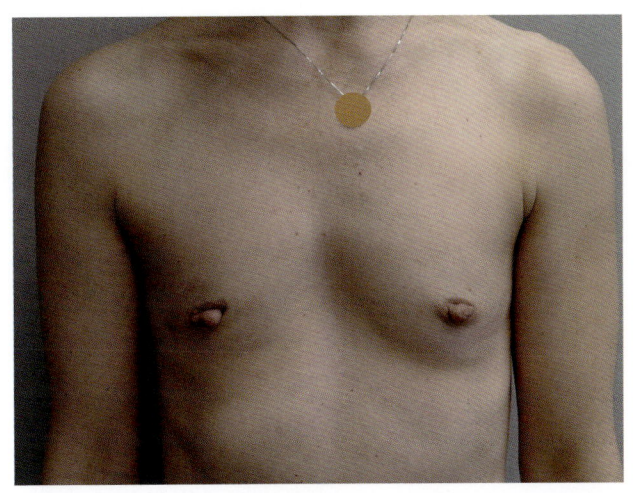

图 3.1　A 罩杯乳房患者的术前照片，该患者不适合接受肿瘤整形术

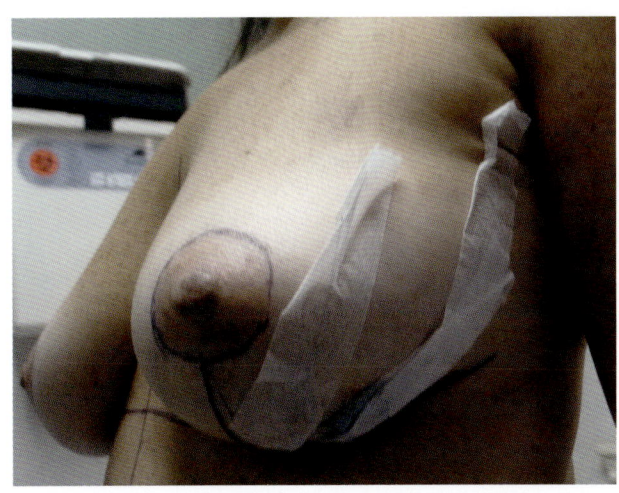

图 3.4　术前标记显示导线定位在外下象限

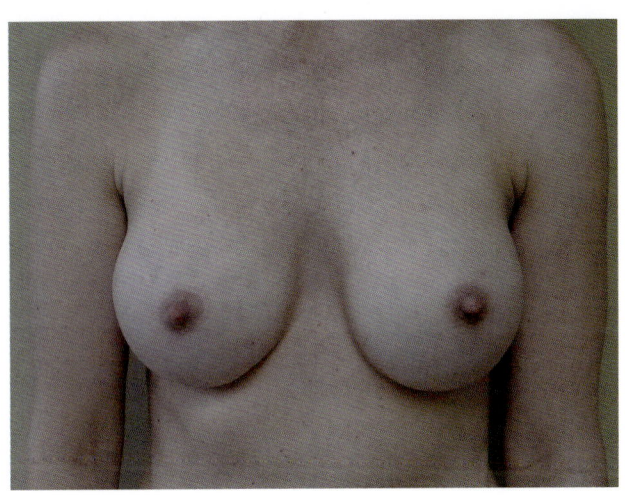

图 3.2　保留乳头的乳房切除术和两期乳房重建术后 2 年随访照片

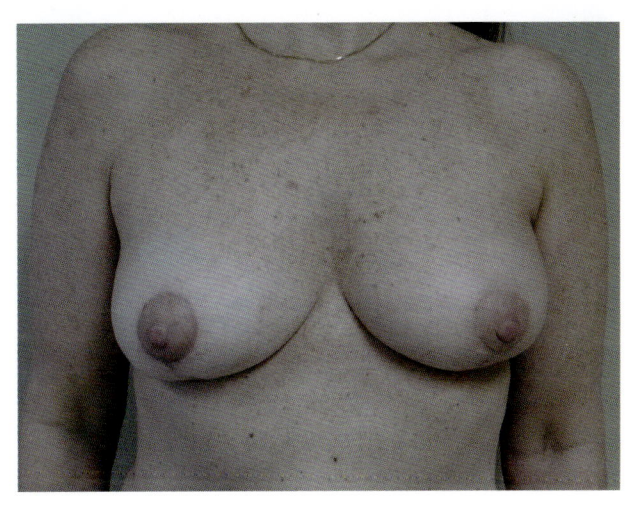

图 3.5　同侧肿瘤组织重排和对侧乳房缩乳术后 2 年随访照片

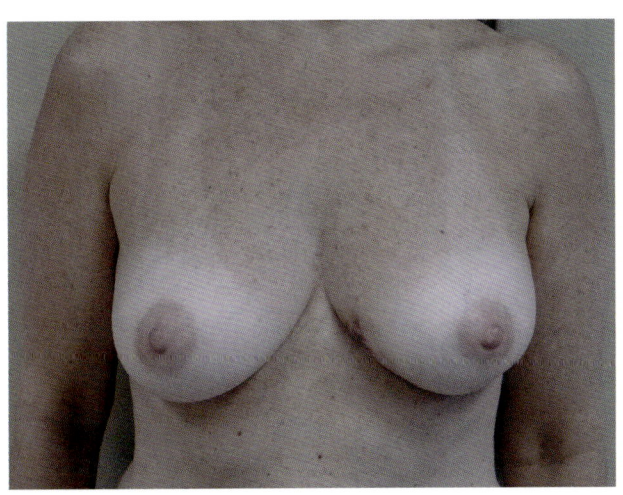

图 3.3　左侧乳腺癌的 C 罩杯乳房女性患者术前照片，该患者很适合进行组织重排的肿瘤整形术

一定程度的乳房下垂。额外的乳腺组织和 NAC 的移动性非常适用于缩乳整形技术进行乳房重建。图 3.6 和图 3.7 展示了一位 DD 型乳房的女性在接受肿瘤整形缩乳术后的情况。

另外，曾经接受过假体隆胸术的女性将面临特别的挑战。首先，我们必须认识到乳房假体并不会对治疗效果产生不利影响。虽然她们的乳房通常是 D 罩杯或更大，但假体隆胸前的乳房通常是 A 或 B 罩杯，乳腺组织减少，不适合进行动员。植入隆胸假体的女性在接受乳房放疗后，随时间推移，包膜挛缩和纤维化的风险会增加，这使得治疗变得更加复杂。这种渐进性挛缩可能在放疗结束后的 6~9 个月出现,并持续 2~10 年。患者可能会发现假体变得固定、坚硬和不适,从而导致患者对术后的满意度下降;同时,植入乳房假体的患者在放疗后感染的风险也会增加。

鉴于上述影响因素,如何对各类患者选择最佳治疗方案仍然是个问题。对于患有早期乳腺癌的女性来说,一种选择是进行保留乳头或皮肤的乳房切除术,然后植入相同大小或更大的假体。这种方法可以达到很好的美学效果,并有可能保留 NAC,也无需放疗,但通常会失去部分感觉。对于拒绝接受乳房切除术的早期患者,可以选择在植入假体的情况下进行治疗,或者移除假体,并计划将来在放疗后进行自体组织重建。但大多数女性不愿意移除假体,因为这会使乳房体积大大缩小。由于这些原因的存在,通常不建议对植入乳房假体的女性进行肿瘤整形手术,以避免产生包膜挛缩和感染相关的长期问题。图 3.8 和图 3.9 展示了一名乳腺癌患者在活组织检查(图 3.8)和肿瘤整形术(图 3.9)后

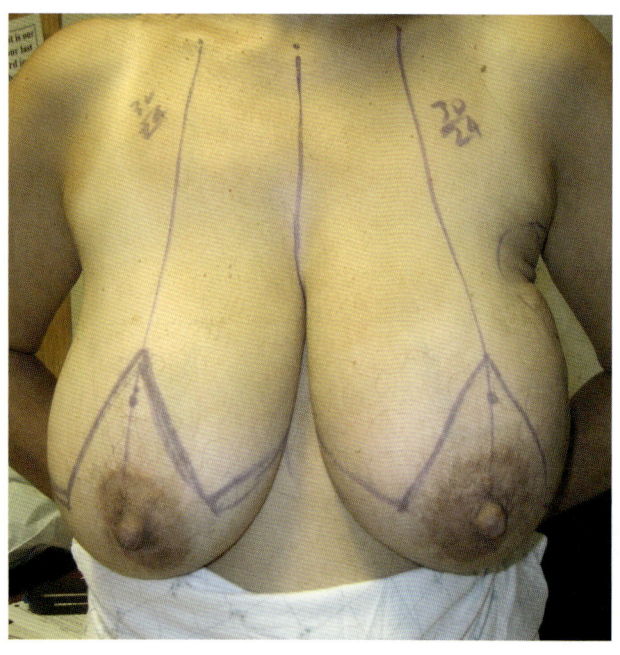

图 3.6　DD 型乳房和左侧乳腺癌患者的术前照片和标记,该患者是肿瘤整形缩乳术的理想人选

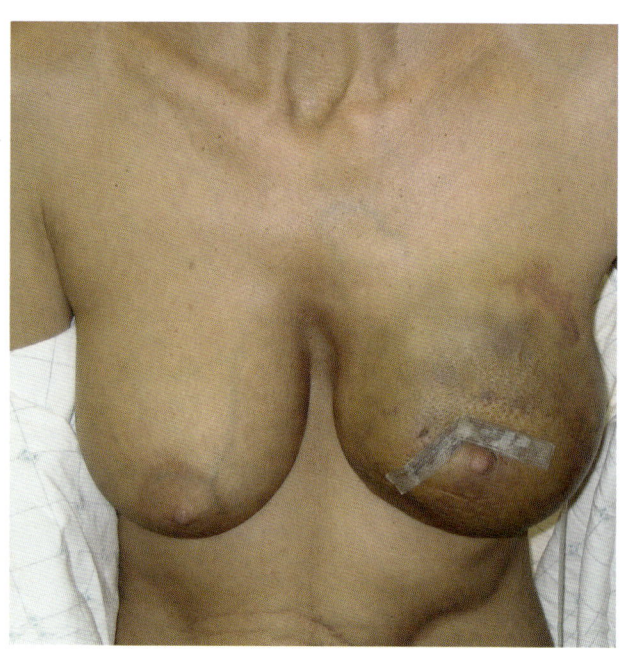

图 3.8　某女性左侧乳腺癌活检后双侧隆胸术前照片

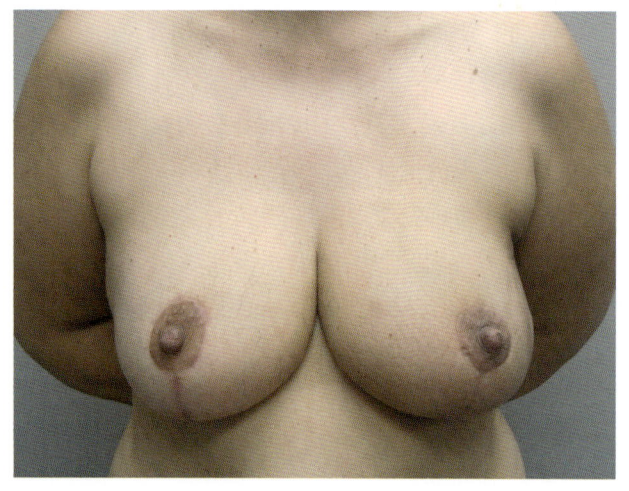

图 3.7　双侧肿瘤整形缩乳术后 2 年随访照片

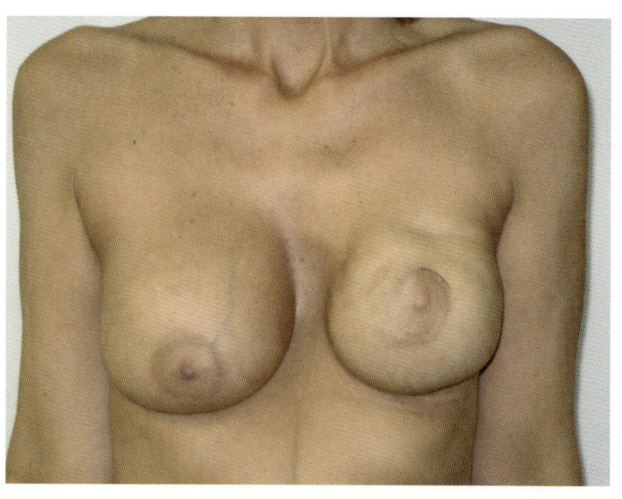

图 3.9　保乳术后照片,显示左侧乳房严重包膜挛缩和变形

进行隆胸的情况。

重要的是要认识到，决定肿瘤整形手术类型的不单是肿瘤大小，而是肿瘤大小、乳房大小（体积和罩杯大小）和估计切除的乳房体积百分比之间的相互作用（图3.10）。

预期乳房/皮肤切除的范围和位置

肿瘤位置是决定重建类型和蒂部设计的关键因素。在最近一项针对980名患者的研究中，Rummel等人发现约51%的肿瘤位于外上象限（UOQ），而15.6%位于内上象限（UIQ），14.2%位于外下象限（LOQ），10.6%位于乳房中央，8.1%位于内下象限（LIQ）[16]。乳腺外科医生和整形重建外科医生需在术前对乳房X线照片和MRI图像进行全面讨论和评估，这对了解计划切除的范围和位置以及重建需求至关重要，医生团队需要有共同的理解。除了ER/PR(+)/HER-2(−)肿瘤或DCIS患者外，位于皮肤内或非常靠近皮肤的肿瘤都需考虑新辅助化疗以缩小肿瘤。因此，切除乳房皮肤的乳房部分切除术现在已经很少见了。LIQ和LOQ的皮肤受累通常可在倒T形边界内切除。如果UOQ和UIQ的皮肤受累超出了传统倒T形的切除范围，则可以考虑旋转、分割或以其他方式修改倒T形皮肤切口。

对于中央或NAC皮肤受累，可采用垂直方向的椭圆形切口进行中央切除，并保留乳头的前凸和原形。靠近但不直接累及NAC的肿瘤可采用蝙蝠翼切除术或中央区切除术，以确保阴性切缘。在这种情况下，仍需要进行放疗。或者可以考虑对患者进行保留皮肤乳房切除术，并立即使用组织扩张器、植入物或组织转移进行容积重建。这样可能就不需要进行放疗，也不会出现包囊挛缩和纤维化等

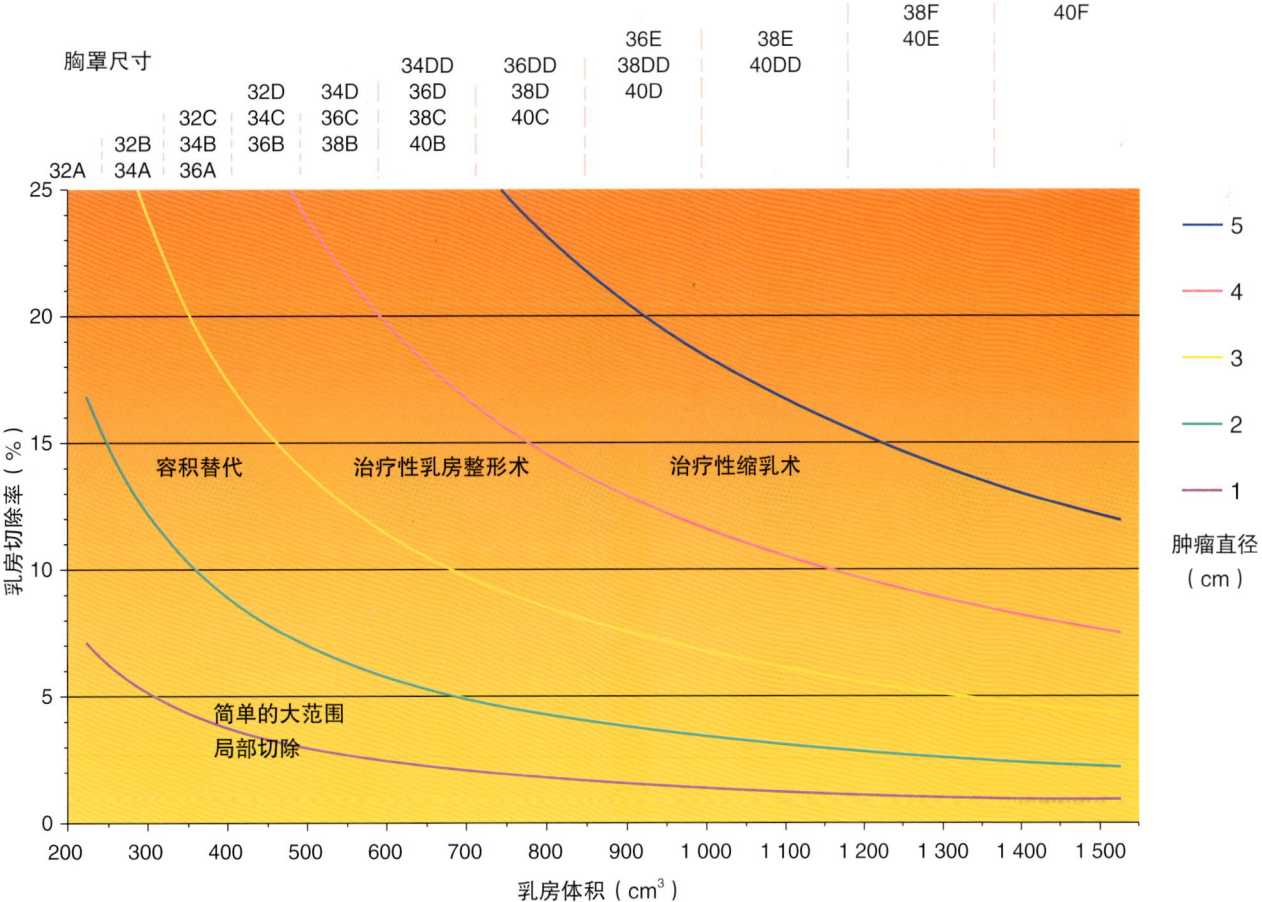

图3.10 肿瘤整形治疗方案决策图（引自 Macmillan RD, McCulley SJ. Oncoplastic breast surgery: what, when and for whom? Curr Breast Cancer Rep 2016; 8:112–117.）

潜在并发症。

当需要切除大量皮肤，尤其是在 UOQ 或 UIQ 时，就会出现困难。团队需要考虑整体乳房体积和患者的美学目标。患者最好接受乳房切除术并立即进行重建。对于较大的 UOQ 皮肤缺损，可以考虑使用背阔肌皮瓣。在这种情况下，背阔肌皮瓣可能存在皮肤颜色和质地不匹配的问题。此外，如果患者在放疗后复发或需要皮瓣重建，但又不适合使用深部下腹壁穿支（DIEP）皮瓣、横行腹直肌（TRAM）皮瓣或其他皮瓣，那么背阔肌皮瓣就不能满足未来的重建需求。

即刻重建与延迟重建

Kronowitz 等人回顾了他们在得克萨斯大学 MD 安德森癌症中心对 69 名患者的治疗经验[17]。50 名患者在接受体外放射治疗前立即进行了乳房部分切除术缺损修复，其中 28% 的患者进行了局部组织重排，66% 的患者进行了乳房缩小，6% 的患者进行了皮瓣修复。19 名患者在接受体外放射治疗后进行了延迟重建，其中 32% 的患者进行了局部组织重排，42% 的患者进行了乳房缩小，26% 的患者进行了皮瓣重建。结果显示，即刻重建的并发症发生率为 26%，延迟重建的并发症发生率为 42%。与局部组织重排术相比，立即进行自体皮瓣修复术的并发症增加；延迟进行皮瓣修复术的并发症发生

率较低。作者得出的结论是，采用容积移位技术（缩乳成形术、组织重排术）立即修复乳房部分切除术的缺损可减少并发症，达到美观效果。Spear 等人的研究表明，放疗后进行缩乳成形术或乳房整形术的并发症发生率为 28%[18]。图 3.11 和图 3.12 展示了一名患者在未进行肿瘤整形手术的情况下进行保乳术，数年后进行同侧自体脂肪移植和对侧缩乳成形术以达到对称。图 3.13~ 图 3.15 展示了一名患者在保留乳房数年后进行双侧缩乳成形术的情况。

术中放疗的影响

术中放疗（IORT）已成为全乳放疗的另一种选择。IORT 是在手术切除肿瘤的同时，将单一剂量的放射线照射到肿瘤床。乳腺癌术中靶向放疗与全乳放疗对比研究（TARGIT-A）显示，接受 IORT 和肿块切除术后全乳放疗（WBRT）的乳腺癌患者死亡率相似［2.6%（1.5%~4.3%）vs 1.9%（1.1%~3.2%）；P=0.56］。两组的相关并发症相似，但靶向术中放疗可显著减少 3 级或 4 级皮肤并发症（4/1 720 vs 13/1 731；P=0.029）[19]。IORT 的主要优点是可以安全地将 20 Gy 的单次剂量直接输送到肿瘤床，同时不损伤周围的正常组织。

在接受组织重排术的患者中进行 IORT，可能会出现伤口愈合过程的并发症。Cracco 等人研

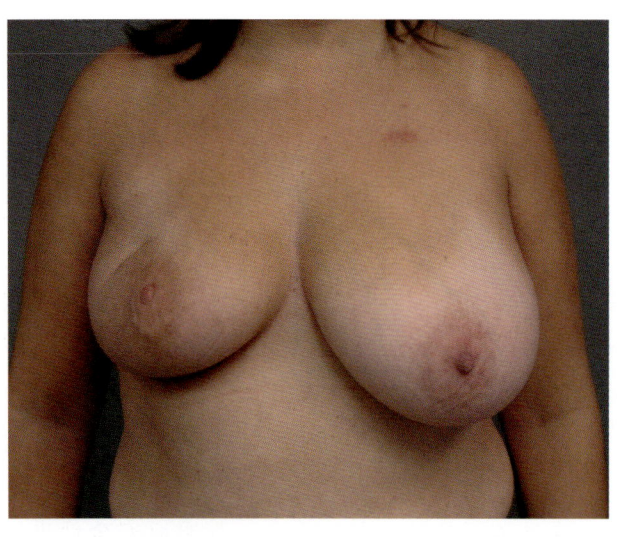

图 3.11　右侧保乳术后的术前照片，显示轻度轮廓异常

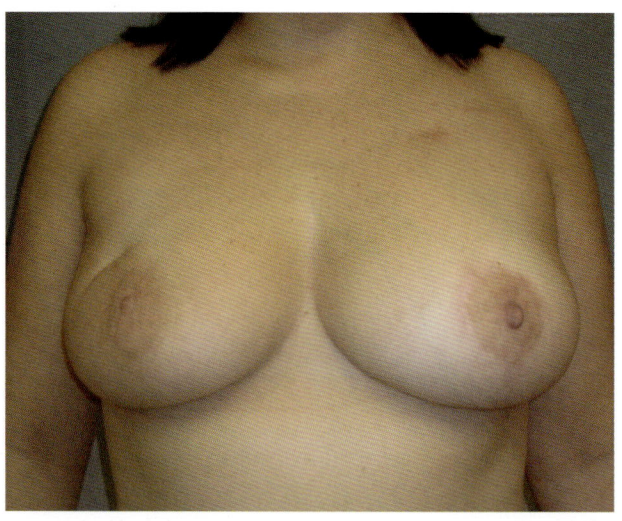

图 3.12　对肿块切除缺陷进行自体脂肪移植和对侧缩乳成形术以达到对称后的术后照片

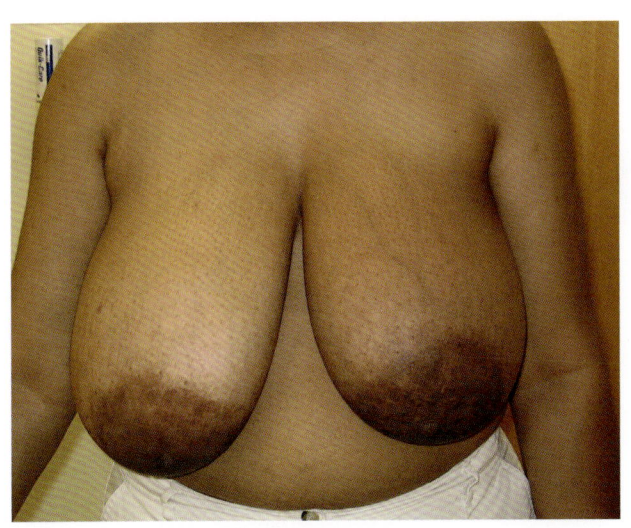

图 3.13　一名接受左侧乳房保乳后患有严重乳腺肥大的女性的术前照片

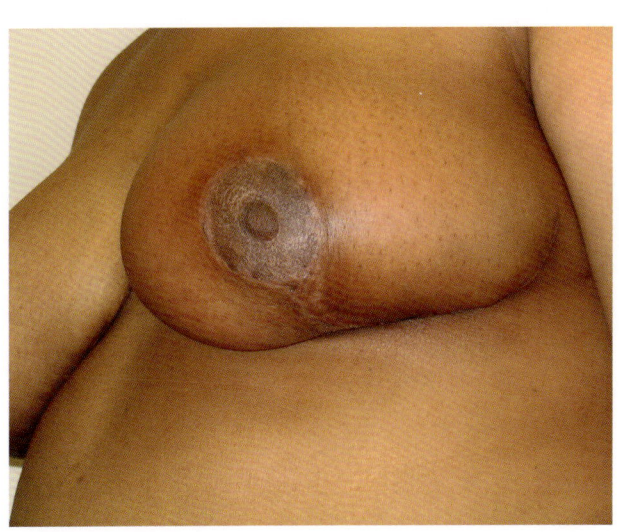

图 3.15　术后斜视图，显示由于三叉点延迟愈合导致乳房下区变形

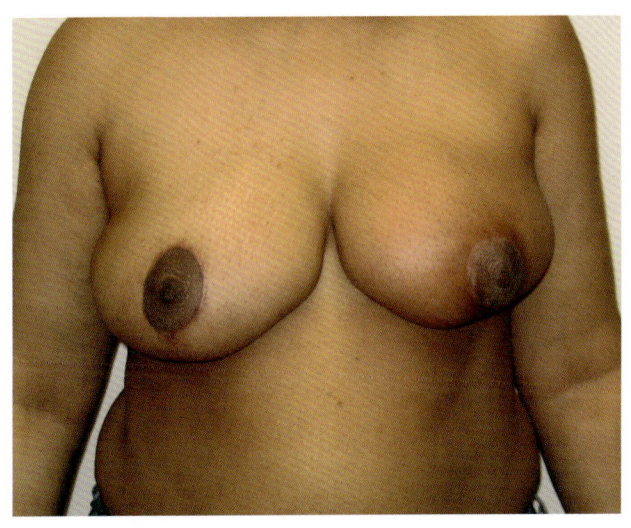

图 3.14　双侧缩乳术后的前视图，显示左侧乳房轻度不对称和变形

究了 83 名接受 IORT 治疗的患者和 109 名接受 WBRT 治疗的患者的手术效果、早期并发症发生率以及肿瘤整形乳房手术后的美学效果，平均随访时间为 17 个月[20]。IORT 术后早期并发症发生率为 26.6%，其中大部分是脂肪坏死（12%）、血清肿形成（7.4%）和感染/切口裂开（2.4%）。相比之下，WBRT 术后早期并发症发生率为 14.7%，最常见的并发症是血肿（7.6%）、脂肪坏死（1.9%）和血清肿形成（1.9%）。IORT 后的并发症发生率在统计学上更高（$P < 0.0001$）。尽管早期并发症增加，但 IORT 组和 WBRT 组的后期美学效果都较为良好（分别为 84.3% 和 88%）。他们的结论是，IORT 似乎不会对保乳手术和肿瘤整形重建后的美学效果产生负面影响。Crown 和 Grumley 分析了他们在弗吉尼亚梅森医疗中心对接受 IORT 或 WBRT 的肿瘤整形患者的经验[21]，IORT 组有 29 名患者（17.9%）出现手术部位轻微并发症，而 WBRT 组有 20 名患者（6.9%）出现并发症（$P=0.001$）。肥胖、吸烟、糖尿病、化疗、高龄、肿瘤大小和需要再次切除与并发症发生率的增加无关[8]。总的来说，对于接受 IORT 治疗的患者，乳房肿瘤整形手术是一种安全、合理的重建选择。

保留乳头的乳房切除术（NSM）的适应证

越来越多新确诊为单侧乳腺癌的女性选择乳房切除术（单侧或双侧），并立即进行乳房重建。基因检测的广泛使用也发现了更多的乳腺癌高危人群，建议对她们进行双侧预防性乳房切除术。根据乳房切除术后的血管灌注因素，NSM 通常适用于乳房体积为小到中等（A、B 和 C 罩杯）的女性。传统的适应证包括肿瘤直径小于 3 cm、距 NAC 大于 2 cm、腋窝淋巴结临床阴性[22]。不过，目前的指南认为只要边缘状态合适，就可以安全地进行 NSM。

小结

建议乳腺外科医生和整形外科医生合作诊治，对患者的肿瘤和解剖结构、治疗计划（包括是否需要放疗），以及患者短期和长期美学目标达到共同的理解。团队必须共同解决以下问题：患者是否适合保乳手术和肿瘤整形手术？如果是，哪种类型的肿瘤整形手术最适合患者的需求和时机？或者，患者是否最适合 NSM 或非 NSM 重建手术？随着肿瘤整形技术的不断发展和扩大，越来越多的证据表明这种技术安全有效，手术和美学效果极佳，因此这种技术的适应证会进一步扩大，普及率也会越来越高。

参考文献

1. Veronesi U, Bonadonna G, Zurrida S, et al. Conservation surgery after primary chemotherapy in large carcinomas of the breast. *Ann Surg.* 1995;222(5):612–618.
2. Veronesi U, Salvadori B, Luini A, et al. Breast conservation is a safe method in patients with small cancer of the breast. Long-term results of three randomised trials on 1,973 patients. *Eur J Cancer.* 1995;31A(10):1574–1579.
3. Fisher B, Anderson S, Bryant J, et al. Twenty year follow up of a randomized trial comparing total mastectomy, lumpectomy, and lumpectomy plus irradiation for the treatment of invasive breast cancer. *N Engl J Med.* 2002;347(16):1233–1241.
4. Kaur N, Petit JY, Rietjens M, et al. Comparative study of surgical margins in oncoplastic surgery and quadrantectomy in breast cancer. *Ann. Surg. Oncol.* 2005;12(7).
5. Losken A, Pinell-White X, Hart AM, Freitas AM, Carlson GW, Styblo TM. The oncoplastic reduction approach to breast conservation therapy: benefits for margin control. *Aesthet Surg J.* 2014;34(8): 1185–1191.
6. Macmillan R, McCulley S. Oncoplastic breast surgery: what, when and for whom. *Curr Breast Cancer Rep.* 2016;8:112–117.
7. Clough K, Cuminet J, Fitoussi A. Cosmetic sequelae after conservative treatment for breast cancer: classification and results of surgical correction. *Ann Plast Surg.* 1998; 41(5):471.
8. Gabka C, Bohmert H. Future prospects for reconstructive surgery in breast cancer. *Int J Surg Oncol.* 1996;1996(12):67–75.
9. Clough K, van la Parra R, Thygese H, et al. Long-term results after oncoplastic surgery for breast cancer: a 10 year follow-up. *Ann Surg.* 2018;268:165–171.
10. Zaremba N, Tamkus D, Dicarlo L, Herman J, Martin M, Bumpers H. The dilemma of breast cancer treatment and existing collagen vascular disease: a case of scleroderma and review of the literature. *Breast J.* 2016;22(4): 451–455.
11. Zardavas D, Piccart M. Neoadjuvant therapy for breast cancer. *Annu Rev Med.* 2015;66: 31–48.
12. Zhu Q, Tannenbaum S, Kurtzman S, DeFusco P, Ricci A, Vavadi H, et al. Identifying an early treatment window for predicting breast cancer response to neoadjuvant chemotherapy using immunohistopathology and hemoglobin parameters. *Breast Cancer Res.* 2018 14;20(1):56.
13. Morrow M, Van Zee K, Solin L, et al. Society of Surgical Oncology-American Society for Radiation Oncology-American Society of Clinical Oncology consensus guideline on margins for breast conserving surgery with whole-breast irradiation in ductal carcinoma in situ. *Ann Surgical Oncol.* 2016;23(12): 3801–3810.
14. De Lorenzi F, Di Bella J, Mainsonneuve P, Rotmensz N, Corso G, Orecchia R, et al. Oncoplastic breast surgery for the management of ductal carcinoma in situ (DCIS): Is it oncologically safe? a retrospective cohort analysis. *Eur J Surg Oncol.* 2018;44(7):957–962.
15. Song H, Styblo T, Carlson G, Losken A. The use of oncoplastic reduction techniques to reconstruct partial mastectomy defects in women with ductal carcinoma in situ. *Breast J.* 2010;16(2):141–146.
16. Rummel S, Hueman M, Costantino N, Shriver C, Ellsworth R. Tumor location within the breast: does tumour site have prognostic ability? *eCancer.* 2015;9:552.
17. Kronowitz SJ, Feledy JA, Hunt KK, et al. Determining the optimal approach to breast reconstruction after partial mastectomy. *Plast Reconstr Surg.* 2006;117(1):1–11.
18. Spear SL, Rao SS, Patel KM, Nahabedian MY. Reduction mammaplasty and mastopexy in previously irradiated breasts. *Aesth Surg J.* 2014;34(1):74–78.
19. Vaidya J, Wenz F, Bulsara M, Tobias J, Joseph D, Keshtgar M, et al. Risk-adapted targeted intraoperative radiotherapy versus whole-breast radiotherapy for breast cancer: 5-year results for local control and overall survival from the TARGIT-A randomised trial. *Lancet.* 2014;383(9917):603–613.
20. Cracco S, Semprini G, Cattin F, Gregoraci G, Zeppieri M, Isola M, et al. Impact of intraoperative radiotherapy on cosmetic outcome and complications after oncoplastic breast surgery. *Breast J.* 2015;21(3):285–290.
21. Crown A, Grumley J. Association of intraoperative radiotherapy in the treatment of early-stage breast cancer with minor surgical site complications in oncoplastic breast conserving surgery. *JAMA Surgery.* 2017;152(12):1180–1182.
22. Spear SL, Willey SC, Feldman ED, et al. Nipple-sparing mastectomy for prophylactic and therapeutic indications. *Plast Reconstr Surg.* 2011;128:1005–1014.
23. Endara M, Chen D, Verma K, Nahabedian MY, Spear SL. Breast reconstruction following nipple-sparing mastectomy: a systematic review of the literature with pooled analysis. *Plast Reconstr Surg.* 2013;132:1043.

第4章 肿瘤整形术与乳房全切术：决策和结局

MAURICE Y. NAHABEDIAN AND COSTANZA COCILOVO

译者：陈丹翔

简介

随着重建技术的改进，患者的期望也在发生变化。从最简单的切除到最复杂的切除式式，患者对最终的乳房外观有一个越来越高的期望值。现在，最佳手术方式决策不仅需要了解肿瘤生物学，还需要了解患者的偏好以及如何达到最佳的美学呈现。患者可以选择伴或不伴肿瘤整形重建的保乳手术，以及保留乳头或不保留乳头、伴或不伴重建的乳房全切术。帮助患者选择兼顾肿瘤学安全性和美学效果的手术方案具有一定挑战。

在手术之前，了解患者预期至关重要。对于部分女性来说，尽可能多地保留原来的乳房是很重要的；而对于其他人来说，即使在统计学收益甚微的情况下，达到局部复发风险最低也是选择术式的最终决定因素。也有部分女性希望术后拥有更小或更大的乳房。总体而言，乳腺外科医生要帮助患者且理解他们的选择。

乳房肿瘤整形手术安全性

肿瘤整形手术的肿瘤学安全性是公认的。回顾性研究结果表明，该术式具有较高的总生存率（95%）和无病生存率（90%），较低的局部复发率（3.2%）、切缘阳性率（10.8%）和二次切除率（6%）[1]。此生存率水平已达到公认的标准。荷兰一项早期乳腺癌的人群研究表明，与乳房全切术相比，早期乳腺癌行肿瘤整形保乳术的总生存率有所改善，这可能是由放疗带来的生存获益[2]。多年来，我们也认识到，通过新辅助化疗缩小肿瘤可以获得更好的美学效果，并增加保留乳房的机会。

肿瘤整形手术的获益

肿瘤整形手术的益处已在既往的文献中得到证实。MD 安德森癌症中心一项纳入了 9 861 例接受保乳手术和肿瘤整形重建术患者的综述中表明，血清肿形成率较低（13.4% vs 18%；$P=0.002$），切缘阳性率较低（5.8% vs 8.3%；$P=0.04$）。MD 安德森癌症中心的综述表明：尽管全国（美国）范围内乳房切除率有所增加，保乳手术和肿瘤整形重建的比例亦有所增加。选择乳房肿瘤整形术的患者较选择乳房全切术的患者年龄更高；然而，两组肥胖率相似。研究中的大多数患者（约75%）患 T1 或 T2 期肿瘤；当然，选择肿瘤整形重建的患者乳房肿瘤通常较大，而大多数淋巴结阳性和 T4 期肿瘤患者选择乳房全切术。

肿瘤的位置和特征也是影响决策的因素。肿瘤所在的象限并不影响肿瘤整形重建方式的选择，除非肿瘤位于外下象限，在这种情况下，多数妇女仅行传统保乳术。肿瘤特征基本相似，HER-2/neu 阳性肿瘤选择肿瘤重建手术的比例略高，接受新辅助化疗患者也是如此。这可能是因为初诊时肿瘤体积较大，因而在关于手术选择的术前讨论中提出了肿瘤整形重建手术的建议。

与乳房全切和再造相比，接受保乳术和肿瘤整形重建术患者的切口相关并发症和手术部位感染率较低。与传统保乳手术相比，肿瘤整形重建术的血清肿发生率较低；同样，与乳房切除术相比，血肿发生率较低，切口相关并发症发生率也较低[3]。

肿瘤整形手术的目标是在确保肿瘤安全性的同时改善美学效果。巴西的一项研究利用半自动软件证明了肿瘤整形手术改善了美学结局[4]。一般来说，当需要考虑美学结果时，外科医生较患者本人更倾向于肿瘤整形手术。最近的一项包括 8 659 名患者的观察性研究的综述证实：与保乳手术相比，肿瘤整形手术后患者满意度增加，但统计学差异不明显（89.5% vs 82.9%）[5]。

随着肿瘤整形外科领域在过去十年中的发展，许多乳腺外科医生和整形外科医生都经历过单纯保乳手术后高发的乳房轮廓畸形。调节患者的心理期望是乳腺外科手术的一个重要方面，因为患者经常会将术后结果与原始乳房或他们在图像中看到的理想版本进行对比。在笔者的机构中发现，尽管患者最初对这种变化感到惊讶，但随着时间的推移，他们普遍感到可以接纳。通常，那些术前乳房体积更大、下垂度更明显的患者满意度最高，手术实质上不仅提升和缩小了乳房，还增加了乳房的凸度。乳房较小的患者选择保乳手术，因为它是一种更简单、侵袭性更小的手术，但由于可能发生的扁平和凸度丢失，术后往往感到失望。

一项来自西班牙的系统性综述纳入了 801 例患者，结果显示肿瘤整形缩乳术与单纯肿瘤切除术后 10 年总生存率相似[6]。接受肿瘤整形乳房重建术的患者普遍更年轻，肿瘤体积更大，肿瘤多位于乳房下极。尽管肿瘤整形缩乳队列的组织坏死率相对更高（2.5% vs 0.1%），但其实两组的坏死发生率均较低。根据他们的经验，使用倒 T 形切口的缩乳术约占该组的 17%。与该切口相关的不良事件包括乳房下极畸形风险增加，以及延迟愈合或组织坏死。与其他研究类似，结果显示切缘阳性最可能的原因包括导管原位癌（DCIS）、浸润性小叶癌和较大的肿瘤体积。BreastQ 问卷结果表明，术后 1 年时患者对社会心理状况以及性相关乳房状况的满意度约为 70%~83%。

放疗和肿瘤整形手术

经常出现这样的问题：放疗是否会影响肿瘤整形重建手术？除部分老年患者或预后较好的原位癌患者，大多数保乳患者会接受放疗。近年来，放疗的适应证已经扩大，许多乳房切除术后有 1 个或 2 个阳性淋巴结的患者会接受放疗，而不是腋窝淋巴结清扫。放疗的其他适应证包括具有 3 个或更多个阳性淋巴结。在最近的一项关于保乳背景下的肿瘤整形手术的系统综述中，Yoon 等人未发现肿瘤整形重建手术患者进行全乳放疗和局部加量后局部复发率增加[7]。在该综述中，对全乳放疗（WBI）和加速部分乳腺放疗（APBI）的益处进行了综述。达成的普遍共识是，APBI 联合保乳治疗（BCT）与肿瘤整形手术联合 WBI 的数据尚无法进行任何有意义的比较。该研究发现，70%~100% 的患者报告满意度良好。APBI 的局限性之一在于，实际瘤床的位置可能不准确，并且可能没有足够空间来放置和扩张导管，这在肿瘤组织重排的患者中尤为明显。能够在外部准确输送 APBI 的新兴技术可能会克服在术区放置导管这一难题。考虑到放疗和肿瘤整形手术的安全性和美学效果，肿瘤整形术可能比乳房切除术更具美学优势。图 4.1~ 图 4.3 展示了肿瘤整形重建术后的患者。

肿瘤安全性在几项研究中均得到了进一步的印证。Piper 等人在一项系统性综述中发现，即使在初次手术后切缘阳性并接受再次切除的患者中，与接受完全乳房切除术的患者相比，并没有观察到更高的复发率[8]。在另一项对来自英国的 980 例患者的综述中，Mansell 等人比较了三个手术队列的患者，包括接受肿瘤整形保乳手术（OBCS）、广泛局部切除（WLE）和乳房全切术（伴或不伴立即重建）[9]。结果表明，所有三组的 5 年局部复发率相似（WLE 为 3.4%，OBCS 为 2%，乳房全切术为 2.6%）。乳房全切术（13.1%）和 OBCS（7.5%）后的远处复发率高于 WLE（3.3%；$P < 0.001$）。对比乳房全

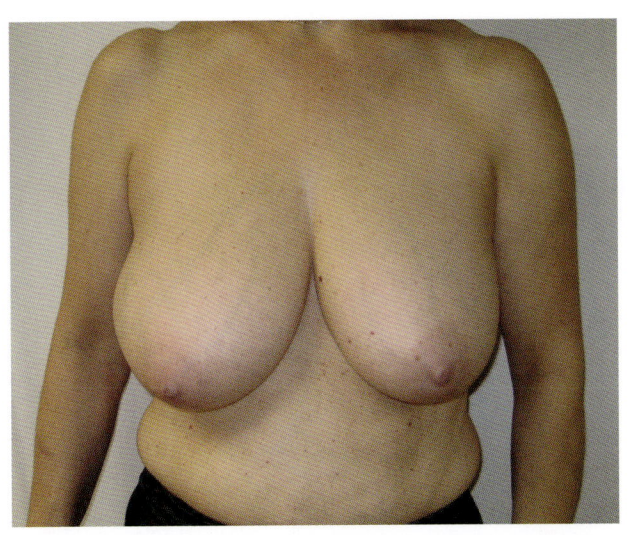

图 4.1 术前乳房肥大的右侧乳腺癌患者计划行肿瘤整形缩乳术的术前展示图

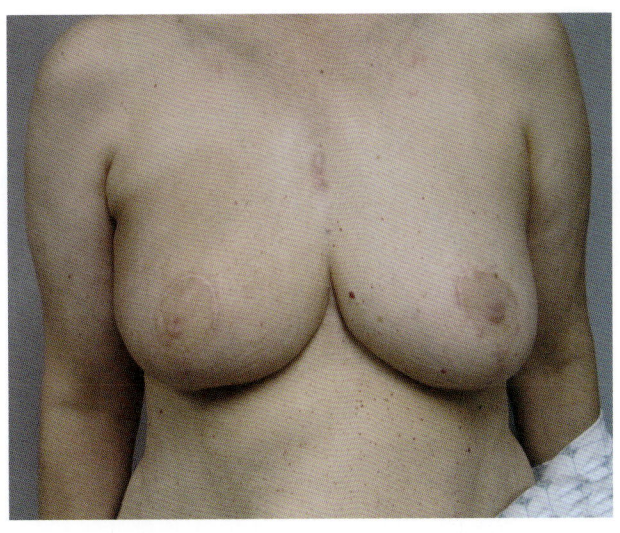

图 4.3 右侧整形缩乳术和放射治疗后的乳房外观，展示了良好的体积和轮廓对称性

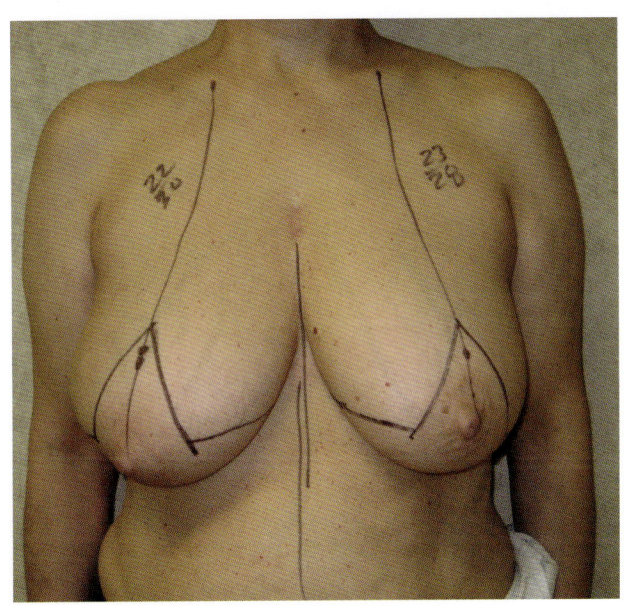

图 4.2 倒 T 形切口的术前标记

切术联合重建，肿瘤整形手术的潜在获益包括患者满意度和生活质量的提高，以及医疗照护成本的降低[9]。

这就引出了以下问题：为什么女性选择乳房切除术或双侧乳房切除术而不是 OBCS？在城市中，有私人保险和重建计划的年轻女性更倾向于乳房全切重建[10]。有趣的是，这种现象似乎与肿瘤分级或分期无关。然而，在其他国家，选择是不同的。例如，在澳大利亚西部，肿瘤大小是选择乳房全切术或保乳术的最大决定因素[11]。T1 期肿瘤患者最有可能选择保乳术；然而，当肿瘤增大超过 2 cm 时，乳房全切术则成为更多患者的选择。选择乳房全切术的女性往往年龄较大，生活在农村地区，且有腋窝淋巴结转移。在另一项对国家手术质量改进计划（NSQIP）数据库中 11 654 例患者进行的分析中，9 571 例接受了保乳术，2 074 例接受了乳房全切术联合假体重建[12]。该研究表明，与保乳术组相比，乳房全切术联合假体重建组的总并发症（5.5% vs 2.1%）、切口并发症（2.8% vs 1.4%）、手术部位感染（1.9% vs 0.4%）和出血（0.2% vs 0.05%）发生率显著更高。

那么，我们如何决定谁需要用肿瘤整形手段进行保乳，哪些人是乳房全切术的适应人群？Clough 等人将 1 级切除定义为切除 < 20% 的乳房体积，这通常可以通过局部组织重排来填补缺损[13]；2 级切除定义为切除 20%~50% 的乳房体积，通常此时切除组织质量超过 200 g 且会引起严重畸形。这类畸形通常用容积替代技术来纠正。研究者报告了 101 例因传统保乳手术可能引起较差的美学结局而使用肿瘤整形技术治疗的经验。患侧乳腺组织切除的平均质量约为 222 g。5 年局部复发率为 9.4%，总生存率为 95.7%，无转移生存率为 82.8%。82% 的病例实现了较好的美学效果。相较于术后放疗，术前放疗的美学呈现可能更不如人意，当然这个结果并不意外[13]。进行部分乳房切除术而不联合即刻

重建，准备后期行延迟重建手术则难以实现良好的美学效果。实现最佳美学效果通常需要提升对侧对称度的操作。这可能会增加手术时长，并需要专门的肿瘤整形技术培训。图 4.4~ 图 4.8 展示了乳房切除术、假体重建和放射治疗后的患者情况。

来自英国的研究已经证明，对比传统保乳术，肿瘤整形保乳术具有一定临床获益。Down 等回顾性分析了标准 WLE（A 组，n=121）和 OBCS（B 组，n=37）后的肿瘤清除和二次手术补充切缘的情况[14]。研究发现，与标准保乳术相比，肿瘤整形技术可以应用于显著较大的肿瘤（17.6 mm *vs* 23.9 mm；P=0.002）、较高的平均标本重量（58.1 g *vs*

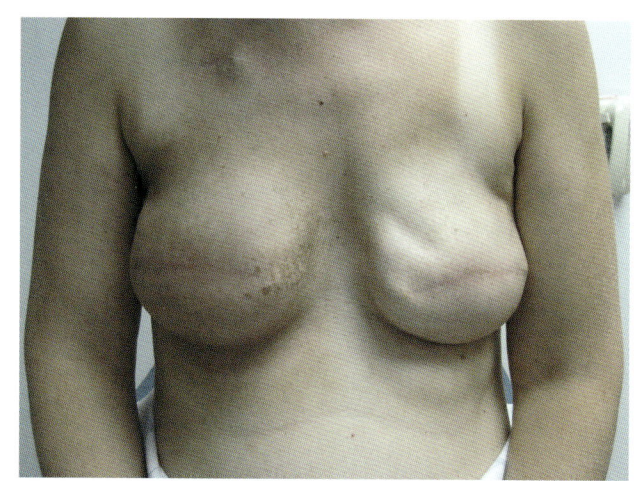

图 4.6　右侧乳房放疗后的术后影像。对比左侧，右侧的皮肤纤维化程度更高

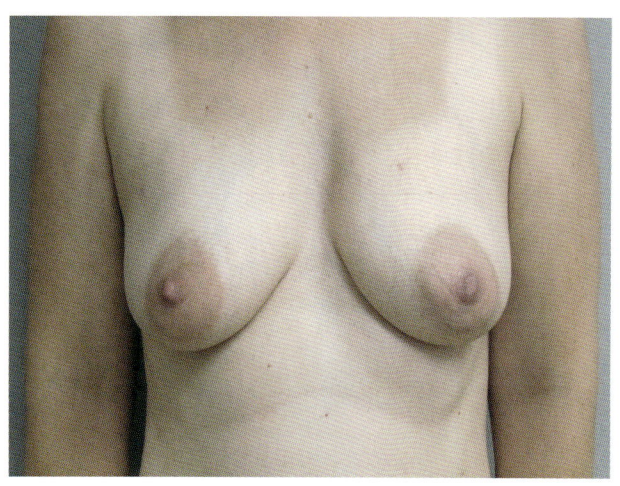

图 4.4　一位患右侧乳腺癌的女性患者计划行保留皮肤的双侧乳房切除术和二期假体重建术的术前图像

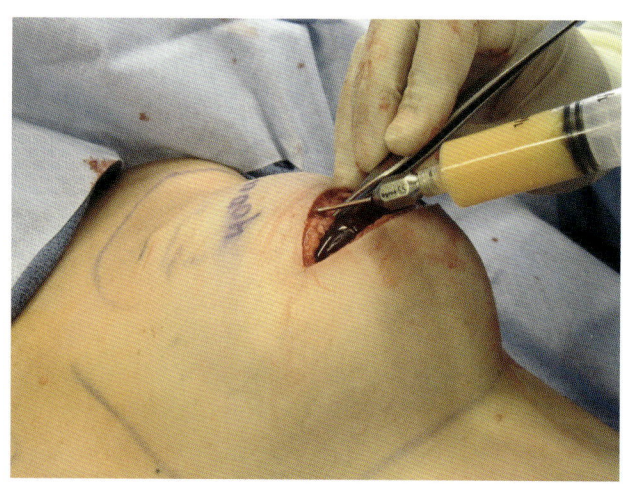

图 4.7　在更换组织扩张器进行永久性假体植入时自体脂肪移植以改善乳房切除术皮瓣的轮廓和质量

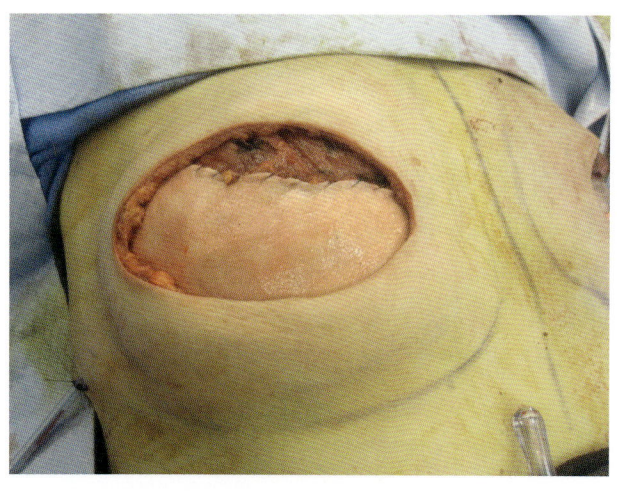

图 4.5　图示术中双平面法组织扩张器和脱细胞真皮基质的植入

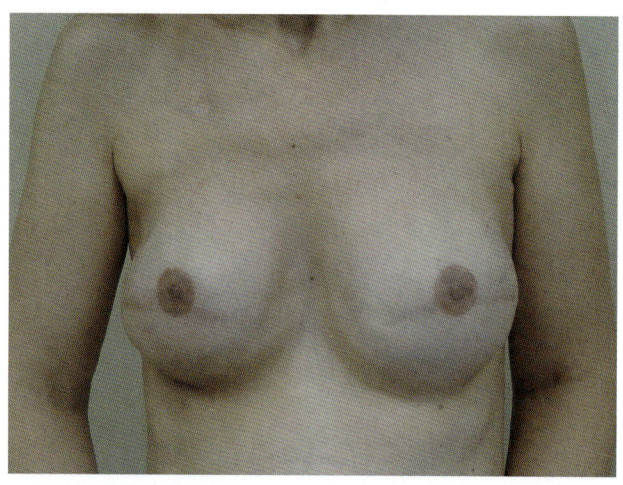

图 4.8　术后 2 年随访时的乳头-乳晕文身，显示了良好的组织容积和轮廓对称性

231.1 g；$P < 0.0001$）、较高的标本体积（112.3 cm^3 vs 484.5 cm^3；$P < 0.0001$），从而获得较宽的清晰边缘（6.1 mm vs 14.3 mm；$P < 0.0001$）和较低的二次手术率（28.9% vs 5.4%；$P=0.002$）（明显下降）。据统计，肿瘤整形手术后并发症发生率增加。乳房较小的女性更方便接受放疗，接受缩乳术的患者也因此获益[14]。

MD 安德森癌症中心的研究小组发表了他们对选择乳房全切术与肿瘤整形保乳术的建议[15]。对于 A 或 B 罩杯乳房的女性，乳房全切术通常是更好的选择，因为剩余的乳房组织通常不足以使用容积移位技术进行修复。当然也可以考虑使用带蒂组织瓣（如背阔肌）以纠正畸形。对于 C 或 D 罩杯乳房的女性，可以考虑使用缩乳技术进行肿瘤整形。倒 T 形切口适用于乳房各个象限的肿瘤切除，因为乳头-乳晕部分血供可由组织蒂供给。此外，他们提出了一种改良后的手术策略，即保留了通用标准下蒂设计中理应丢弃的乳房内侧楔形组织。当肿瘤切除涉及标准下蒂时，下蒂向内侧延伸（乳腺癌最不常见的位置）以增加血液供应（肋间和胸廓内穿支血管）和用于修复乳腺组织体积。这种内侧楔形组织也可应用于颇有难度的内上象限修复。同样，对于内下侧象限的缺损，可以使用偏外侧的下蒂。他们也建议在放疗后行对侧缩乳术，以获得更完美的对称度。

小结

确诊乳腺癌的患者可以选择部分或全乳切除术，可以达到同样的美学效果。尽管没有生存优势，部分患者仍宁可选择乳房全切术，而非肿瘤整形保乳术。在美国的许多机构，A 和 B 罩杯乳房的患者通常选择保留乳头的乳房全切联合假体重建，这种选择通常会带来良好的美学效果。大乳房患者（尤其是相对肿瘤大小而言）是行肿瘤整形保乳手术的绝佳适应人群。对比单纯保乳术，肿瘤整形手术的兴起不仅具有美学优势，而且减少了切缘阳性率及二次手术率，原因是其可以切除更大体积的乳房实质。经验丰富的整形外科医生能够纠正更大的乳腺缺损，由此扩大了保乳手术适应人群。对于那些希望行保留乳头的乳房切除术而非肿瘤整形保乳术的乳房肥大患者，整形外科医生有各种乳房整形技术，可以在二期手术中缩小乳房，以便患者可以在数月后进行保留乳头的乳房切除术。乳腺癌患者的最终目标是接受兼顾肿瘤学安全性和美学效果的乳房手术。

参考文献

1. De La Cruz L, Blankenship SA, Chatterjee A, et al. Outcomes after oncoplastic breast-conserving surgery in breast cancer patients: a systematic literature review. *Ann Surg Oncol.* 2016;23(10):3247–3258.
2. Van Maaren MC, de Munck ML, de Bock GH, et al. 10 year survival after breast conserving surgery plus radiotherapy compared with mastectomy in early breast cancer in the Netherlands: a population based study. *Lancet Oncol.* 2016;17(8):1158–1170.
3. Carter SA, Lyons GR, Kuerer HM, et al. Operative and oncologic outcomes in 9861 patients with operable breast cancer: single institution analysis of breast conservation with oncoplastic reconstruction. *Ann Surg Oncol.* 2016;23(10):3190–3198.
4. Santos G, Urban C, Edelweiss MI, et al. Long-term comparison aesthetical outcomes after oncoplastic surgery and lumpectomy in breast cancer patients. *Ann Surg Oncol.* 2015;22(8):2500–2509.
5. Losken A, Dugal CS, Styblo TM, Carlson GW. A metaanalysis comparing breast conserving therapy alone to oncoplastic technique. *Ann Plast Surg.* 2014;72(2):145–149.
6. Acea-Nebril B, Garcia-Novoa A, Builes-Ramirez S, et al. The role of oncoplastic breast reduction in the conservative management of breast cancer: complications, survival and quality of life. *J Surg Oncol.* 2017;115(6):679–686.
7. Yoon JJ, Green WR, Kim S, et al. Oncoplastic breast surgery in the setting of breast conserving therapy: a systemic review. *Adv Radiat Oncol.* 2016;1:201–215.
8. Piper ML, Esserman LJ, Sbitany H, Peled AW. Outcomes following oncoplastic reduction mammoplasty: a systemic review. *Ann Plast Surg.* 2016;76(3):222–226.
9. Mansell J, Weiler-Mithoff E, Stallard S, Doughty JC, Mallon E, Romics L. Oncoplastic breast conservation surgery is oncologically safe when compared to wide local excision and mastectomy. *Breast.* 2017;32:179–185.
10. Bhat S, Orucevic A, Woody C, Heidel R, Bell J. Evolving trends and influencing factors in mastectomy decisions. *Am Surg.* 2017;83(3):233–238.
11. Martin M, Meyricke R, O'Neill T, Roberts S. Mastectomy or breast conserving surgery? Factors affecting type of surgical treatment for breast cancer- a classification tree approach. *BMC Cancer.* 2006;6:98. https://doi.org/10.1186/1471-2407-6-98. http://www.biomedcentral.com/1471-2407/6/98.
12. Pyfer B, Chatterjee A, Chen L, et al. Early outcomes in breast conservation

surgery versus mastectomy with implant reconstruction: a NSQIP analysis of 11,645 patients. *Ann Surg Oncol.* 2016;23:92–98.
13. Clough K, Lewis J, Couturaud B, Fitoussi A, Nos C, Falcou MC. Oncoplastic techniques allow extensive resections for breast conserving therapy of breast carcinomas. *Ann Surg.* 2003;237(1):26–34.
14. Down S, Jha PK, Burger A, Hussien M. Oncological advantages of oncoplastic breast conserving surgery in treatment of early breast cancer. *Breast J.* 2013;19(1):56–63.
15. Kronowitz SJ, Kuerer HM, Buchholz TA, Valero V, Hunt K. A management algorithm and practical oncoplastic surgical techniques for repairing partial mastectomy defect. *Plast. Reconstr. Surg.* 2008;122:1631–1647.

第 5 章 乳腺外科医生与肿瘤整形手术

JULIANN MARIE REILAND

译者：丁锦华

在英国、欧洲大陆和南美部分地区，乳腺外科医生使用肿瘤整形技术是较为常见的。在加拿大和美国，乳腺外科医生对肿瘤整形技术的使用则较少。许多因素都会影响这项技术的使用，但教育和培训可能是乳腺外科医生面临的最大障碍。乳腺外科手术已经发展成为一个独立的专业领域，乳腺外科医生也扩大了他们的实践范围，将其他专业的知识和技术整合在一起，以更好地治疗乳腺癌患者。肿瘤整形技术是其临床实践的重要补充。

乳腺癌的治疗是一个日新月异的领域。乳腺外科医生是女性乳腺癌患者确诊后身心危机的"第一响应者"。乳腺外科医生向患者及其家属解释疾病，制订基于多方面考虑的最佳治疗方案。每个女性都有其独特的身体、生理和情感因素，这些因素都必须考虑在内。在治疗过程中，当所有专业领域都参与到乳腺癌患者的治疗中时，往往疗效最佳。作为第一响应者，乳腺外科医生需要了解所涉及的各个专业领域的基础知识，并在需要专业知识时引导患者寻求其他专科医生的帮助。为了促进患者的康复，乳腺外科医生也将放射学、遗传学和综合医学的某些方面融入他们的临床实践中。

新确诊的乳腺癌患者在诊断前后通常会接受多项检查。为了更好地为患者提供治疗，乳腺外科医生日常工作包括乳房 X 线阅片，并在诊室和手术室进行超声检查[3]。三维乳房 X 线摄影、磁共振成像和超声等先进的乳腺影像技术提升了乳腺癌的评估和诊断率。诸如对比增强数字乳房 X 线摄影和自动化乳腺超声等新技术已然成为先进的影像工具。乳腺外科医生需决定要做哪些检查以获得治疗相关的最佳信息。许多乳腺外科医生都有资质行超声检查和立体定向空芯针活检。乳腺外科医生和放射科医生通力合作，专业融通，共同促进了对乳腺癌的评估和监测。

在刚刚确诊时，患者常常会问自己："为什么患病的是我？"对于乳腺癌的初诊或复发，人们对相关风险因素的了解和认知也得到了显著提升。关于某些基因缺陷会增加女性终身罹患乳腺癌风险的信息呈爆炸式增长，这些基因缺陷可以使女性的终身乳腺癌风险增加 25% 至 80% 不等。因此，了解基因学在帮助患者选择治疗方案时有关键作用。乳腺外科医生已经将这些知识运用到他们的实践中，他们也是为患者提供基因学和基因检测咨询的合适人选[5]。有时候，他们承担了遗传学家的这部分职责。

当女性确诊为乳腺癌时，她的第一反应通常是希望尽快进行手术。但是，乳腺癌的肿瘤生物学往往决定了治疗的先后顺序。对于生物学侵袭性较强的肿瘤，如雌激素和孕激素受体阴性、HER-2 阳性（Luminal B）和三阴性肿瘤，目前推荐首先进行新辅助化疗。随着基因组测序的开展，每种癌症的个体化精准治疗方法正在不断发展。肿瘤分期的有效降低能够给晚期乳腺癌的女性提供更多手术治疗选择。现在，乳腺外科医生必须了解肿瘤生物学的细微差别，并确定哪些患者需要转诊给肿瘤内科。在适当情况下，乳腺外科医生还必须向那些焦虑的要求立即手术的患者强调新辅助化疗的重要性。

乳房部分切除术后放疗是保乳治疗的重要组成部分。随着人们对不同的放射治疗方式和疗程的逐步接受，6周的每日全乳放射治疗正在被短疗程全乳放射治疗或更优的部分乳房放疗方案所取代。时至今日，患者可以在1天内完成乳腺癌手术并接受完整的放疗剂量，当然还可选择例如疗程为2~21天的放疗计划[6]。乳腺外科医生评估患者是否适合进行部分乳房放疗或全乳放疗，并与肿瘤放射专家密切合作，帮助患者确定合适方案以及术中放疗的定位。

在经历了乳腺癌确诊和治疗过程的"紧急危机"之后，患者开始回归生活并理解和适应她的"生活新常态"。乳腺外科医生也再次参与其中。许多乳腺外科医生在癌症诊断后的2~5年内会对患者进行随访[7,8]。在美国，大多数妇女确诊乳腺癌时通常属于早期，这些妇女的生存率为98%[9]。因此，追求生存率成为每个乳腺癌患者治疗计划的重要组成部分。在随访过程中，乳腺外科医生为每位患者选择合适的影像学检查。他们也会为其提供咨询，诸如饮食和锻炼等生活方式的改变，因为这些是已知的复发相关因素。从综合医学到心理咨询，他们对癌症康复治疗有深入的了解，并将为患者提供类似服务，以帮助患者顺利渡过术后康复阶段[10-12]。

乳腺外科医生作为乳腺癌多学科领域中的重要参与者，人们会期望他们在面对要求保乳的女性患者时，也能熟练运用多种现今可及的手术方案。然而，遗憾的是，情况似乎并非如此。如果说肿瘤整形手术在欧洲大陆、英国和南美洲部分地区已经广泛获得认可，那么为什么美国和加拿大的乳腺外科医生对这些技术的接受度明显落后？

美国和加拿大常见的乳房整形修复模式是双外科医生的模式，即乳腺外科医生负责切除乳房肿瘤，而整形外科医生负责重建乳房缺损。一项调查研究了当前的临床实践，并对美国整形外科医师协会（ASPS）和美国乳腺外科医师协会（ASBrS）的成员进行了调查。该调查报告显示，50%的整形外科医生认为他们在部分乳房切除后没有参与重建手术，是因为乳腺外科医生没有将患者转诊给整形外科医生[13]。另一项针对ASBrS成员的调查显示，在需要行缩乳手术的乳腺外科手术中，63%的乳腺外科医生会转诊患者给整形外科医生[14]。只有一半接受调查的乳腺外科医生在首次乳腺癌手术谈话中会常规包含肿瘤整形方案，而29%有时会谈到，余下20%从未告知[14]。最近有一份来自加拿大的调查报告专门针对选择保乳手术的患者，从患者的视角调查了她们进行乳房重建的选择，结果发现：只有1.6%的患者在手术前被转诊给整形外科医生；然而，有30%的患者表示，如果有转诊机会，她们愿意咨询整形外科医生[15]。从这些调查中可以看出，整形外科医生和乳腺外科医生之间存在不协调的情况。在美国和加拿大，未能采用肿瘤整形技术的原因有部分是因为乳腺外科医生对这些技术了解不足。当对他们学习乳房整形技术的意愿进行调查时，99%的乳腺外科医生表示有兴趣学习这些技术，其中77%的医生的意愿尤其强烈[14]。70%接受调查的乳腺外科医生认为，乳腺外科医生接受乳房整形技术的培训是应用乳房肿瘤整形技术的关键；而52%的医生则认为，在与整形外科医生合作过程中增加乳腺外科医生肿瘤整形的意识，将有助于提高对肿瘤整形技术的认可[13]。

肿瘤整形手术的简单定义是，进行最佳的肿瘤手术，同时呈现最好的美学效果。另一个明确的定义是："肿瘤整形手术是关乎给女性患者的漫长余生留下什么的外科操作，应该成为女性乳腺癌治疗的主要组成部分[16]。"为什么外科医生不为每位患者都考虑到这一点？又有哪位患者不应该得到最好的美学效果？

如果仅仅认为肿瘤整形技术只是特定的手术程序，那将对肿瘤整形手术领域造成极大的不公。相反，肿瘤整形手术始于一种包容的理念，即外科医生与其他医生共同为患者提供照护。通过分享这些技术，外科医生能够评估女性的乳房，并考虑所有可能的手术方法来切除癌症并恢复双乳的外观。从初级到高级的手术方式选择都需要乳腺外科和整形外科的合作。当乳腺外科医生发现基础肿瘤整形技术的优点时，他们也会明白与整形外科医生合作并依靠他们的专业知识对患者进行适当治疗的重要性。

只有对乳腺外科医生进行肿瘤整形手术基本素养的培养，才能确保每位接受乳腺癌手术的女性获得最佳的美学效果。

隐蔽的切口

很不幸的是，通过钢丝法、非钢丝法或超声引导定位肿瘤，乳腺外科医生习惯于将切口设置于肿块或定位钢丝上方，并直接切到病灶部位。然而，任何一位乳腺外科医生都可以轻松地在乳头-乳晕复合体（NAC）、乳房下皱襞（IMF）或腋窝处做切口，并在乳腺浅层解剖，以到达超声或非钢丝法定位的病灶，或找到穿过皮肤和乳腺组织通向病灶的定位钢丝。这种方法使用乳腺浅筋膜的解剖技术，适用于保留乳头-乳晕的皮下腺体切除术。尽管这可能需要更多的时间，但对于患者来说，隐蔽切口带来的价值将是无可估量的。

利用局部组织重排的容积移位技术

乳房肿瘤切除的残腔缝闭是一个技术活，文献报道显示只有60%的乳腺外科医生把它列为手术过程的常规步骤[14]。几十年来，外科医生一直被灌输以下理念：不处理乳房肿瘤切除残腔，任其充满血清肿。这会使乳房在最初几周内看起来正常，因为腔内仍然充满积液。然而，在患者的乳房长期存留一个大囊肿所产生的美学后遗症是不容低估的。全乳放疗前，填充残腔的积液通常已经被吸收，皮肤开始出现凹陷。放疗只会加剧这一过程，最终导致畸形，修复需要花费一定的时间和进行更大范围的手术。肿瘤整形手术使用自体组织填补乳腺切除残腔，并在此过程中恢复完整的外观，从而达到更好的美学效果[17]。在处理部分容积移位手术的时候（一级容积移位肿瘤整形手术）[18]，乳腺外科医生是有能力修复乳房切除缺损的。乳

组织瓣技术的发展及胸大肌浅、深筋膜间的乳房解剖技术是每个乳房切除手术中都要用到的技术。对于使用肿瘤整形技术进行乳房肿瘤基础切除时，至少可以对含病灶的乳房象限进行此类操作。在此解剖层面上进行切割时，最好将其延伸到病灶之外，达到象限的边缘。通过向前推进或旋转腺体瓣填补空腔，来闭合缺损[17-19]。如果皮肤与乳腺联系紧密，会在NAC处形成凹陷或牵拉，可以在乳腺表面延伸解剖平面从而轻松纠正皮肤的凹陷或皱褶。

无论对于乳房良性手术还是恶性手术，这两个步骤皆可显著改善美学效果。这是完全在乳腺外科医生的手术能力范围之内的。

部分皮肤切除的容积替代技术

对于乳房病变较大的患者，首先必须考虑肿瘤生物学，并确定患者是否更适宜接受新辅助化疗[20]。时至今日，每个外科医生都必须知道：三阴性或HER-2阳性乳腺癌患者在任何手术前都需要接受肿瘤学评估。新辅助化疗用于乳腺癌降期，使患者在不降低生存率的前提下安全地接受保乳手术[21]。

针对早期乳腺癌及经过新辅助化疗降期的较晚期乳腺癌，使用容积移位技术显得更加必不可少。除了使用隐蔽的切口、推进皮瓣和旋转皮瓣外，还需要切除部分皮肤以利于切除更大的乳腺组织。Fitoussi设计了当肿块大小超过乳房体积20%时的乳房肿瘤整形方法的手术设计图[22]。随着新辅助化疗的应用，病变上方的皮肤得以安全保留，并且在大多数情况下可以轻松使用双环切口、垂直直线形切口或倒T形切口，同时仍然可以坚持肿瘤学外科原则。术语"治疗性乳房成形术"也被用来描述通过充分切除乳房病变并在重塑乳房的同时使用倒T法切除部分皮肤的技术[23]。在大多数情况下，可以使用下蒂法、内上蒂法或上蒂法及其改良形式进行整形[24-27]。开展这些手术的外科医生需要接受整形外科技术的培训，以确保肿瘤学安全和最佳美学效果。

对侧乳房对称性手术

对于胸围在 B 到 DD 之间，且不希望接受缩乳手术的女性，需要慎重考虑对侧乳房的处理，以保持对称性。当对患侧乳房进行整形修复时改变了乳头-乳晕的位置，此时若不进行对侧乳房的对称性手术，将显著影响美观。目前，仅有 50% 的乳腺外科医生会将患者转诊给整形外科医生进行对称性评估[14]。经过整形外科技术培训的外科医生能够安全地进行简单的皮肤切除或较小的乳房成形手术以实现对称。对患者来说，这可能会改善乳房外观，提高生活质量。

前景展望：乳腺外科医生的培训

美国的乳腺外科医生和整形外科医生对于如何提高肿瘤整形手术的应用存在不同意见。两个医生群体一致认为增加对乳腺整形团队策略的认识是有益的。67% 的乳腺外科医生认为为乳腺外科医生培训肿瘤整形技术将有助于这些技术的推广，而只有 28% 的整形外科医生持相同观点。当重新审视前面讨论过的乳腺外科医生和整形外科医生的实践模式时，或许乳腺外科医生之所以不将他们的患者转诊给整形外科医生进行重建手术，是因为他们对手术方式的可行性了解不足。

乳房肿瘤整形技术需要成为在普通外科住院医师培训期间深植于内心的概念。教授基础的手术规划和隐蔽切口对于长期美学效果的重要性是普通外科住院医师培训中的重要部分。无论面对良性乳腺疾病还是恶性乳腺疾病，此举确保患者均能遇到有思路的外科医生，并在手术规划中融入美学效果的考量。

基础肿瘤整形技巧培训在乳腺专科培训中并没有标准化流程。目前，并没有明确规定在培训期间要求乳腺专科医生学成一系列肿瘤整形手术技巧。培训的内容或多或少，因人而异，取决于乳腺外科教授者的肿瘤整形经验以及对培训的态度。虽然目前没有专门面向即将完成专科培训的医生进行基础肿瘤整形技术能力的调查研究，但有报道显示，28% 的乳腺外科执业医生在专科培训中学习了肿瘤整形技术[14]。与美国乳腺外科医师学会和外科肿瘤学会协调，并制定医生专科培训期间必须掌握的肿瘤整形技术基本要求，可能是重视肿瘤整形技术的重要举措。整形外科医生接纳乳腺专科医生，并对他们进行基本肿瘤整形技术的培训，而不仅仅把他们当作拉钩的，才能促进这两个专业之间更好的协作，这在我们的体系中是非常重要。这两个专业在专科培训中共同合作的传统将有助于促进乳腺/整形外科团队在需要进行高级肿瘤整形（二级容积移位手术）的实践中的协同合作[17]。

如今，美国乳腺外科医生有越来越多的肿瘤整形培训机会。有行业赞助的培训课程，也有学术机构提供的多种学习途径。培训的障碍包括课程费用以及脱离临床的时间成本。在实践中，能够理念上和技术上融入肿瘤整形技术的外科医生将通过培训更上一层楼，并精进他们的知识和技能。

将基本肿瘤整形技术作为新的乳腺手术标准，将全面提高乳腺手术的质量。乳腺外科医生提供最佳的美学效果是患者与医生的共同期望。如果乳腺外科医生无法掌握基本技能，他们将需要与整形外科定期合作，以提供最佳的美学效果；否则，他们可能会导致失去同行推荐，并失去这部分患者群体。能够安全地掌握基本肿瘤整形技术并获得良好美学效果的乳腺外科医生将获得更强的人脉和病源的良性循环。这些外科医生还将意识到与整形外科医生合作的重要性，以确保更多需要缩乳技术和容积替代技术（肋间穿支皮瓣、胸背动脉穿支皮瓣、假体等）的患者在团队协作下得到最适当的治疗。最后，长远而言，为了提升乳腺癌治疗和术后重建的医疗服务，美国需要向欧洲大陆和英国看齐，完善医师专科培训计划，在此期间提供肿瘤整形及重建的全方位培训。

最终，我们关注的中心始终应该是患者。为了乳腺癌患者接受最佳治疗，开展乳腺癌手术的外科医生不仅需要知识储备，而且离不开对肿瘤学安全和美学效果的理解；这时，无论是一位医生还是一个团队，都能够提供最佳的结果。整形外科、乳腺外科和普通外科学会的领导层需要共同制订一个方案，为乳腺外科和普通外科医生提供安全有效的基本肿瘤整形技术培训，并制定标准供乳腺外科及整形外科团队付诸实施。

参考文献

1. El Saghir NS, Keating NL, Carlson RW, Khoury KE, Fallowfield L. Tumor boards: optimizing the structure and improving efficiency of multidisciplinary management of patients with cancer worldwide. *Am Soc Clin Oncol Educ Book*. 2014:e461–e466.
2. Ali-Mucheru M, Pockaj B, Patel B, Pizzitola V, Wasif N, Stucky CC, et al. Contrast-enhanced digital mammography in the surgical management of breast cancer. *Ann Surg Oncol*. 2016;23(suppl 5):649–655.
3. Brem RF, Lenihan MJ, Lieberman J, Torrente J. Screening breast ultrasound: past, present, and future. *AJR Am J Roentgenol*. 2015;204(2):234–240.
4. Easton DF, Pharoah PD, Antoniou AC, Tischkowitz M, Tavtigian SV, Nathanson KL, et al. Gene-panel sequencing and the prediction of breast-cancer risk. *N Engl J Med*. 2015;372(23):2243–2257.
5. Kaufman CS. Yes, breast surgeons may provide breast cancer genetic assessment and testing. *Ann Surg Oncol*. 2015;22(1):1–3.
6. Correa C, Harris EE, Leonardi MC, et al. Accelerated partial breast irradiation: executive summary for the update of an ASTRO evidence-based consensus statement. *Pract Radiat Oncol*. 2017;7(2):73–79.
7. Kantsiper M, McDonald EL, Geller G, Shockney L, Snyder C, Wolff AC. Transitioning to breast cancer survivorship: perspectives of patients, cancer specialists, and primary care providers. *J Gen Intern Med*. 2009;24(Suppl 2):S459–S466.
8. Runowicz CD, Leach CR, Henry NL, Henry KS, Mackey HT, Cowens-Alvarado RL, et al. American Cancer Society/American Society of Clinical Oncology breast cancer survivorship care guideline. *J Clin Oncol*. 2016;34(6):611–635.
9. 2008–2014 hscgshbh. SEER 18 2008-2014, All Races, Females by SEER Summary Stage.
10. Dizon DS. Quality of life after breast cancer: survivorship and sexuality. *Breast J*. 2009;15(5):500–504.
11. Fallowfield L, Jenkins V. Psychosocial/survivorship issues in breast cancer: are we doing better? *J Natl Cancer Inst*. 2015;107(1):335.
12. Bodai BI, Tuso P. Breast cancer survivorship: a comprehensive review of long-term medical issues and lifestyle recommendations. *Perm J*. 2015;19(2):48–79.
13. Losken A, Kapadia S, Egro FM, Baecher KM, Styblo TM, Carlson GW. Current opinion on the oncoplastic approach in the USA. *Breast J*. 2016;22(4):437–441.
14. Chatterjee A, Gass J, Burke MB, et al. Results from the American Society of Breast Surgeons oncoplastic surgery committee 2017 survey: current practice and future directions. *Ann Surgical Oncol*. 2018. Accepted for publication.
15. Vrouwe SQ, Somogyi RB, Snell L, McMillan C, Vesprini D, Lipa JE. Patient-reported outcomes following breast conservation therapy and barriers to referral for partial breast reconstruction. *Plast Reconstr Surg*. 2018;141(1):1–9.
16. Macmillan RD, McCulley SJ. Oncoplastic breast surgery: what, when and for whom? *Curr Breast Cancer Rep*. 2016;8:112–117.
17. Clough KB, Kaufman GJ, Nos C, Buccimazza I, Sarfati IM. Improving breast cancer surgery: a classification and quadrant per quadrant atlas for oncoplastic surgery. *Ann Surg Oncol*. 17(5):1375–1391.
18. Yang JD, Lee JW, Cho YK, Kim WW, Hwang SO, Jung JH, et al. Surgical techniques for personalized oncoplastic surgery in breast cancer patients with small- to moderate-sized breasts (part 2): volume replacement. *J Breast Cancer*. 2012;15(1):7–14.
19. Chen C-Y, Calhoun KE, Anderson BO. *Oncoplastic techniques for breast conservation surgery. Breast surgical techniques and interdisciplinary management*. Springer; 2010:381–390.
20. Abdulkarim BS, Cuartero J, Hanson J, Deschenes J, Lesniak D, Sabri S. Increased risk of locoregional recurrence for women with T1-2N0 triple-negative breast cancer treated with modified radical mastectomy without adjuvant radiation therapy compared with breast-conserving therapy. *J Clin Oncol*. 2011;29(21):2852–2858.
21. Landercasper J, Bennie B, Parsons BM, Dietrich LL, Greenberg CC, Wilke LG, et al. Fewer reoperations after lumpectomy for breast cancer with neoadjuvant rather than adjuvant chemotherapy: a report from the national cancer database. *Ann Surg Oncol*. 2017;24(6):1507–1515.
22. Tan MP. Is there an ideal breast conservation rate for the treatment of breast cancer? *Ann Surg Oncol*. 2016;23(9):2825–2831.
23. Fitoussi A, Berry M, Couturaud B, Salmon R. *Oncoplastic and reconstructive surgery for breast cancer*. The Institut Curie Experience: Springer Science & Business Media; 2009.
24. McCulley S, Macmillan R. Planning and use of therapeutic mammoplasty—Nottingham approach. *Br J Plast Surg*. 2005;58(7):889–901.
25. Chatterjee A, Dayicioglu D, Khakpour N, Czerniecki BJ. Oncoplastic surgery: keeping it simple with 5 essential volume displacement techniques for breast conservation in a patient with moderate- to large-sized breasts. *Cancer Control*. 2017;24(4). 1073274817729043.
26. Liang Y, Naber SP, Chatterjee A. Anatomic and terminological description and processing of breast pathologic specimens from oncoplastic large volume displacement surgeries. *Modern Pathology*. 2018:1.
27. Losken A, Funderburk CD, Duggal C. The extended superomedial pedicle: advancing mammaplasty techniques. *Modern Plast Surg*. 2013;3:20–27.

第 6 章　整形外科医生的乳房肿瘤整形手术方法

MAURICE Y. NAHABEDIAN

译者：张威

简介

目前，在世界各地，乳腺癌整形手术已成为乳腺癌患者的常见选择。这种手术可以在保证肿瘤安全性的同时，保留大部分乳房，并保留自然的乳房外观，为女性患者提供了最好的肿瘤切除和乳房重建的选择。在世界上的许多地方，乳腺外科医生和整形外科医生作为一个团队进行乳房肿瘤整形手术，并共同努力优化手术方式。乳腺外科医生和整形外科医生对肿瘤整形手术以及如何进行肿瘤整形手术都有独特的看法。许多乳腺外科医生已经扩大了他们的执业范围，现在除了切除手术外，还可以进行简单的重建手术[1]。整形外科医生仍然是肿瘤整形团队中不可或缺的组成部分，因为他们可以在简单或复杂的情况下提供专业意见。本章将从一个整形外科医生的角度对乳房肿瘤整形手术进行阐述。

整形外科的作用

长期以来，整形外科医生对乳房重建手术有着浓厚的兴趣，并一直处于重建创新的最前沿。整形外科医生的作用是提供专业知识，对乳房部分切除术后的复杂缺陷进行手术修复，而不仅仅是关闭一个残腔。整形外科医生能够结合整形的原则和概念，以可预测和可再现的方式重塑或重建乳房。通常情况下，这是相对简单的，可能不需要复杂的手术操作；然而，有时缺陷可能比通常的切除体积更大，或者缺陷可能位于难以重建的位置。

有许多外科医生认为整形手术包括的一系列技术，任何人都可以进行[2]。整形手术能通过制定规范的流程来学习，但是理解整形的原则和概念则需要训练和专业化。现在只有将肿瘤学和整形外科的原则结合起来，才能为这些患者提供最佳的治疗[3]。整形外科医生对血供和组织灌注有着更深层次的理解，能够熟练地使用局部皮瓣；而在更复杂的情况下，也可以使用远端的脂肪皮瓣来修复。这需要对皮瓣内在的组织张力、灌注分析、适当的乳房再造技术、引流的使用、乳房美学的技巧知识和如何实现它们等有全面且深层次的理解。

很明显，并不是每一个部分乳房切除术的缺陷都需要一个训练有素的整形外科医生的帮助。相对较小的缺陷可能很容易在没有整形外科医生的帮助下修复关闭，并可以达到缺陷最小化或乳房无变形的效果。对于这些重建操作，已经有许多技术和方法被详细阐述，乳腺外科医生可以安全有效地来实行这类技术[4]。整形外科医生坚持的原则之一是，特定手术的操作应该基于处理手术后可能出现的任何并发症的能力。在肿瘤整形手术中，这些并发症包括但不限于延迟愈合、脂肪坏死、皮肤坏死、乳头-乳晕坏死、感染、出血、血清肿、不对称和复杂瘢痕。整形外科医生的作用不应该仅仅是管理并发症，而是要执行手术，将并发症的风险降到最低。

在乳房肿瘤整形手术的专业领域，目前有三种途径可供整形外科医生和乳腺外科医生合作[5]。第一种途径，也是传统的途径，是整形外科医生和乳腺外科医生在所有病例上进行合作。可以说，这种选择基于将患者的肿瘤手术和重建管理相结合的专业知识，为患者提供最佳的结果。第二种途径也涉及乳腺外科医生和整形外科医生，根据重建的复杂性具体参与。这种模式在欧洲大部分地区都存在，乳腺外科医生会进行某些重建手术，例如植入物、背阔肌皮瓣和缩乳术，而整形外科医生会进行更复杂的手术，例如带蒂腹部皮瓣或游离组织移植。第三种途径是最不常见的，只有唯一的外科医生在所有情况下来提供肿瘤手术和重建的选择。这类专家可能是接受过重建技术培训的乳腺外科医生或接受过肿瘤治疗培训的整形外科医生。

乳房再造和肿瘤整形手术经过多年的发展，已被认为在肿瘤学上是安全的，在美学上更有优势[6]。外科医生现在处于一个被患者期望很高的时代，许多患者希望在手术后改善他们的外观。这就是为什么当涉及乳房肿瘤整形手术时，一名训练有素的整形外科医生的作用是如此重要。研究证实，整形外科医生有能力根据病例的复杂性和手术技术的优化来塑造理想的乳房。在美国整形外科医师协会和美国乳腺外科医师协会最近的一项会员调查中，70%的乳腺外科医生认为，乳房肿块切除术后的部分乳房重建影响了他们的大部分的手术；而50%的整形外科医生认为，由于缺乏乳房切除的技术，他们进行肿瘤整形手术的能力受限。两个学会均认为采用团队方法进行复杂的部分乳房再造是最佳的。团队方法的好处包括能够获得更宽的切缘和更好的美学效果。

根据这项调查，重要的是整形外科医生要有兴趣在乳房肿瘤整形手术上，同时也要使乳腺外科医生意识到他们的兴趣和合作的愿望。许多乳腺外科医生对他们的整形外科同事感到失望，因为他们经常没空或忙于做其他手术。协调两者的时间有时可能是一个挑战，但整形外科医生应该尽一切努力促进与乳腺外科医生的良好关系，并为这些手术安排时间。如果不这样做，将导致转诊减少，并逐渐影响他们在乳房重建中保持积极性的能力。整形外科医生已经推进了乳房重建的技术，几十年来一直在进行高水平的美容和乳房重建手术。在乳腺癌患者的肿瘤整形治疗中，整形外科专业如果缺席，将是莫大的遗憾。

血管解剖结构

在考虑肿瘤整形手术时，彻底了解乳房的血管解剖是至关重要的[8]。乳房的主要血液供应来自胸廓内和侧胸壁血管系统的穿支。这些穿支将穿过乳房，在乳晕周围形成吻合丛，并提供血管供应乳头-乳晕复合体（NAC）。重要的是要认识到，到乳腺腺体和皮肤的血管是不同的。另一个主要的血液供应来源是肋间穿支。研究表明，肋间系统的第二、第三和第四穿支在乳房水平韧带内走向乳头[9]。乳房的其余血管供应来自胸肩峰动脉和胸浅动脉。这方面的知识对于设计皮瓣，以及对皮肤和NAC能维持良好的灌注是非常重要的。

患者选择

当乳腺癌患者被转诊接受重建选择时，通常情况下，乳腺外科医生会与患者一起评估肿瘤治疗情况，并提到一些重建选择。在初步咨询期间，要进行全面的病史和体格检查。完成合并症的评估，重点是心脏病、肺部疾病、吸烟史和糖尿病。控制不佳的糖尿病和吸烟是肿瘤整形手术后伤口愈合不良的危险因素。心脏和肺部疾病的评估也很重要，因为这些手术通常是在全身麻醉下进行的，良好的健康状况将保证手术的安全。

了解患者的期望是所有乳房手术的关键组成部分，特别是乳房肿瘤整形手术。重要的是要了解患者在诊断乳腺癌之前对乳房的感觉以及她想要改善的方面。这可能与乳房体积、形状、对称性、轮廓、乳头位置或NAC直径有关。重要的是要知道，乳房肿瘤整形手术更常用于乳房肥大的女性；当然乳房体积正常或较小的女性也可以进行乳房肿瘤整形手术。评价保乳、肿瘤整形缩乳成形术和肿瘤整形皮瓣重建术后并发症、复发和患者满意度的研究表明，与单纯保乳相比，肿瘤整形手术的满意度更高，复发和并发症更少[10]。

技术考量

在考虑肿瘤整形手术的选择时，重要的是要认识到有两种基本策略，即容积替代和容积移位[11, 12]，通常是独立进行的，但也可以一起进行。容积移位技术包括缩乳成形术、乳房固定术和邻近组织重排。容积替代技术包括使用远端皮瓣，如胸背动脉穿支或背阔肌皮瓣，以及在特定病例中使用植入物。容积移位技术是肿瘤整形重建的最常见形式，常选择缩乳成形术。这些手术可以在部分乳房切除术后立即进行，也可以在确认明确的病理切缘后分期进行。

乳房肿瘤整形手术的最佳适应人群是乳房肥大的患者，因为乳腺癌和邻近的乳腺组织可以被切除并易于重建，而不会导致复杂的畸形。这些患者通常采用相邻组织重排技术进行乳房再造，包括缩乳成形术、乳房固定术或乳腺组织的移位成形。进行这些手术需要对乳房的血管解剖结构有透彻的了解。

组织瓣缩乳成形术

在乳房肥大的女性中，缩乳成形术联合组织皮瓣填充部分乳房切除术导致的乳房缺损是肿瘤整形重建的最常见的改良术式[13]。重要的是要认识到肿瘤整形缩乳成形术与标准缩乳成形术有很大的不同。在标准缩乳成形术中，通常以对称和平衡的方法切除皮肤和乳腺组织，并将 NAC 在血管蒂上转移。在肿瘤整形缩乳术中，会产生部分乳房切除术缺损，需要用组织瓣填充，该组织瓣有时与用于置换 NAC 的组织瓣不同。许多患者会选择将肿瘤整形手术与对侧缩乳术结合起来。在这些情况下，通常会对患侧乳房和健侧乳房进行完全不同的手术，目标是实现最终双侧乳房的体积和轮廓对称。

游离填充组织皮瓣可能具有挑战性，需要了解解剖结构和组织灌注。特别重要的是要认识到，乳腺组织和皮肤的血管分布是明显不同的，可能有多种变化。缺损的位置和大小将决定组织皮瓣的位置和大小。组织瓣的方向通常取决于缺损的位置。一般来说，组织皮瓣的方向与缺损处相反，因此上极乳房的缺损通常用内侧皮瓣重建。从胸壁分离组织皮瓣的远端部分，使其充分旋转并在无张力的情况下填充缺损，有利于患者的活动。重要的是要不断评估组织皮瓣的灌注情况，以保持其血供，因此，尽量减少组织皮瓣的游离程度是至关重要的。灌注情况可以通过记录远端边缘的动脉和静脉出血进行临床评估，如果有疑问，可以使用荧光血管造影术。

一旦皮瓣充分游离，将其填充到乳房缺损部位，并缝合到位。胸壁缺损的周边用手术夹或钛夹标记，以便于放疗科医生识别瘤床。一旦完成，下一步是决定需要切除多少额外的乳房皮肤和软组织，以创建一个自然的乳房轮廓。这将取决于所使用的皮肤情况。建议保持癌侧比对侧大10%，因为随着时间的推移，乳房会发生放疗相关的收缩。在这些病例中，由于皮瓣松动，通常放置封闭式负压引流管，以保持间隙负压，促进皮瓣黏附。图 6.1~图 6.5 显示了为了对称而进行右侧肿瘤整形缩乳成形术和直接对侧缩乳成形术的患者。

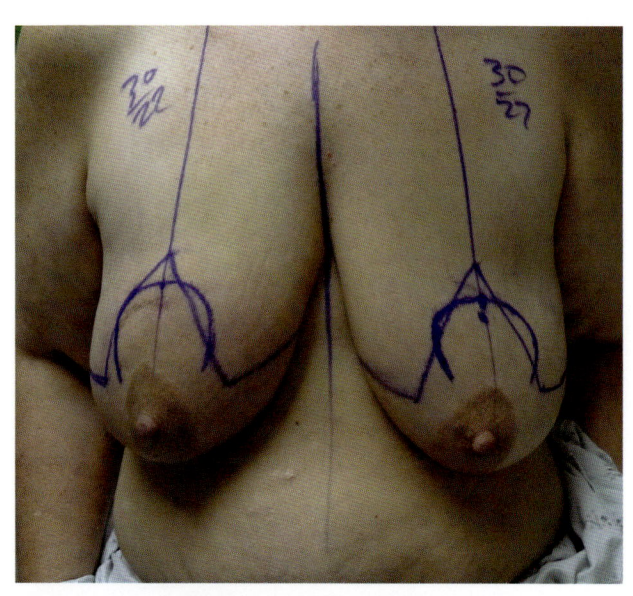

图 6.1　一位右侧乳腺癌患者的术前标记，计划行右侧乳房肿瘤整形术及左侧缩乳成形术以求对称性

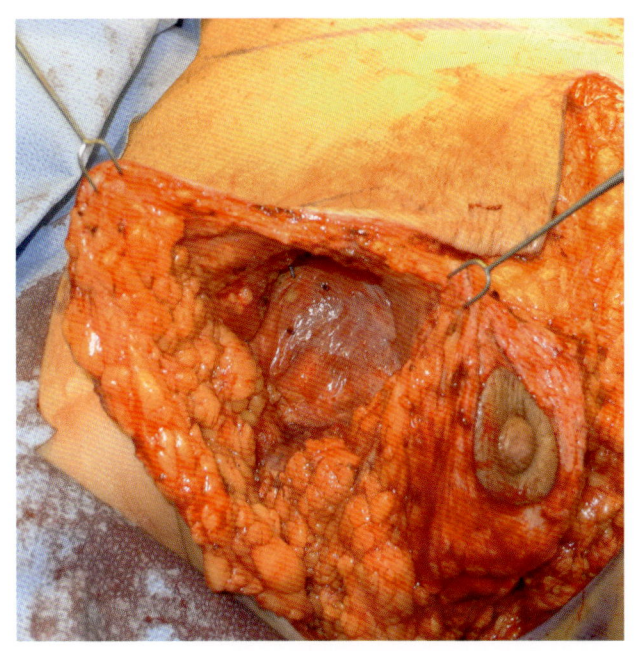

图 6.2 术中图示上极全层实质缺损延伸至胸大肌。沿着缺损周边可见植入的标记夹

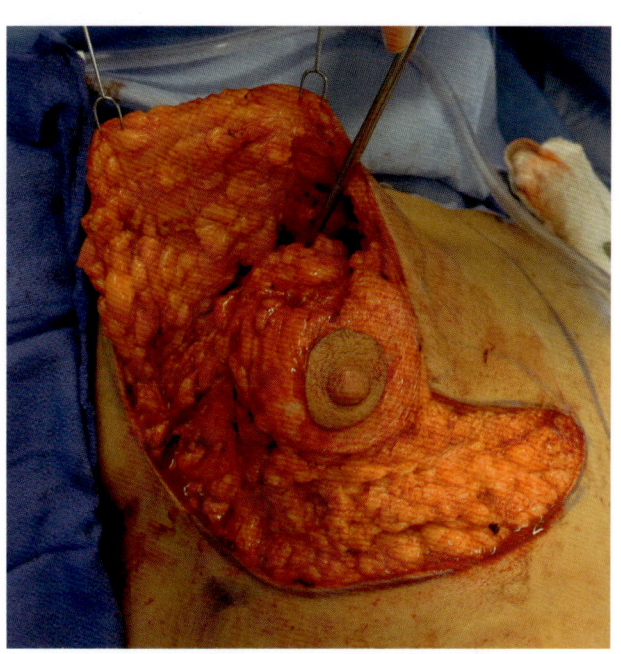

图 6.4 将蒂旋转至上极缺损处并缝合

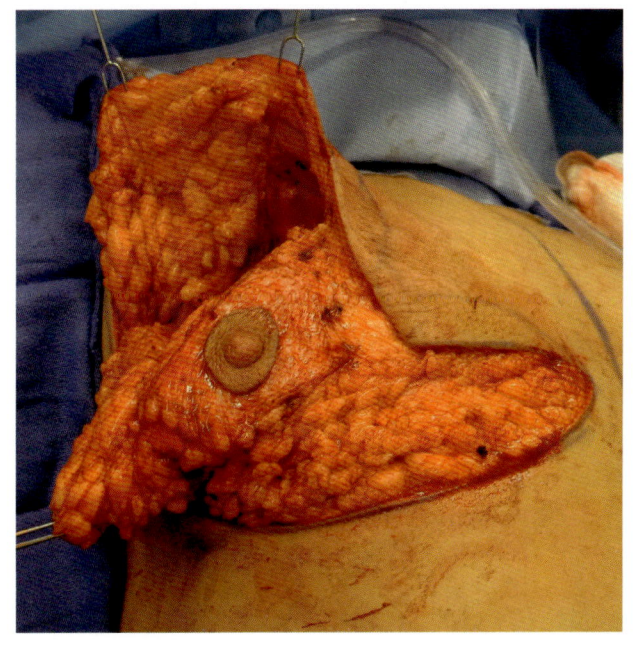

图 6.3 制备了一个向外侧延伸的内侧蒂

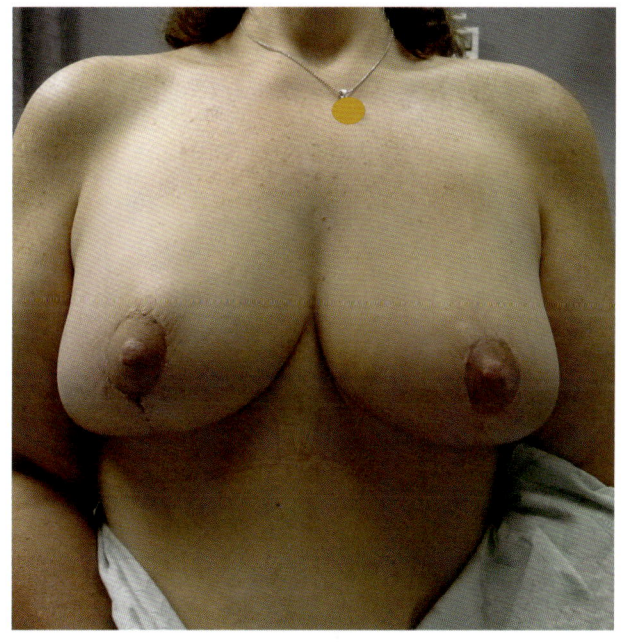

图 6.5 图示术后早期体积和轮廓对称性良好

乳房体积过小的乳腺癌患者的成形术

对于乳房体积小的患者，适当的评估和咨询是必要的。这些患者被告知全部和部分乳房切除术的风险和益处。对于全乳房切除术，采用标准的重建技术，包括假体植入或自体皮瓣。然而，在需要乳房肿瘤切除术或部分乳房切除术的患者中，没有重建的患者可能存在轮廓异常、乳房不对称等问题。由于这些患者不适合缩乳术，因此必须考虑替代的方式，以确保实现可接受的轮廓和乳房对称性的可

能性。对于同侧乳房，这些方法包括乳房固定术、组织重排和放置小型植入物或远端皮瓣。也可以考虑对侧乳房手术，包括乳房固定术、轻微缩乳术或某些情况下的隆乳术。

自体皮瓣

对于乳房体积较小、希望保留乳房但不适合采用缩小术的女性，使用区域性皮瓣，如背阔肌肌皮瓣、背阔肌筋膜皮瓣或胸背动脉穿支皮瓣[14-16]。考虑这些手术是基于避免乳房切除术和用类似组织重建部分乳房切除术缺损的情况，乳房轮廓与手术前外观几乎相同。重建的首选供体部位是后外侧胸壁，因为其提供的组织量接近缺损的组织，适合于部分乳房切除术重建。虽然腹部供体可以使用，但因为有更多的组织可用，通常用于全乳房重建。

当考虑皮瓣的设计或位置时，重要的是要准确地知道部分乳房切除术缺损的位置。这些后外侧皮瓣非常适合外侧、下方和中央乳房缺损，但由于旋转角度的限制，不太适合内侧乳房缺损。这些皮瓣都可以在蒂上转移，通常不需要利用手术显微镜进行游离组织转移。由于这些缺损需要皮肤和软组织的填充，因此设计皮瓣的皮区需要很容易地旋转到残腔位置，并且皮瓣的皮肤与修复出的皮肤也要相匹配。这些操作的技术细节将在随后的章节中阐述。图6.6~图6.10显示了在部分乳房切除术后用背阔肌肌皮瓣重建的部分乳房畸形的患者。

双平面肿瘤整形术

双平面技术是局部乳房肿瘤手术的另一种替代方法，这些女性的乳房较小，无法进行肿瘤整形缩乳成形术，并且患者希望保留乳房[17-19]。简单地说，该技术同时涉及容积移位和容积替代，包括胸肌前组织重排以重建足够的乳房轮廓，以及胸肌下放置小型乳房植入物以重建乳房体积。在这些病例中，建议乳腺外科医生和整形外科医生一起手术，因为技术方面更加复杂，需要彻底了解乳房血管分布以及与组织皮瓣相关的原理和概念。该技术要求乳房实质和皮肤包膜之间的中

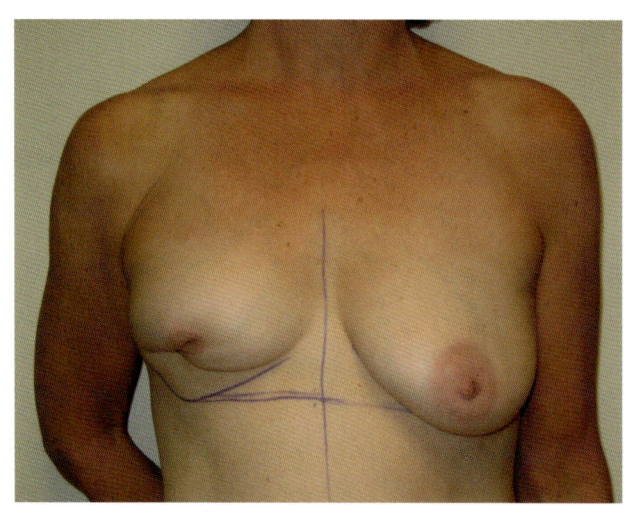

图6.6 图示术前右侧乳房肿瘤切除后右乳外下象限缺损

度分离，以及乳房实质和胸大肌之间的轻度至中度分离。在这些情况下，组织灌注的评估至关重要，因为如果操作不正确，组织灌注可能会受到影响。在一些患者中，可以在胸大肌下放置一个小型植入物来恢复体积。

术前评估包括确定乳房下垂的程度以及是否需要进行容积移位。如果没有乳房下垂，乳头位置不需要改变；但是，如果存在乳房下垂，NAC可以根据需要升高，并且可以切除少量乳晕下皮肤。如果肿瘤很小，预期切除体积小于乳房周长的25%，则考虑此手术。然而，如果切除体积超过此范围或存在多灶性肿瘤，则由于血管方面的考虑，该技术可能不理想或不适用。另外还需要考虑到后续的放射治疗问题，因为随着放疗后时间的推移，可能会导致乳房变形和包膜挛缩。

建议采用环乳晕垂直切口，因为这将有助于暴露乳房实质、切除的部分、组织重排和放置小型植入物。在这些患者中，切除组织的重量一般较小，通常为40~100 g。组织重排通常涉及移动组织缺损的内侧和外侧，然后缝合闭合。如果使用植入物，通常是选取的植入物容量为80~120 mL。可以考虑使用脱细胞真皮基质。有些患者可能希望使用对侧植入物或乳房固定术来实现对称。图6.11~图6.15显示了一名患者，该患者接受了双平面肿瘤整形重建的部分乳房切除术和对侧隆乳术以实现对称性。

第 6 章　整形外科医生的乳房肿瘤整形手术方法

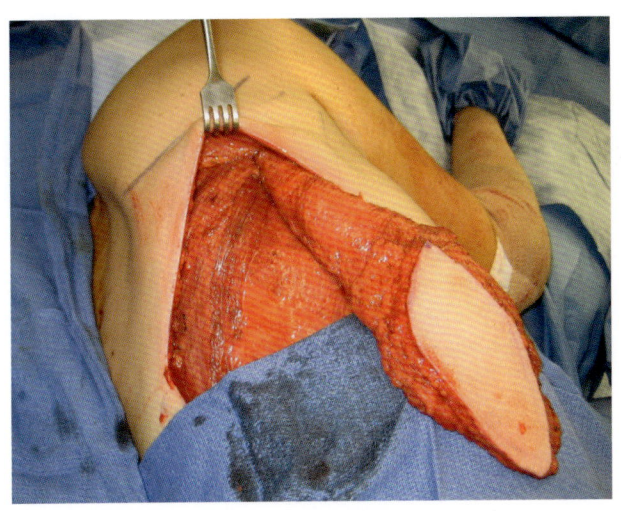

图 6.7　用于重建的背阔肌肌皮瓣

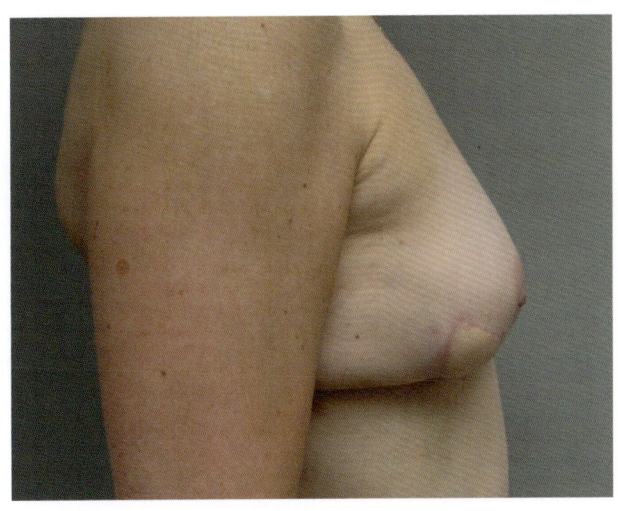

图 6.10　术后侧位片显示自然的乳房形态

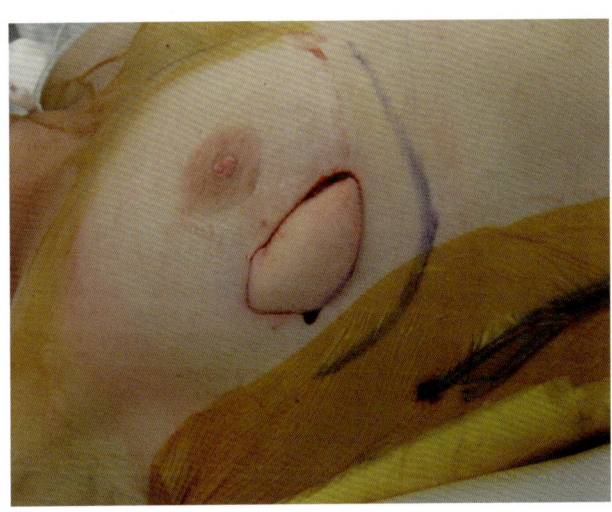

图 6.8　背阔肌肌皮瓣通过隧道植入缺损处。肌皮瓣的皮肤区域部分去表皮以适应皮肤缺损

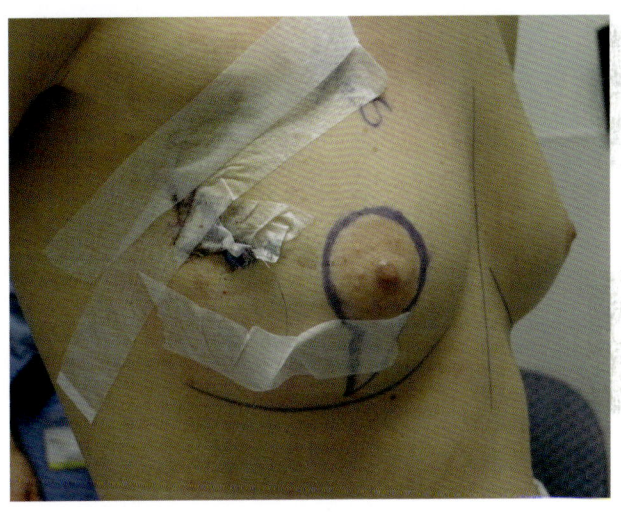

图 6.11　图示一位外上象限肿瘤患者术前摄片，计划行双平面肿瘤整形重建

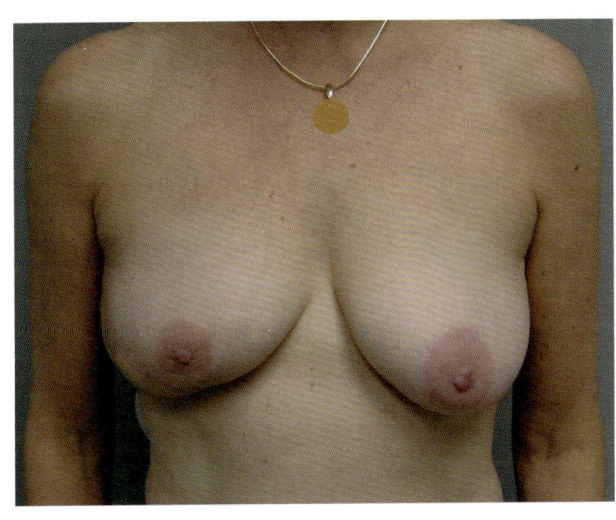

图 6.9　术后正位片显示容积和轮廓恢复

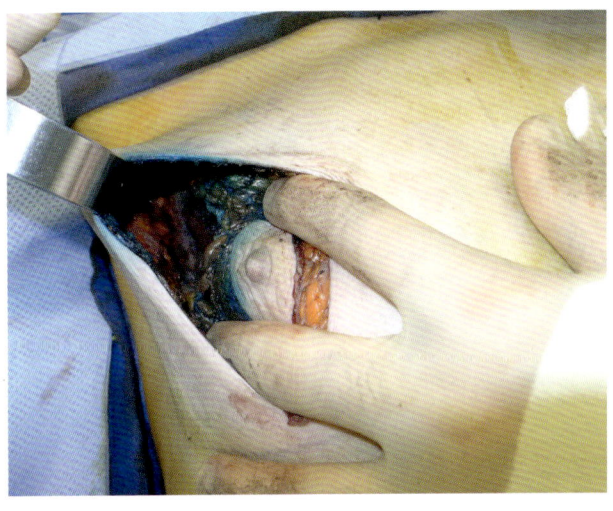

图 6.12　外上象限缺损延伸至胸大肌

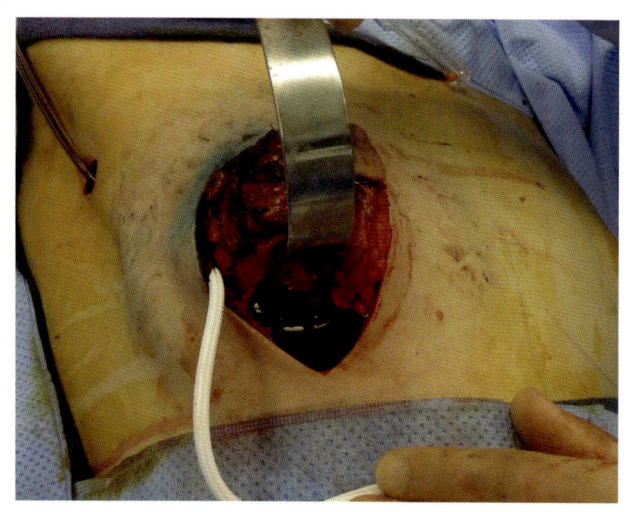

图6.13 图示术中胸大肌上方的乳腺实质旋转,在胸大肌下方放置一个小型硅胶植入物

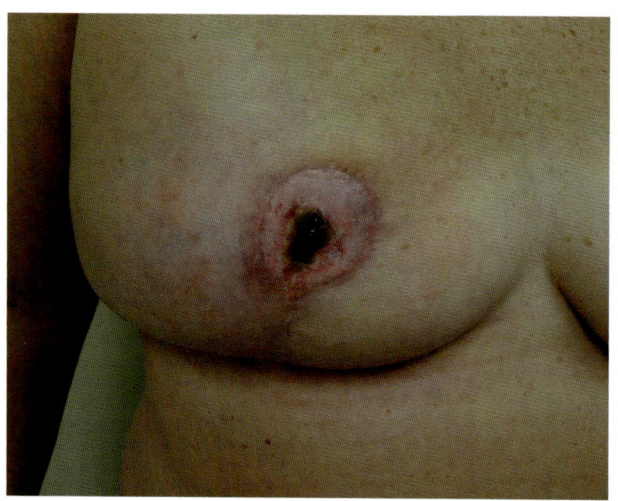

图6.15 肿瘤整形缩乳术后出现的并发症:乳头-乳晕区域表皮坏死

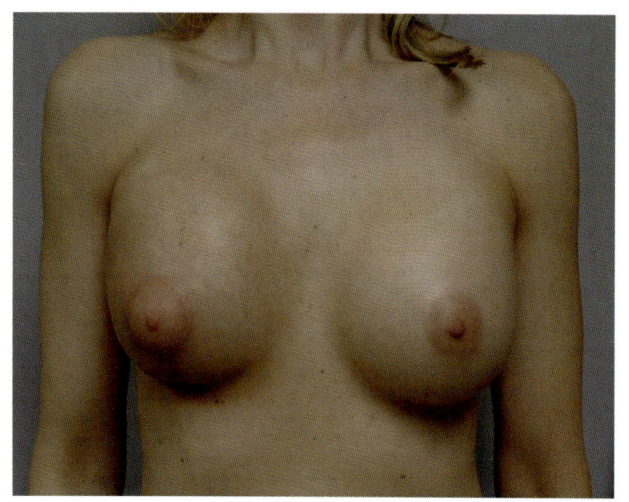

图6.14 图示放疗后对称性良好。出于对称性考虑在左乳下方放置了一个小型植入物

即刻与延迟肿瘤整形手术

关于即刻与分期即刻(延迟)肿瘤整形术的决定通常基于部分乳房切除术时进行的切缘评估[20, 21]。在大多数情况下,即刻肿瘤缩乳成形术与肿块切除术联合进行,因为它将使乳房缺损的心理影响最小化。这种方法增加了肿瘤切缘阳性的风险,这可能会直接影响这种术式的疗效,并可能最终导致需行全乳房切除术。因此,在一些切缘状态不确定的患者中,决定直接关闭缺损而不进行肿瘤整形术可能是有意义的。在分期即刻重建中,肿瘤整形术是在病理证实阴性切缘后和放射治疗前进行的。这通常在初始手术后1~2周进行,并且提高了保乳率,并且避免了不必要的乳房切除。

并发症的处理

整形外科医生是肿瘤整形手术后并发症管理的最佳人选。并发症包括但不限于感染、血清肿、延迟愈合、包膜挛缩、皮肤坏死、乳头-乳晕坏死、脂肪坏死、不对称、感觉改变和乳房变形[22]。在放射治疗前处理并发症要简单得多。放疗本身可导致不良事件,如脂肪萎缩、乳房萎缩和软组织纤维化。

简要阐述一下不良事件的管理。感染通常用抗生素治疗;然而,有时可能需要手术引流或清创。血清肿通常通过观察来处理,然而,也可能需要连续抽吸或手术清除。皮肤和乳头坏死可以进行局部伤口护理的保守治疗;然而,如果在放射治疗前发生,则可能需要清创和缝合。如果脂肪坏死范围小,则可以观察;如果有其他合并问题,则需要切除。活检可用于排除复发或恶性肿瘤。脂肪坏死的长期后遗症是液化性坏死。皮肤或乳头的感觉变化通常是短暂的,但在10%的患者中可能是永久性的。

参考文献

1. Challoner T, Skillman J, Wallis K, Vourvachis M, Whisker L, Hardwicke J. Oncoplastic techniques: attitudes and changing practice amongst breast and plastic surgeons in Great Britain. *Breast.* 2017;34: 58–64.
2. Nahabedian MY. Plastic surgery: technique or discipline? *Plast Reconstr Surg.* 2006;118: 1653–1655.
3. Maxwell J, Arnaout A, Hanrahan R, Blackstone M. Training oncoplastic surgeons: the Canadian fellowship experience. 24(5):394–402.
4. Honart JF, Reguesse AS, Struk S, et al. Indications and controversies in partial mastectomy defect reconstruction. *Clin Plast Surg.* 2018;45(1):33–45.
5. Losken AB, Nahabedian MY. Oncoplastic breast surgery: past, present, and future directions in the United States. *Plast Reconstr Surg.* 2009;124:969–972.
6. Van Paridon MW, Kamali P, Paul MA, et al. Oncoplastic breast surgery: achieving oncological and aesthetic outcomes. *J Surg Oncol.* 2017;116(2):195–202.
7. Losken A, Kapadia S, Egro FM, Baecher KM, Styblo TM, Carlson GW. Current opinion on the oncoplastic approach in the USA. *Breast J.* 2016;22(4):437–441.
8. Van Deventer PV, Graewe FR. The blood supply of the breast revisited. *Plast Reconstr Surg.* 2016;137:1388.
9. Wuringer E, Tschabitscher M. New aspects of the topographical anatomy of the mammary gland regarding its neurovascular supply along a regular ligamentous suspension. *Eur J Morphol.* 2002;40:181–189.
10. Losken A, Dugal CS, Styblo TM, Carlson GW. A meta-analysis comparing breast conservation therapy alone to the oncoplastic technique. *Ann Plast Surg.* 2014;72:145–149.
11. Kronowitz SJ, Kuerer HM, Buchholz TA, Valera V, Hunt KK. A management algorithm and practical oncoplastic surgical techniques for repairing partial mastectomy defects. *Plast Reconstr Surg.* 2008; 122(6):1631–1647.
12. Munhoz AM, Montag E, Gemperli R. Oncoplastic breast surgery: indications, techniques and perspectives. *Gland Surg.* 2013;2(3):143–157.
13. Losken A, Hart AM, Chatterjee A. Updated evidence on the oncoplastic approach to breast conservation therapy. *Plast Reconstr Surg.* 2017;140:14S–22S (5S Advances in Breast Reconstruction).
14. Hamdi M, Van Landuyt K, Hijawi JB, Roche N, Blondeel P, Monstrey S. Surgical technique in pedicled thoracodorsal artery perforator flaps: a clinical experience with 99 patients. *Plast Reconstr Surg.* 2008;121: 1632.
15. Munhoz AM, Montag E, Arruda EG, et al. The role of the lateral thoracodorsal fasciocutaneous flap in immediate conservative breast surgery reconstruction. *Plast Reconstr Surg.* 2006;117:1699.
16. Smith ML, Molina BJ, Dayan E, et al. Defining the role of free flaps in partial breast reconstruction. *J Reconstr Microsurg.* 2018;34(3):185–192.
17. Nahabedian MY, Patel K, Kaminsky AJ, Cocilovo C, Miraliakbari R. Biplanar oncoplastic surgery: a novel approach to breast conservation for small/medium sized breasts. *Plast Reconstr Surg.* 2013; 132:1081–1084.
18. Miraliakbari R, Kaminsky AJ, Patel KM, Cocilovo C, Nahabedian MY. The biplanar oncoplastic technique: a 2-year review. *Gland Surg.* 2015;4(3):257–262.
19. Barnea Y, Friedman O, Arad E, et al. An oncoplastic breast augmentation technique for immediate partial breast reconstruction following breast conservation. *Plast Reconstr Surg.* 2017;139:348e.
20. Patel KM, Hannan C, Gatti M, Nahabedian MY. A head to head comparison of quality of life and aesthetic outcomes following immediate, staged-immediate, and delayed oncoplastic reduction mammaplasty. *Plast Reconstr Surg.* 2011;127(6):2167–2175.
21. Egro FM, Pinell-White X, Hart AM, Losken A. The use of reduction mammaplasty with breast conservation therapy: an analysis of timing and outcomes. *Plast Reconstr Surg.* 2015;135:963e.
22. Mattingly AE, Ma Z, Smith PD, et al. Early postoperative complications after oncoplastic reduction. *South Med J.* 2017;110(10):660–666.

乳房肿瘤整形外科学
Oncoplastic Surgery of the Breast
Second Edition

第 2 篇

乳房肿瘤整形外科学：手术技术
Oncoplastic Breast Surgery–Surgical Techniques

第 7 章　容积移位技术和容积替代技术 / 044
第 8 章　保乳整形手术中的缩乳成形技术 / 053
第 9 章　乳房固定技术 / 060
第 10 章　肿瘤整形乳房重建的局部皮瓣技术 / 069
第 11 章　游离皮瓣技术 / 082
第 12 章　双平面隆胸技术在肿瘤整形术中的应用 / 094
第 13 章　三维可吸收线圈乳房重建 / 100
第 14 章　脂肪填充和肿瘤整形 / 106
第 15 章　极致肿瘤整形 / 122
第 16 章　不同位置肿瘤的肿瘤整形方法 / 131

第 7 章 容积移位技术和容积替代技术

ALEX N. MESBAHI AND LOUISA YEMC

译者：姜静

简介

保乳手术，或局部乳房切除术，作为乳腺癌根治性手术方式之一，越来越受到乳腺癌患者的青睐。为了得到更理想的保乳后的美观效果，需要制订合适的肿瘤整形重建方案[1, 2]。随着接受新辅助化疗患者的增加及乳房 X 线检查的增加，早期乳腺癌被更多地检出，患者乳房重建意识在逐渐增强，保乳整形的需求也越来越大[3-5]。同时，局部放射治疗和术中放射治疗技术的进步也促进了保乳整形手术的推广，其带来了有效的局部控制、较少的组织损失，以及长期的软组织后遗症[6, 7]。

保乳手术造成的缺陷多是因为术中直接闭合了创面，然而其美学效果往往是不可预料的[8]。术后辅助放疗可能会导致乳房畸形，进一步的瘢痕和纤维化会加重畸形修复的难度。保乳术后的乳房畸形包括不对称、皮肤凹陷、轮廓不规则和乳头回缩等。Werner Audretsch 医生考虑到了这些术后外形问题，他在 20 世纪 90 年代末向美国整形外科医生提供了德国在放疗前修复乳房肿瘤切除术缺陷的经验[9]。这在当时被认为是一个革命性的概念。虽然说保乳和乳房全切术的长期生存率相当，但在历史上美国的保乳术后肿瘤整形重建技术发展缓慢[10]。随着时间的推移，手术技术不断进步，但保乳重建的首要考虑因素始终是"肿瘤-乳房体积比"。小乳房、大肿瘤由于切除后乳房实质残留很少，是保乳重建的巨大挑战。相反，大乳房、小或中等体积的肿瘤可以尝试许多重建方法。这些原则为本章将要讨论的容积移位技术和容积替代技术奠定了基础。

体积损失可能是保乳中最重要的变量。通过肿瘤整形重建，可以纠正体积损失导致的局部缺陷。小到中等程度的体积损失适合用容积移位技术，包括乳腺实质的重塑和折叠、局部组织重排、乳房悬吊或缩乳等操作（表 7.1）。更大的乳房体积损失需要容积替代技术，如邻近或远处的组织替换、脂肪移植，甚至是假体植入[11]。保乳术的潜在优势包括保留乳腺组织和乳房感觉，减少手术侵袭性，缩短术后恢复时间。但是当预期的体积损失超过 50%，并且重建计划需要使用远端组织转移时，建议放弃保乳，选择乳房切除术。

表 7.1 保乳整形的重建技术

容积移位技术	容积替代技术
• 一期缝合	• 邻近组织替换
• 乳腺实质折叠	• 局部筋膜组织瓣
• 乳房皮瓣推进	• 局部穿支皮瓣
• 双环技术	• 带蒂的背阔肌皮瓣
• 小体积脂肪注射	• 带蒂的腹直肌皮瓣
• 悬吊技术	• 游离皮瓣
• 缩乳技术	• 大体积脂肪转移
	• 假体植入

修复时机

肿瘤整形重建的时机可以是进行肿瘤切除术或乳房部分切除术时（即刻），可以是肿瘤切除后但放疗前（分期即刻），也可以是放疗后未指定的时间（延迟）。若条件允许，肿瘤整形团队应首选即刻重建。即刻重建需要肿瘤外科医生、整形外科医生和肿瘤放射医生进行充分的沟通以制订适宜的计划。许多研究表明，即刻重建的成功率高于延迟重建[12-14]。更重要的是，即刻重建并不会影响术后肿瘤复查，统计显示术后局部复发率仅有5%[15, 16]。然而，即刻重建也有潜在的局限性，包括伤口愈合延迟、肿瘤切缘阳性、手术时间较长和外观效果欠佳。所有这些因素都可能导致放疗延迟。

对于大的、多中心的或多灶性的肿瘤，因其切缘阳性可能性较大，建议选择分期即刻重建。一旦确认切缘阳性，可以在放疗前再次手术切除阳性切缘（图7.1）。

一旦在放疗后出现瘢痕和纤维化，对乳腺实质的操作就会受到限制。因此延迟重建也更容易出现瘢痕挛缩、伤口破裂、蜂窝织炎和血清肿[17]。延迟重建即使做得再好，其美观效果也不如即刻重建（图7.2和图7.3）。

双侧对称性手术的时机取决于重建外科医生，目前还没有明确的标准。笔者的做法是推迟到患侧乳房放疗完成。延迟行对称性手术有助于提高术后乳房对称度，减少手术时间，并避免由于健侧乳房刀口愈合问题而推迟放疗的可能性。延迟手术的缺陷是需要进行第二次手术。放射治疗对乳房的潜在影响包括淋巴引流受损导致慢性水肿，从而使患侧

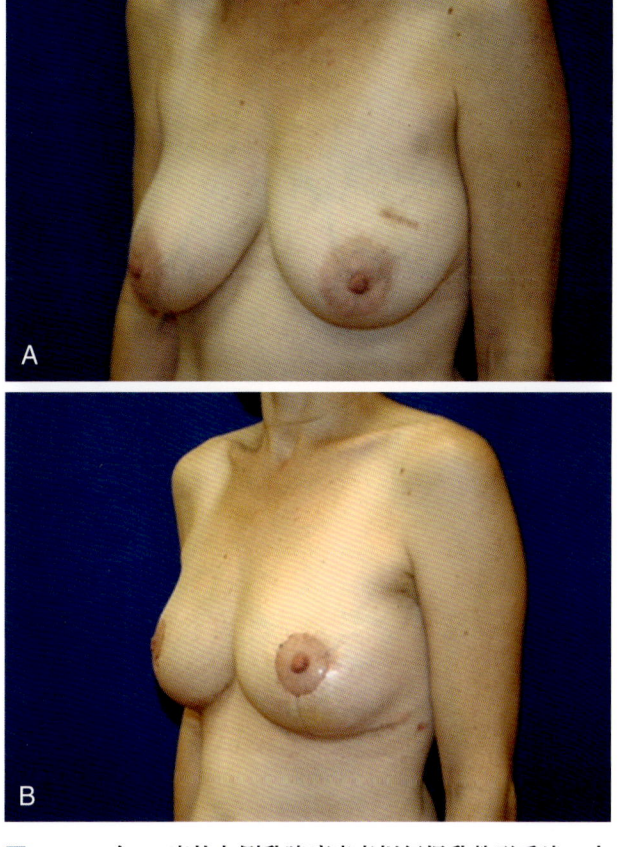

图7.1 一名42岁的左侧乳腺癌患者拟行保乳整形重建。由于担心阳性切缘，进行了分期即刻重建。A. 肿块切除术切口在外上象限。B. 在放射治疗前容积移位技术与缩乳术同时进行以达到双侧对称。通过Wise切口切除肿瘤切除术瘢痕

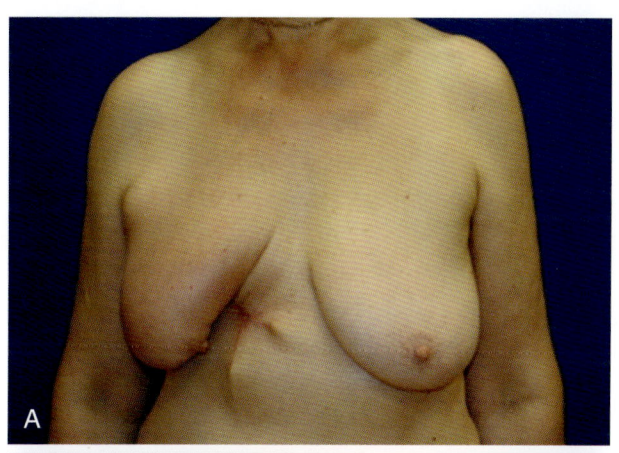

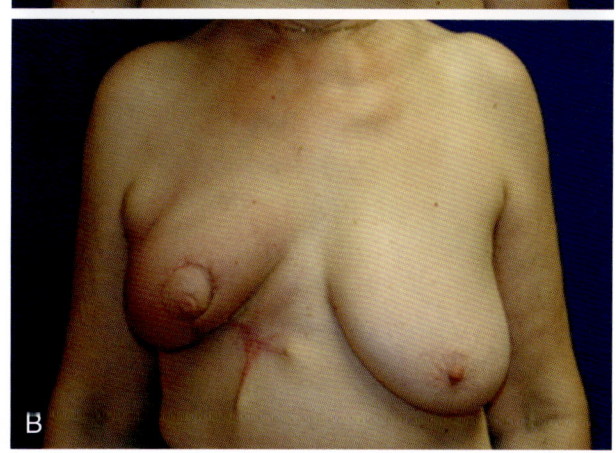

图7.2 一名47岁的右侧乳腺癌患者拟行延迟重建。患者未经即刻重建。A. 图示患者为保乳术和保乳放疗后，重建前。B. 图示容积替代技术延迟重建的术后效果

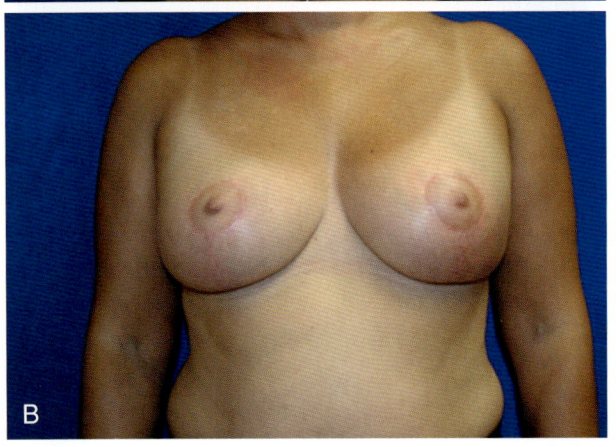

图 7.3 一名 42 岁的右侧乳腺癌患者进行了即刻肿瘤整形重建。A. 图示术前下垂的大乳房。B. 图示缩乳法即刻保乳整形 12 个月后，放疗后 3 个月进行对侧缩乳手术以达到双乳对称

考虑到患者的情绪状态和生活质量。例如，对于严重巨乳症患者，更适合同时提供对侧缩乳手术，但需解释术后由于放射改变引起不对称的可能性。有术者提出在即刻对称性手术时，患侧需放疗的乳房需比健侧大 10% 左右，以允许放射纤维化矫正[22]。否则，对称性手术建议在放疗完成后 2~3 个月进行。

乳房局部缺陷的分类

保乳术后的局部缺陷从小到大不等。不同的重建需求引申出众多分类系统和修复方法[19-22]。不同的分类系统在对初始乳房体积、预期缺陷的范围和位置以及剩余可用的乳腺组织的评估方面有共同之处（表 7.2）。除了缺陷的程度外，分类系统还应该反映切除皮肤的量，以及缺陷与乳头-乳晕复合体的关系。

保乳整形重建技术

保乳整形重建有两个基本概念，即容积移位和容积替代。使用哪种技术更合适通常是由多种因素决定的，包括乳房大小、肿瘤大小、缺损大小、肿瘤位置和患者期望[22, 23]。中等至大尺寸乳房是保乳整形手术的理想尺寸，因为切除后通常仍有足够的乳腺组织，可以进行重塑或容积移位操作。当肿瘤位于乳房悬吊术或缩乳术的标准倒 T 形标记区时，

乳房体积增大，或放射诱导的脂肪坏死萎缩导致乳房体积缩小[18]。预留足够时间来观察这些潜在的变化，以便能确保术后准确的对称性。我们还必须

表 7.2 部分乳房切除术缺陷的潜在结果的分类及治疗选择

	乳房体积与缺损情况	潜在的结果	治疗选择
1 型（有利）	小的周围区的缺陷，大的或小的乳房	乳房的形状保持了可接受的对称性	直接缝合，乳房组织推进皮瓣
2 型（不利）	中到大缺陷 中央区缺陷	尺寸和形状缺陷，有明显的变形和不对称	—
2a 型	小乳房，有或没有下垂	—	容积替代技术
2b 型	中等到较大的乳房，有或没有下垂	非标准 Wise 型象限切除术缺损 任何肿瘤切除术缺陷 标准 Wise 型象限切除术缺陷	容积替代技术 容积移位技术
3 型（不利）	广泛的乳腺组织切除，几乎没有实质保留 大乳房或小乳房	大缺陷	皮下乳房腺体切除术联合重建

注：引自 Losken A, Hamdi M. Partial breast reconstruction: current perspectives. *Plast Reconstr Surg* 2009;124 (3):722–736。

通常可以切除较大体积的乳腺实质。对于较小的乳房或没有下垂的乳房，通常需要额外的组织来维持术前乳房的大小或形状，从而需要使用容积替代技术。小乳房进行大的象限切除后可能需要转移皮瓣以保持乳房形状。在这种情况下，可以考虑皮下腺体切除联合植入物或自体组织乳房重建。这样可以免去术后放疗，并降低术后复查的频率和强度。在考虑重建技术的选择时，需要多方面考量，包括健康风险因素（吸烟、糖尿病等）、肿瘤生物学，以及肿瘤外科和重建外科医生使用各种技术的习惯。

容积移位技术

小到中等大小缺损的修复是通过推进、旋转或将剩余的乳腺实质转位到缺损中来完成的。本质上，缺损附近的组织是通过乳房皮瓣推进技术来移动的[24]。在胸肌上剥离全层实质皮瓣，并向前推进以减少死腔。这种情况下通常不需要引流，也不需要对侧乳房对称手术。局部组织重排以重塑乳房也可以尽量减少额外的皮肤切口。操作上，首先解剖乳房皮肤和乳腺实质之间的皮下平面。然后将剩余的实质折叠在一起，重建乳房的轮廓。由于体积可能会减少，可能需要处理多余的皮肤以获得最佳的外形。这通常是通过乳头-乳晕复合体周围多余皮肤的去表皮并保持无张力缝合来完成的。这种技术适合无下垂的小乳房，尤其是肿瘤在乳头-乳晕区的情况。如果不需要切除乳房皮肤，一个环乳晕切口可以满足大多数肿瘤的保乳切除需求[18]。

最常用的可重复的容积替代手术是乳房悬吊术和缩乳术。理想的患者乳房大且下垂，肿瘤保乳切除后可留下足够的乳腺组织。缺损应位于预期的切除标本或倒 T 形范围内。这些技术的应用便于保乳术中较好地暴露肿瘤并充分地切除，降低局部复发，达到美学效果和肿瘤治疗的双赢。众所周知，虽然保乳手术和单纯乳房切除术之间没有显著的生存率差异，但局部复发率略高[25, 26]。然而，也有一些数据表明，采用容积移位技术，与单纯的乳房切除术相比，局部复发率可能并无显著差异[27]。这可能是由于在全乳照射前切除了更多的乳腺组织。

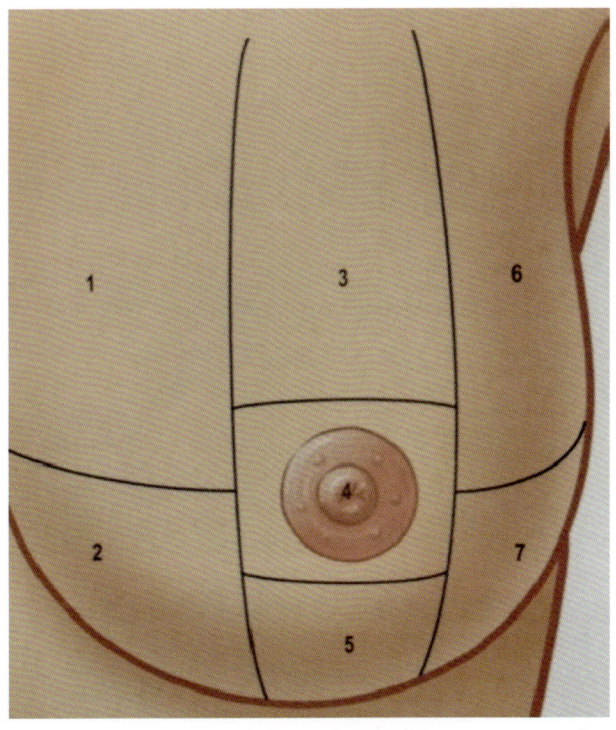

图 7.4 乳房的 Kronowitz 区是基于肿瘤位置设计的，该设计有助于确定皮肤腺体瓣修复部分乳房切除术缺损的合适的方式

设计皮肤腺体瓣最重要的考虑因素是肿瘤的位置。乳房的周围血液供应允许各种或多或少与肿瘤位置相反的带血管蒂设计[17, 28]。Kronowitz 描述了这些区域的分布，给出了皮肤腺体瓣修复保乳术后局部缺损的最佳设计（图 7.4）。

例如，位于 3 区上方的肿瘤便于倒 T 形皮肤切除。如果腺体切除广泛，可以额外保留内侧、外侧或两侧的楔形组织以维持剩余乳腺组织的灌注和外形。患者的情况见图 7.5，患者左侧乳腺癌的位置在 1 点钟方位左右，接受部分乳房切除术后在上极产生了 225 g 缺损，可以用下蒂重建修复。

当肿瘤位于下方时，笔者更喜欢内上蒂（图 7.6）。此方法允许广泛切除整个下极，并减少了切缘阳性的可能。此外，由于皮肤腺体瓣向上悬挂，与下蒂相比，重建乳房远期出现腺体下移的可能性更小[29, 30]。由于上蒂的血供来自胸廓内动脉穿支，血流充沛，所以必要时可以安全地扩切以确保干净的边缘。外侧皮瓣也建议保留得厚点，可以补偿保乳切除后的各类体积损失。

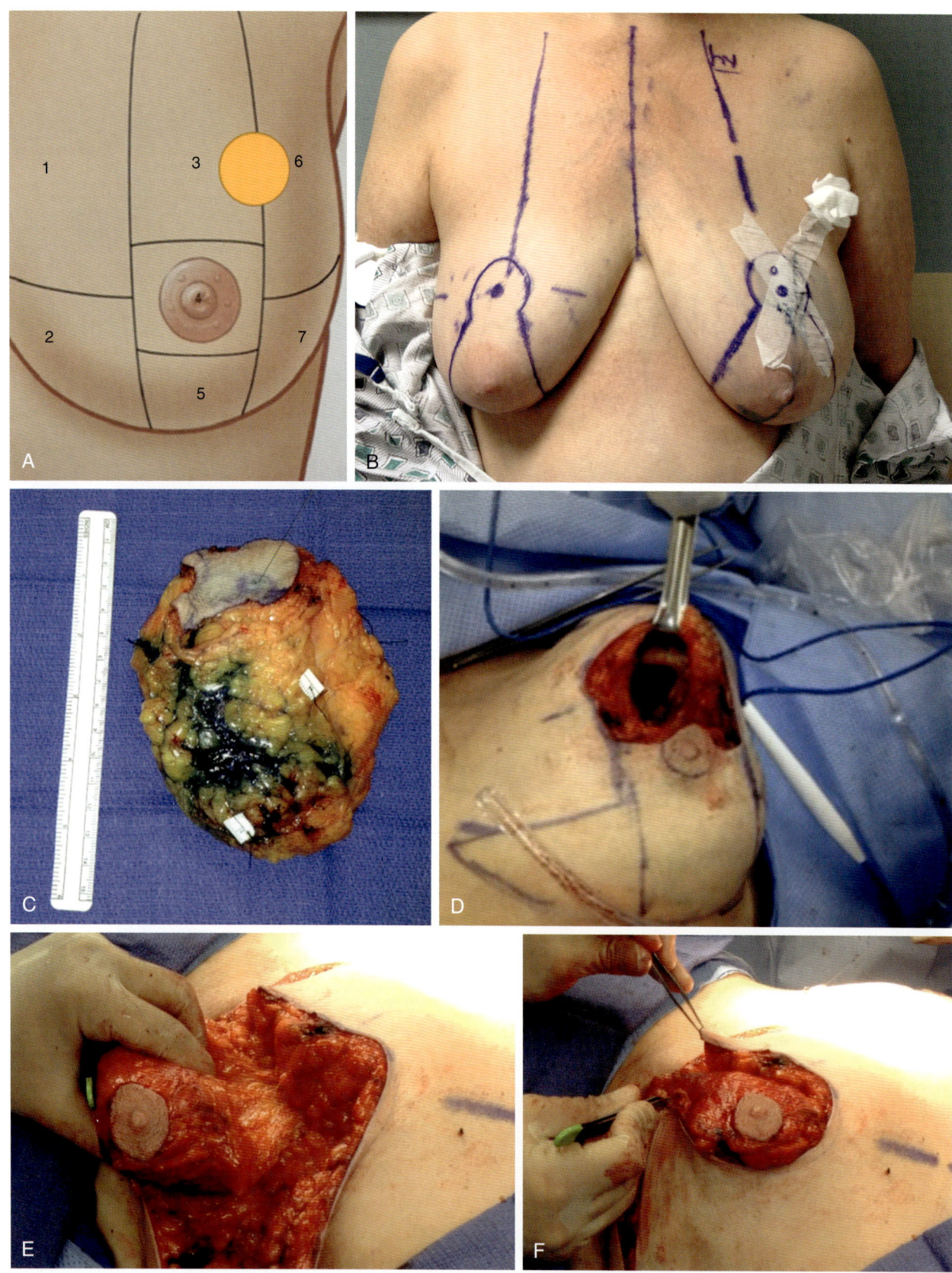

图 7.5 下蒂切除的容积移位技术。A. 肿瘤位于 3 区和 6 区之间。B. 倒 T 形的皮肤切口设计，钥匙孔区朝向上方。C. 225 g 标本。D. 去表皮前保留了下蒂，并为肿瘤切除提供了充分的入路。E. 下蒂向上转移。F. 皮蒂转位至缺损区，皮肤重新覆盖

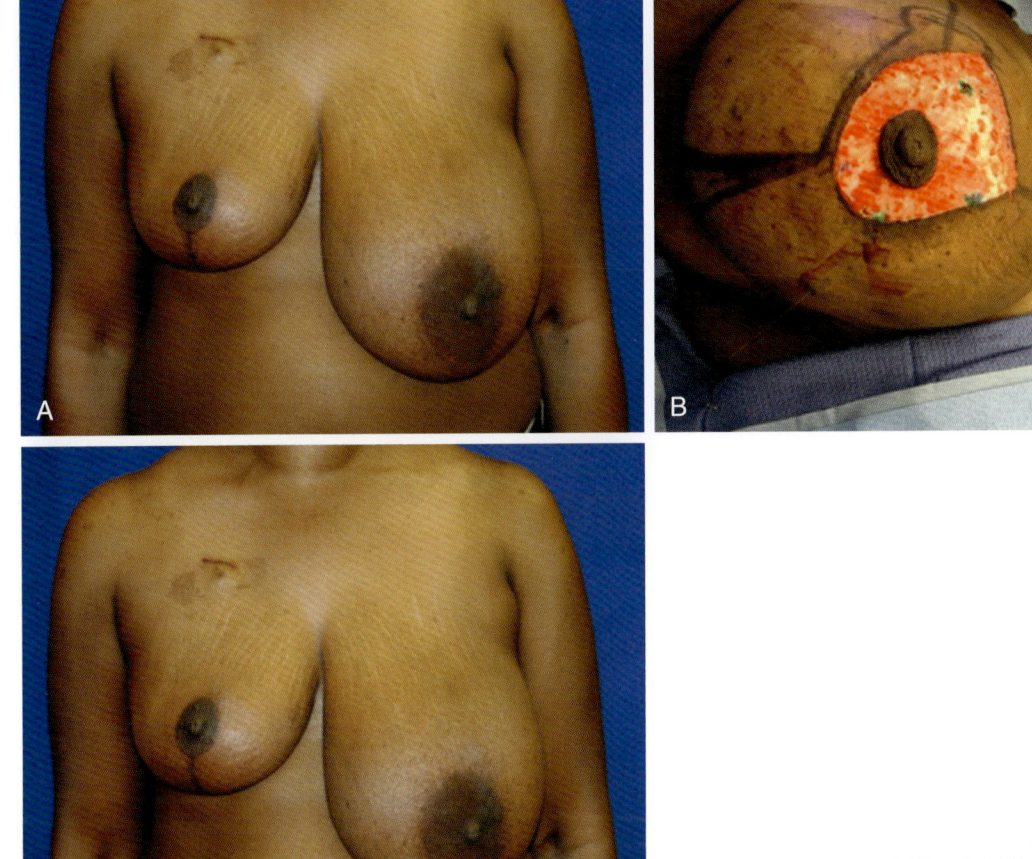

图 7.6　A. 一名 38 岁女性，右侧乳腺癌。B. 倒 T 形内上蒂的缩乳重建。钥匙孔区朝向下方。C. 800 g 含肿瘤乳腺组织保乳切除即刻缩乳重建的结果

容积替代技术

肿瘤-乳房体积比大，或小到中等体积的乳房，对重建外科医生来说是一个独特的挑战。首先，没有足够的乳腺组织用于组织重排或进行前面所描述的任何其他容积移位技术。因此，缺损组织必须用邻近的或远处的组织皮瓣替代。虽然这些选择可能有助于保留乳房的体积和形状，但它们是以牺牲供体部位为代价的，需要更多的手术时间和恢复时间。局部筋膜皮瓣，如菱形皮瓣、腋卜皮瓣和胸外侧皮瓣等已有众多阐述[11]。这些皮瓣对横向缺损特别有用，但是可能会受到它们各自旋转弧线的限制。胸背动脉穿支（TDAP）皮瓣具有更长的额外优势，允许更多的乳房覆盖。当仅需要小体积替换组织时，可以不含背阔肌（图 7.7）。Hamdi 等人描述了其他基于肋间支前外侧支和腹壁上动脉穿支皮瓣的使用技巧[31, 32]。这些皮瓣的使用需要丰富的经验，大多数乳房重建外科医生不常使用。带皮肤或不带皮肤的背阔肌皮瓣可以覆盖整个乳房，可以用于即刻或延迟重建。最近的进展是：如内镜下游离背阔肌皮瓣并剥离较少的肌肉等有助于降低血清肿等与背阔肌皮瓣应用相关的并发症发生率。Munhoz 等人回顾了他们的 209 例保乳整形手术经验。最常用的六种技术有：①乳房组织推进皮瓣（移位）；②胸背外侧动脉皮瓣（替代）；③乳房悬吊术（移位）；④缩乳技术（移位）；⑤背阔肌肌皮瓣（替代）；⑥腹部皮瓣（替代）[19]。虽然使用腹部皮瓣，如带蒂 TRAM、游离 TRAM 或 DIEP 皮瓣，是乳房整形

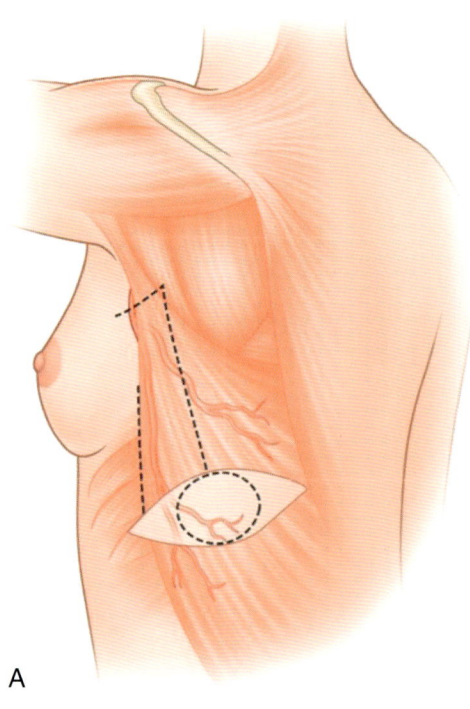
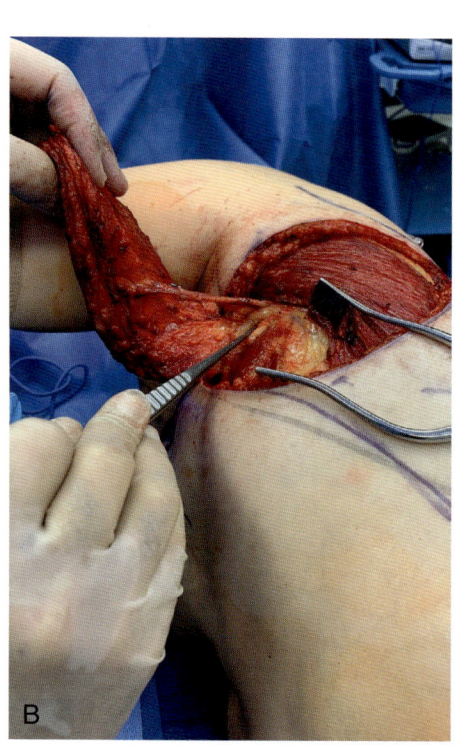

图 7.7　A、B. 胸背动脉穿支肌皮瓣。主要穿支位于胸背动脉降支或侧支。最近端穿支到达皮下组织，位于肌肉外侧边缘后 2 或 3 cm 处，腋窝后褶皱下 8 cm 处（引自 Neligan, P, Song, DH. Plastic Surgery, Volume Four: Lower Extremity, Trunk, and Burns, Fourth Edition, Elsevier, 2018.）

重建手术可用的选择，但它们的使用应该受到限制，特别是在即刻手术的情况下。肿瘤切缘阳性可能需要进一步行乳房皮下腺体切除术，最好保留腹部皮瓣作为全乳重建的后备选择。

一般来说，由于放疗相关的并发症发生率较高，一直禁止使用植入物进行容积替代。然而，在小乳房的保乳整形治疗中使用植入物来替换容积丢失的做法再次出现。Nahabedian 等人报道了一种双平面技术，该技术包括使用乳腺组织重排的容积移位技术和胸肌下植入假体的容积替代技术[33]。Barnea 等人也报道了 21 例接受肿瘤整形隆胸的患者采用双平面技术的经验。并发症包括切缘阳性（14.3%），Ⅲ/Ⅳ级包膜挛缩（23.8%），术后感染（10%）[34]。在严格挑选适宜患者的前提下，植入物容积替代是一种可行的选择（图 7.8）。

小结

容积移位技术和容积替代技术为不同的患者提供了保乳的机会，扩大了保乳术的适应人群。同时，手术人员也需要为每个特定的患者选择适宜的技术，这需要考虑到所有基于个人的混杂因素，为其制订完整的手术计划。因此，整个治疗团队和患者之间需要有效的沟通。手术技术的不断进步将持续给选择保乳整形重建的患者带来福音。

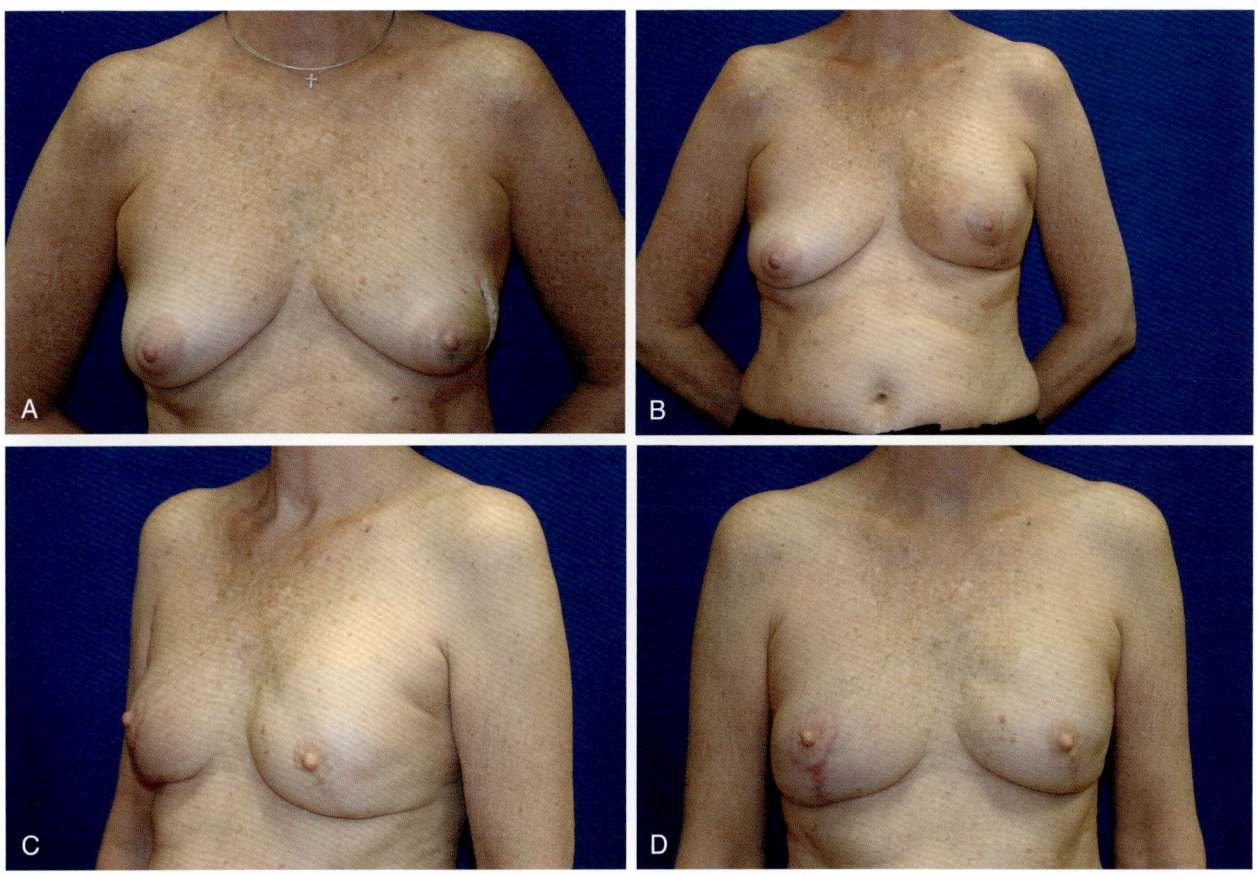

图 7.8 植入物即刻保乳重建。A. 68 岁左侧乳腺癌患者选择接受保乳术和即刻肿瘤整形重建。B. 双平面肿瘤整形术与乳房悬吊术联合胸肌下隆胸术。C、D. 放射治疗和对称性手术后的 10 个月

参考文献

1. Nahabedian MY. *Oncoplastic surgery of the breast.* Amsterdam, Netherlands: Elsevier Health Sciences; 2009.
2. Spear SL, Willey SC, Robb GL, et al. *Surgery of the breast: principles and art two volume set.* Lippincott, Williams & Wilkins; Philadelphia, PA.
3. Conce WG, Carey LA, Calvo BF, et al. Long term outcome of neoadjuvant therapy for locally advanced breast cancer. *Ann Surg.* 2002;236:295.
4. Shen J, Valero V, Buchholz T, et al. Effective local control and long term survival in patients with T4 locally advanced breast cancer treated with breast conservation therapy. *Ann Surg Oncol.* 2004;11:854.
5. Chen AM, Meric-Bernstam F, Hunt KK, et al. Breast conservation after neoadjuvant chemotherapy: the MD Anderson Cancer Center Experience. *J Clin Oncol.* 2004;22:2303.
6. Delaney G. Recent advances in the use of radiotherapy to treat early breast cancer. *Curr Opin Obstet Gynecol.* 2005;17(1):27–33.
7. Sacchini V, Beal K, Goldberg J, et al. Study of quadrant high dose intraoperative radiation therapy for early-stage breast cancer. *Br J Surg.* 2008;95(9):1105–1110.
8. Munhoz AM, Aldrighi CM, Ferreira MC. Paradigms in oncoplastic breast surgery: a careful assessment of the oncological need and aesthetic objective. *Breast J.* 2007;13:326–327.
9. Audretsch WP, Rezai M, Kulotas C, et al. Tumor-specific immediate reconstruction in breast cancer patients. *Persp Plast Surg.* 1998;11:71–100.
10. Cocilovo C. Breast conservation: oncologic issues. In: Spear SL, Willey SC, Robb GL, et al., eds. *Surgery of the breast: principles and art two volume set.* Lippincott, Williams & Wilkins; 2006:118–122.
11. Losken A, Hart AM, Chatterjee A. Updated evidence on the oncoplastic approach to breast conservation therapy. *Plast Reconstr Surg.* 2017;140(5s):14–22.
12. Patel KM, Hannan CM, Gatti ME, et al. A head-to-head comparison of quality of life and aesthetic outcomes following immediate, staged-immediate, and delayed oncoplastic reduction mammoplasty. *Plast Reconstr Surg.* 2011;127:2167–2175.
13. Munhoz AM, Aldrighi CM, Montag E, et al. Outcome analysis of immediate and delayed conservative breast surgery reconstruction with mastopexy and reduction mammoplasty techniques. *Ann Plast Surg.* 2011;67:220–225.
14. Papp C, Wechselberger G, Schoeller T. Autologous breast reconstruction after breast conserving cancer surgery. *Plast Reconstr Surg.* 1998;102:1932–1999.
15. Losken A, Elwood ET, Styblo TM, et al. The role of reduction mammoplasty in

reconstructing partial mastectomy defects. *Plast Reconstr Surg.* 2002;109:968.
16. Kronowitz SJ, Feledy JA, Hunt KK, et al. Determining the optimal approach to breast reconstruction after partial mastectomy. *Plast Reconstr Surg.* 2006;117:1.
17. Kronowitz SJ, Kuerer HM, Buchholz TA, et al. A management algorithm and practical oncoplastic surgical techniques for repairing partial mastectomy defects. *Plast Reconstr Surg.* 2008;122:1631–1647.
18. Kronowitz SJ. Breast reconstruction: repair of the partial mastectomy defect. In: Nahabedian MY, ed. *Cosmetic and reconstructive breast surgery.* Philadelphia, PA: Elsevier; 2009: 95–108.
19. Munhoz AM, Montag E, Arruda E, et al. Assessment of immediate conservative breast surgery reconstruction: a classification system of defects revisited and an algorithm for selecting the appropriate technique. *Plast Reconstr Surg.* 2008;121:716–727.
20. Berrino P, Campara E, Santi P. Postquadrantectomy breast deformities: classification and techniques of surgical correction. *Plast Reconstr Surg.* 1987;79:567–572.
21. Clough KB, Kroll SS, Audretsch W. An approach to the repair of partial mastectomy defects. *Plast Reconstr Surg.* 1999;104:409.
22. Losken A, Hamdi M. Partial breast reconstruction: current perspectives. *Plast Reconstr Surg.* 2009;124(3):722–736.
23. Losken A. Reconstruction of partial mastectomy defects: classification and methods. In: Spear SL, Willey SC, Robb GL, et al., eds. *Surgery of the breast: principles and art two volume set.* Lippincott, Williams & Wilkins; 2006:140–164.
24. Anderson BO, Masetti R, Silverstein MJ. Oncoplastic approaches to partial mastectomy: an overview of volume replacement techniques. *Lancet Oncol.* 2005;6(3):145–157.
25. Jackson JA, Danforth DN, Cowan K, et al. Ten year results of a comparison of conservation with mastectomy in the treatment of Stage I and II breast cancer. *N Engl J med.* 1995;332: 907–911.
26. Von Dongen JA, Voogb AC, Fentiman IS, et al. Long-term results of a randomized trial comparing breast conserving therapy with mastectomy: European Organization for Research and Treatment of Cancer 10801 Trial. *J Natl Cancer Inst.* 2000;92: 1143–1150.
27. Lorenzi MFD, Loschi P, Bagnardi V, et al. Oncoplastic breast conserving surgery for tumors larger than 2 centimeters; is it oncologically safe? A matched cohort analysis. *Ann Surg Oncol.* 23(6):1852–1859.
28. Kronowitz SJ. State of the art and science in postmastectomy breast reconstruction. *Plast Reconstr Surg.* 2015;135(4):755e–771e.
29. Davison SP, Mesbahi AN, Ducic I, et al. The versatility of the superomedial pedicle with various skin reduction patterns. *Plast Reconstr Surg.* 2007;120(6):1466–1476.
30. Nahabedian MY, McGibbon BM, Manson PN. Medial pedicle reduction mammaplasty for severe mammary hypertrophy. *Plast Reconstr Surg.* 2000;105(3):896–904.
31. Hamdi M, Van Lunduyt K, de Frene B, et al. The versatility of the intercostal artery perforator (ICAP) flaps. *J Plast Reconstr Aesthet Surg.* 2006;59(6):644–652.
32. Hamdi M, Van Lunduyt K, Uleus S, et al. Clinical applications of the superior epigastric artery perforator (SEAP) flap: anatomical studies and preoperative perforator mapping with multidetector CT. *J Plast Reconstr Aesthet Surg.* 2009;62(9): 1127–1134.
33. Nahabedian MY, Patel KM, Kaminsky AJ, et al. Biplanar oncoplastic surgery: a novel approach to breast conservation for small and medium sized breasts. *Plast Reconstr Surg.* 2013;132(5):1081–1084.
34. Barnea Y, Friedman O, Arad E. An oncoplastic breast augmentation technique for immediate partial breast reconstruction following breast conservation. *Plast Reconstr Surg.* 2017;139(2):348e–357e.

第 8 章　保乳整形手术中的缩乳成形技术

MARK VENTURI

译者：姜静

简介

肿瘤整形技术是一种用于处理保乳术后局部缺陷的常用技术，同时受到整形外科医生和乳腺外科医生的推崇，而且势头持续上升，目前被广泛认为是一种重建保乳术后缺陷的优越方法，尤其在保乳术后需要放疗的情况下。肿瘤整形技术将保乳术的适应人群扩大到那些原本需要行乳房切除术的较大肿瘤患者[1]。通过增加手术暴露和允许更广泛的切除，减少了切缘阳性的可能[2]。与单纯的乳房肿瘤切除术或部分乳房切除术相比，肿瘤整形术的重建步骤显著改善了美学效果[3]。更大的缺损可以用局部乳腺组织重建，以消除部分乳房切除术造成的死腔。肿瘤整形技术塑造了稳定的乳房隆起外观，并可以更好地耐受放疗。

通过扩大保乳治疗人群，肿瘤整形技术为患者提供了一个相对于乳房全切术来说侵袭性较小的选择。此举减少了住院留观的需要，并减少了手术时间和术后恢复时间。它不需要乳房切除进行术后全乳重建，也不需要乳房外假体或乳房内假体植入。肿瘤整形术通常可以使患者在重建后保持乳头的感觉[4]。这些特点都有利于保乳整形术作为一种成功的重建选择而得以普及。

肿瘤整形乳房重建的方法有多种。这些技术可分为容积移位技术和容积替代技术。容积替代技术包括使用远端皮瓣，如背阔肌或胸背动脉穿支皮瓣，通常在乳房体积较小的女性中进行。容积移位技术包括使用邻近组织重排、乳房悬吊术、缩乳成形术等，通常在乳房体积中等到较大的女性中进行。

缩乳成形技术可以说是最常见的保乳整形重建形式，可以通过多种方式进行。虽然标准的缩乳技术多种多样，可以使用多种组织蒂进行，但保乳整形缩乳的方法不同，因为蒂的方向取决于肿瘤切除后缺损的位置。换言之，上缺损通常用下蒂修复。本章将回顾与肿瘤整形缩乳成形术相关的基本原则和概念。

患者评估

当患者确诊为乳腺癌时，通常会有两种治疗选择：一种是保乳术联合术后放疗，另一种是全乳切除后根据区域淋巴结转移情况决定是否需要放疗[5]。大多数选择保乳术的患者都可以选择保乳整形。评估这些患者通常有以下 3 个关键因素。

- 肿瘤的位置及特征。
- 需要的辅助治疗。
- 患者的目标和整体健康状况。

一旦这三个因素评估完成，且患者和治疗团队就此进行了充分的讨论沟通，那么就可以制订一个成功的保乳整形计划。

肿瘤位置

肿瘤位置或需要切除的区域是缩乳成形设计的关键。为此，我们把乳房分为 7 个区域，如图 8.1

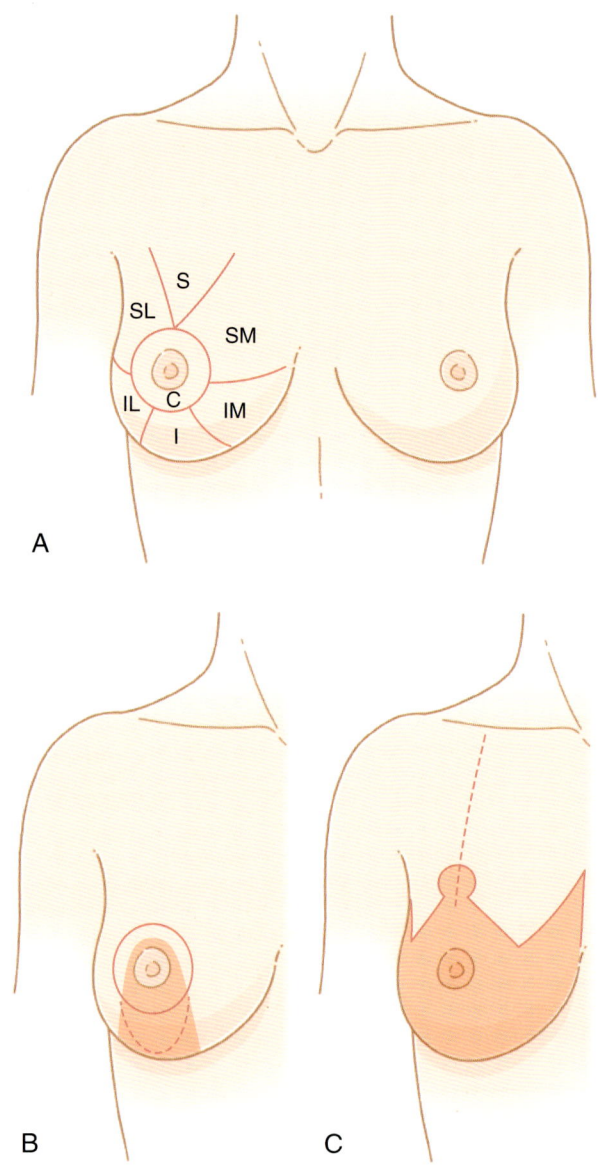

图 8.1 A~C. 标记区给出了环乳晕垂直形和倒 T 形的皮肤切口和切除范围（S，上；SM，内上；IM，内下；I，下；IL，外下；SL，外上；C，中央）

还有其他肿瘤特征可能会影响切除的时间和范围以及随后的肿瘤整形重建。例如，在三阴性乳腺癌患者中，肿瘤通常对化疗药物高度敏感。在这种情况下，术前给予新辅助化疗通常是有帮助的。在切除术前通过新辅助化疗缩小肿瘤可以使治疗团队能够验证肿瘤对化疗的敏感性，同时也减少了需要切除的组织。在乳房较小患者中，这有助于保存尽可能多的乳腺组织，通过肿瘤整形技术维持稳定的乳房隆起直至完成术后的放疗，且不影响肿瘤治疗原则。

另一个重要的考虑因素是保乳整形缩乳术后是否需要术后放疗。这背后的基本原理是，虽然保乳整形术在切除环节很可能已除去大部分肿瘤，但显微镜下的细胞可能仍然存在，因此仍建议进行术后放疗。放疗的类型将根据肿瘤和乳房的特征以及肿瘤放疗专家的建议而有所不同。选择包括术中放疗、近距离放疗、部分乳腺照射或全乳照射。我们在保乳整形术和放疗相关章节中有更详细的介绍。

患者的目标

保乳整形重建与其他整形手术没什么不同，理解并达到患者的目标是至关重要的。肿瘤整形缩乳成形术最理想人选是仅接受缩乳成形术也能获益的患者。就此而言，重建外科医生可以为患者提供一种乳腺癌治疗基础上获益更多的手术选择。可能是患者一直想要减小乳房体积，尽管这是计划外的，但这种临床情况为她提供了一个缩乳的机会。患者可以选择单独进行患侧保乳整形缩乳术，或选择同时进行健侧缩乳成形术以保持双侧对称；大多数患者选择后者。

需要指出，患者要了解切除操作和术后放疗将缩小的量，这样他们才能够真正知情同意。乳房较小的患者优先考虑维持乳房体积，她们不适合肿瘤整形缩乳术。然而，优先考虑保留乳头感觉的巨乳症患者会从此法中受益。与患者一起对预期的结果进行深入的沟通，并对比手术前后的照片，有助于增加患者的理解和满意度[8]。因此，彻底评估手术的风险和获益，并讨论潜在的并发症是很重要的。可能的并发症包括出血、感染、瘢痕形成、脂肪坏

所示。术前的磁共振成像很有价值，它有助于在术前确定乳房病灶的范围，以及乳房的另一个象限是否有需要一并切除的其他潜在的病灶，如乳腺导管原位癌（DCIS）[6]。一旦所有需要切除的区域都确定，且各个病灶的病理已经通过空芯针活检证实或排除，那么缺损的范围就可以被划分为七个区域中的一个或多个。

需要的辅助治疗

一旦确诊乳腺癌，且患者确定保留乳房，那么

死、延迟愈合、感觉丧失和不对称等。

操作技术

保乳整形乳房重建的缩乳成形技术基于容积移位技术的原理[9]，即利用切除后剩余乳腺组织的推进、旋转或转位来消除切除所造成的死腔。缩乳切除的组织包含需要切除的乳房病灶。

许多缩乳成形技术已经在众多整形手术文献中阐述过，它们都适用于保乳整形术。为了简化皮肤标记模式，本章将缩乳技术提炼为三种几乎可以成功应用于所有保乳术后重建的方法。如果这三种方法不能满足保乳切除和重建的要求，那么患者很可能不是保乳整形术的适宜人群，建议改行乳房切除术。

在进行保乳整形缩乳成形术时，最重要的考虑因素之一是了解乳房的血管分布。几个主要的血供来源以节段的方式灌注乳房。乳腺的血管分布主要来源于乳腺内部和外侧穿支，以及胸肩峰干、肋间穿支和胸上腹壁系统。乳头-乳晕复合体的主要血液供应是通过第四肋间动脉，也就是穿行于乳房横隔膜的 Wuringer 动脉。当使用上内侧或内侧蒂时，来自胸廓内动脉的第三和第四穿支也将有助于血供的维持。

切口形状

进入乳房的皮肤切口可能取决于乳房的大小以及需要切除的组织的位置和大小。对于较小的乳房，通常使用一个环乳晕垂直的皮肤切口就足够了。较大的乳房通常需要倒 T 形皮肤切口才能满足外科医生进行保乳切除和腺体重建，以及保留重新覆盖新建的乳丘皮瓣。所选择的皮肤切口类型与保乳整形的缩乳成形术类型完全无关。任何皮肤切口都可以用于不同类型的缩乳成形蒂，但要注意保留皮瓣上的皮下丛（见图 8.1）。

上内侧蒂

上内侧蒂缩乳成形术是笔者进行保乳重建的首选方法。该方法的优点是，它可以用于广泛的切除位置，包括上外侧、下外侧、下侧和下内侧（图8.2）。内侧蒂保留了胸廓内穿支，后者是乳房的主要血供来源。充足的血供可以支持更长的组织蒂，并充分满足乳头-乳晕复合体的血供需求[10]。将蒂向上内侧旋转，使外科医生可以增加重建乳房的内侧丰满度，并创建一个稳定的乳丘，可以耐受术后放疗（图 8.3）。与其他缩乳成形技术相比，这种技术的远期腺体下移的并发症也较少[11]（图8.4）。

在选择理想的组织蒂时，重要的是要确保蒂的灌注良好，而且皮瓣弧形旋转后足以填补保乳切除的缺损。血管荧光显影仪是评估组织灌注的理想工具。在某些情况下，需要使用第二个带蒂皮瓣以达到完全填补缺损的目的，并减少术后外观畸形。此外，将组织蒂与缺损区组织缝合时需要用可吸收缝合线。

下蒂

下蒂缩乳成形术或许是美国最常见的缩乳方法。组织蒂沿着乳房中央区向下延伸至下皱襞[12]。分离下蒂的要点是由浅及深以坡面解剖来保持血

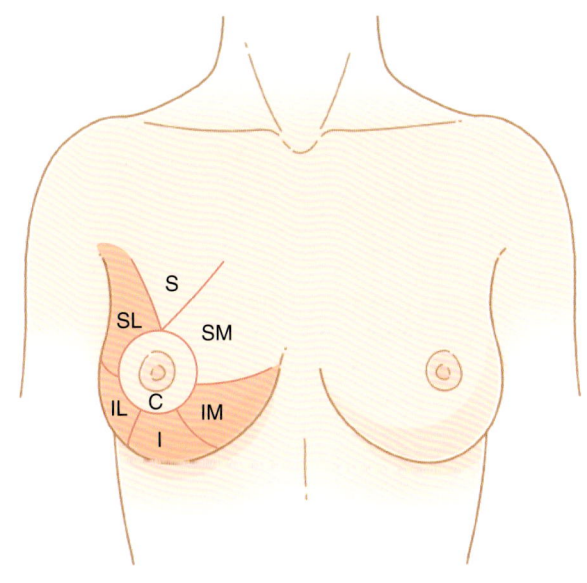

图 8.2 上内侧蒂入路：SL、IL、I 和 IM 象限（S，上；SM，内上；IM，内下；I，下；IL，外下；SL，外上；C，中央）

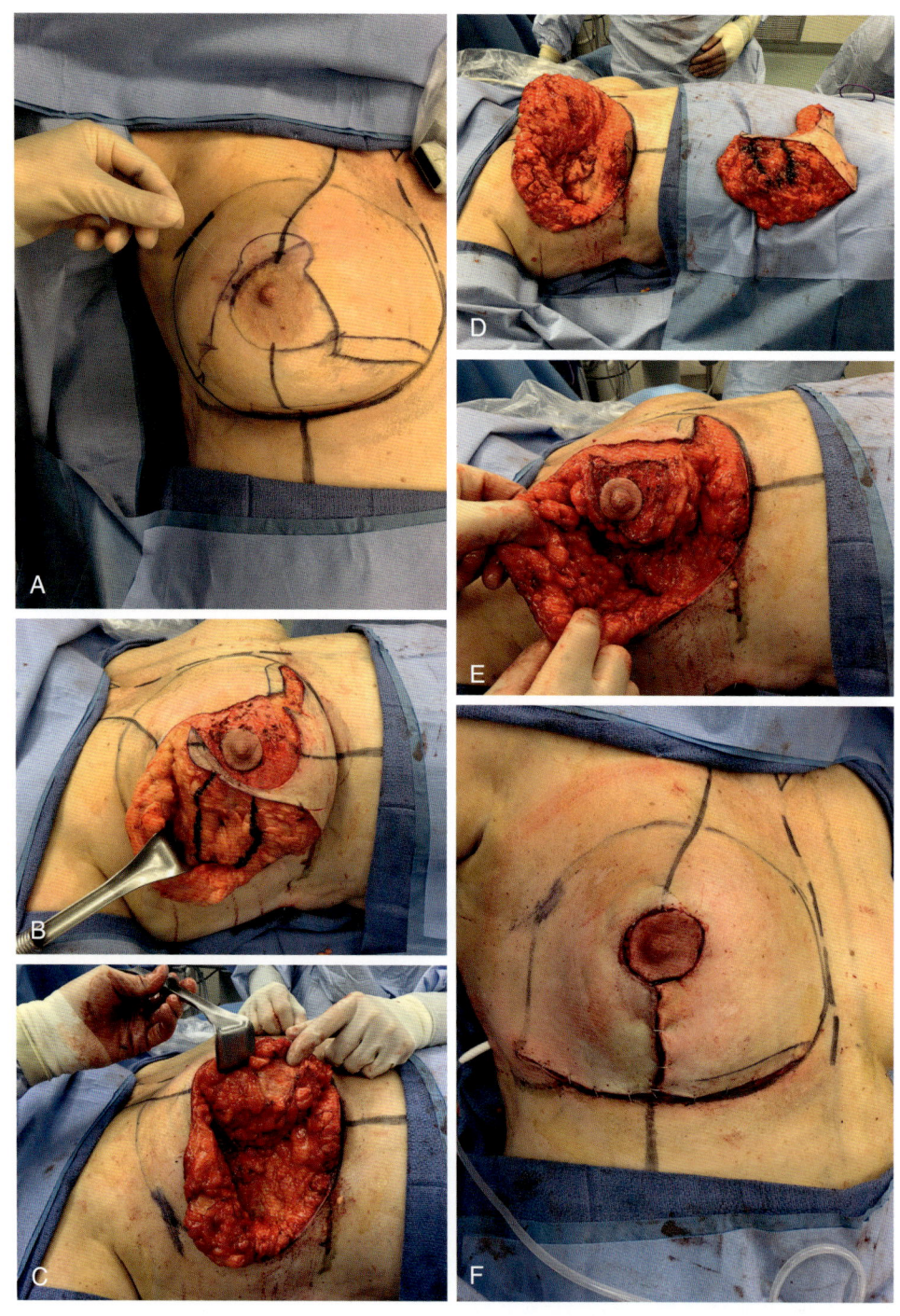

图 8.3 A. 术中显示钢丝定位的乳房肿瘤位于外上象限，患者采用右侧保乳和上蒂缩乳成形术。B. 术中显示右乳外上侧切除区。C. 术中显示肿瘤周边充分切除后的手术残腔。D. 术中显示充分切除肿瘤周边的手术标本及残腔。E. 内上侧蒂准备向上旋转。F. 术中将患者背部摇起评估皮瓣覆盖在内上蒂后的形状和容积

供。下蒂法尤其适合肿块位于上象限、外上象限和内上象限的局部扩大切除术后修复。组织蒂上端可移动的乳头-乳晕复合体可以根据需要放置在不同的高度（图 8.5；图 8.1 中的阴影区域）。

但是下蒂入路也有一些缺点。例如，大部分的乳腺组织是位于下方的，下蒂入路可能导致重建乳房的上极空虚。另外，与内上蒂相比，下蒂缩乳成形随着时间的推移更容易发生腺体下移。然而尽管有这些局限性，下蒂缩乳成形方法仍然是上象限肿瘤保乳整形的首选技术（图 8.6）。

第 8 章　保乳整形手术中的缩乳成形技术

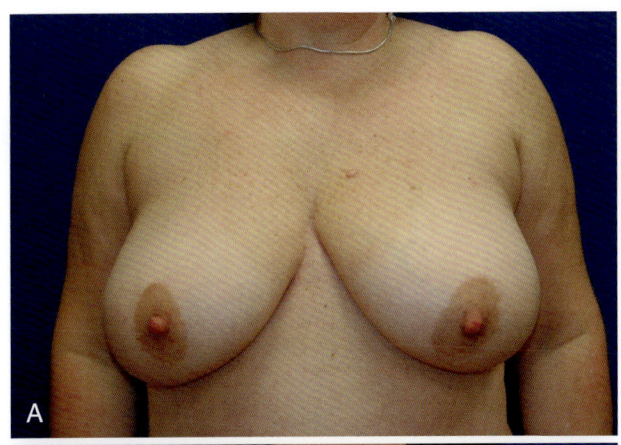
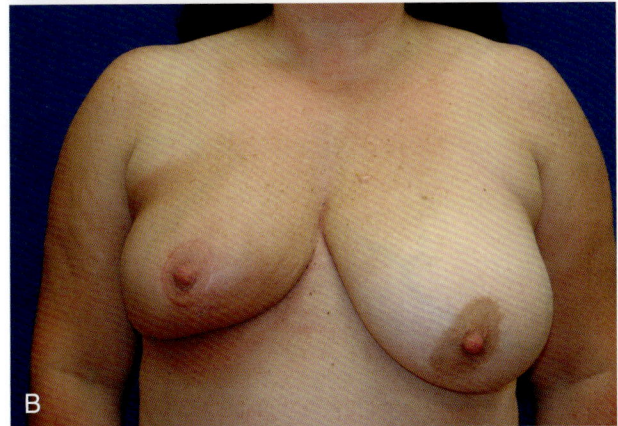
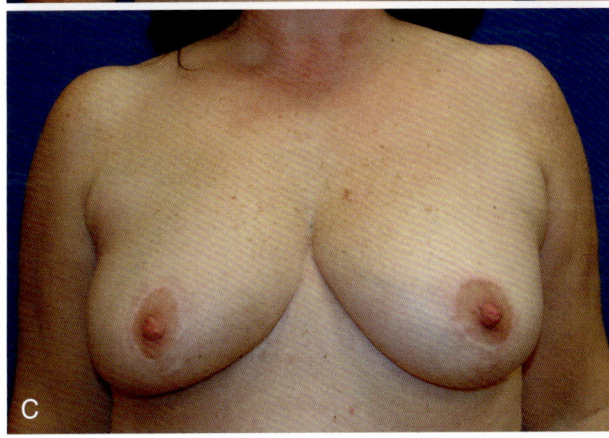

图 8.4　A.图示一例位于右侧外上象限乳腺癌患者的术前情况。B.图示右侧乳腺内上蒂缩乳成形的保乳整形术后放疗结束 4 个月的情况。C.图示右侧保乳整形联合放疗及左侧对称性缩乳成形术后 1 年的外观情况

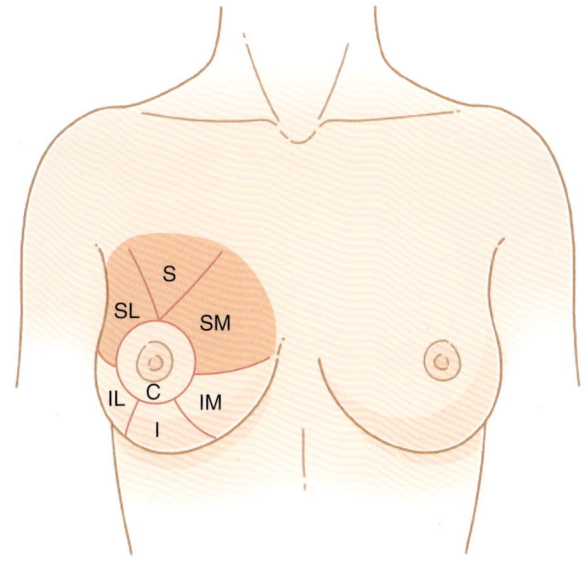

图 8.5　下蒂入路：SL、S 和 SM 象限（S，上；SM，内上；IM，内下；I，下；IL，外下；SL，外上；C，中央）

织蒂的方向与缺损相对或相邻。备用组织蒂包括内侧、外侧、上部和中央区的乳腺组织。这些组织蒂可以包含或不包含乳头-乳晕复合体，可用作首选蒂或次选蒂。有时，保乳整形可能需要两个组织蒂重建乳房外形，此时这些备用蒂可以作为潜在的组织来源。

倒 T 技术

倒 T 技术专门用于位于中央区并累及乳头-乳晕复合体的肿瘤。由于切除的区域位于乳房的中心，导致剩余乳房组织的体积显著减少，因此该技术最好应用于体积较大的乳房。所使用的皮肤切口类似于 Wise 切口，不过它没有顶部突出的钥匙孔区，因为不需要处理乳头-乳晕复合体[13]（图 8.7）。

切除区域包括 C（中央）段以及整个下段，包括 IL（外下）、I（下）、IM（内下）段。切除这些组织后，乳房留下乳腺组织的内侧和外侧。需要将留下的乳房内外侧组织自胸大肌表面充分游离以便闭合残腔。把内外侧乳腺组织缝在一起闭合楔形缺损时，乳腺组织并不与皮瓣分离。

备用蒂

内上蒂和下蒂是最常用的保乳整形缩乳术组织蒂，但是，也有其他组织蒂可以考虑。这些备用蒂的使用取决于保乳切除的缺损位置。一般来说，组

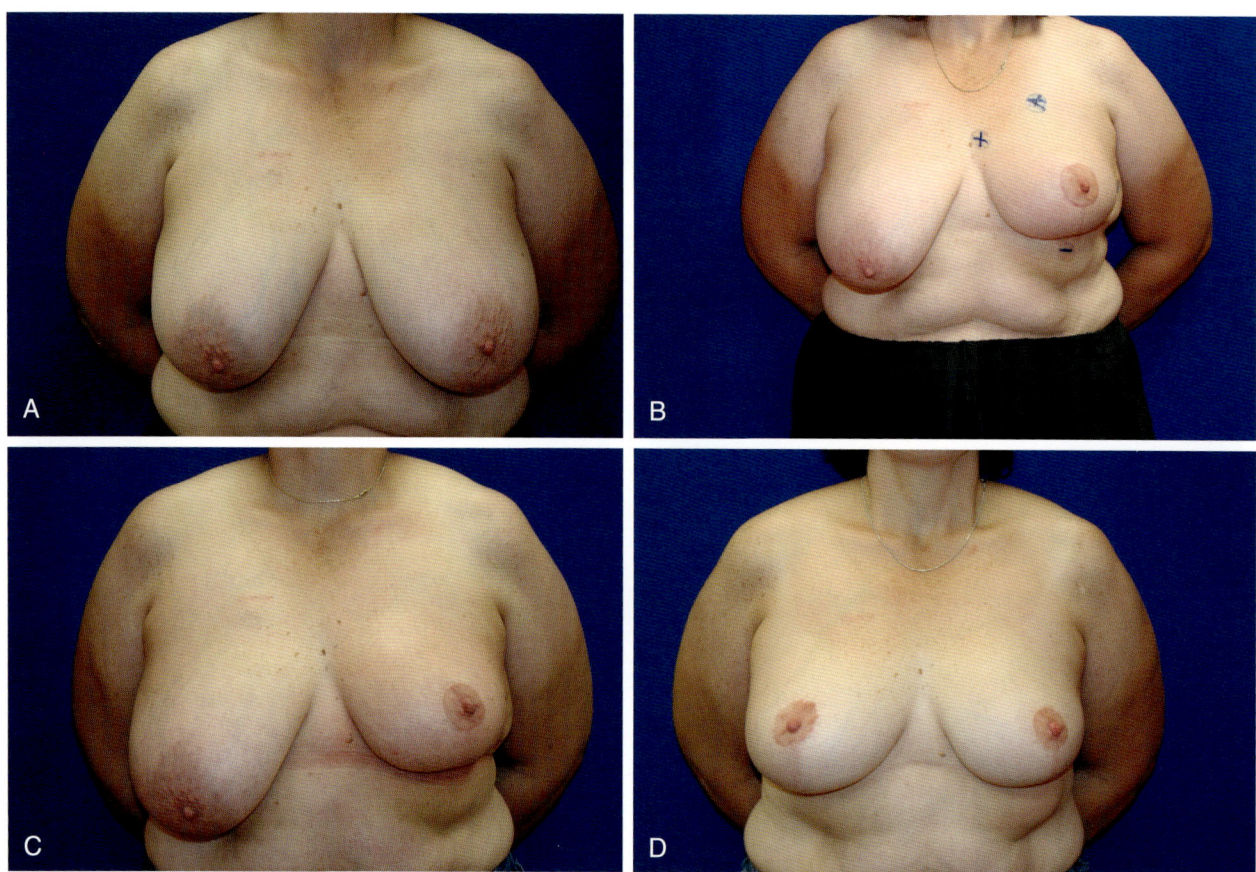

图 8.6　A. 一例左侧内上象限乳腺癌患者术前视图。B. 左侧保乳整形术后 1 个月视图，体表标记为放疗靶区标记。C. 左侧乳腺下带缩乳成形的保乳整形术后放疗 4 个月后视图。D. 左侧保乳整形联合放疗和右侧对称乳房缩成形术后 1 年的对称性观察

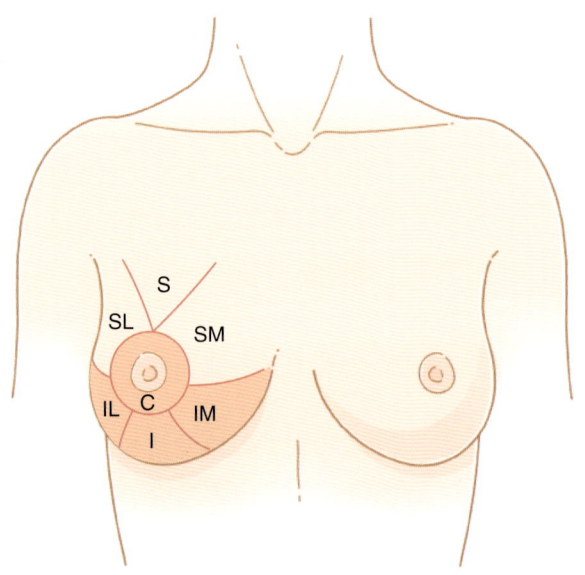

图 8.7　倒 T 法。切除部分含以下区域：C、IL、I 和 IM 象限（S，上；SM，内上；IM，内下；I，下；IL，外下；SL，外上；C，中央）

对侧乳房的处理

对侧乳房手术的时机仍有争议。大多数外科医生在保乳整形术的同时进行对侧缩乳成形术[14]。这种方法的优点是患者在完成初次手术时更加对称，可能不需要任何额外的手术。然而，同时进行对侧缩乳也有明显的缺点：首先，在保乳术后放疗的情况下，乳房的大小可能会出现显著的进一步缩小，且后期效果难以估计，这就需要再次手术来改善对称性；第二，虽然同时处理对侧乳房可能可以减少手术，但初次手术时间显著延长，有可能使门诊手术改为住院手术；第三，如果术后病理提示切缘阳性，需要再次手术对患侧进行扩切，则意味着对侧乳房也需要进行再次的缩乳手术。而选择对侧延迟缩乳则不会出现这些情况。

对侧延迟缩乳即是在保乳整形术后放疗完成后

等待大约 3~4 个月来进行对侧缩乳。这种方法可以观察患侧乳房放疗后进一步的体积改变，便于在对侧缩乳时得到更可靠稳定的对称效果。这种方法也有两个主要缺点：第一，在初次保乳整形术后有一段明显的不对称期，给患者带来不便；第二，需要再次手术才能达到最终的对称效果。尽管有这些缺点，但对于需要保乳放疗的患者，笔者更倾向于对侧延迟缩乳。不过，对于少数不需要保乳术后放疗的患者，笔者倾向于同期对侧缩乳成形。

小结

缩乳成形术是用于保乳整形重建的一种好方法。绝大多数乳腺癌患者可以通过三种缩乳成形技术来解决乳房重建问题，即内上蒂、下蒂和倒 T 技术。根据乳房的体积，环乳晕垂直或 Wise 模式皮肤切口可以完成以上三种缩乳成形手术，从而能成功地重建几乎任何保乳切除后的残腔缺损。

参考文献

1. Munhoz AM, Montag E, Arruda EG, et al. Critical analysis of reduction mammaplasty techniques in combination with conservative breast surgery for early breast cancer treatment. *Plast Reconstr Surg.* 2006;117(4): 1091–1103.
2. Clough KB, Lewis JS, Couturaud B, et al. Oncoplastic techniques allow extensive resections for breast conserving therapy of breast cancer. *Ann Surg.* 2003;237(1):26–34.
3. Losken A, Styblo TM, Carlson GW, et al. Management algorithm and outcome evaluation of partial mastectomy defects treated using reduction or mastopexy techniques. *Ann Plast Surg.* 2007;59(3):235.
4. Asgeursson KS, Rasheed T, McCulley SJ, et al. Oncological and cosmetic outcomes of oncoplastic breast conserving surgery. *Eur J Surg Oncol.* 2005;31(8):817–823.
5. Veronesi U, Casinelly N, Mariani L, et al. Twenty-year follow-up of a randomized study comparing breast conserving with radical mastectomy for early breast cancer. *N Eng J Med.* 2002;347:1227–1232.
6. Boetes C, Mus RD, Holland R, et al. Breast tumors: comparative accuracy of MR imaging relative to mammography and US for demonstrating extent. *Radiology.* 1995;197:743–747.
7. Ikeda T, Jinno H, Matsu A, et al. The role of neoadjuvant chemotherapy for breast cancer treatment. *Breast Cancer.* 2002;9(1):8–14.
8. Kronowitz SJ, Hunt KK, Kuerer HM, et al. Practical guidelines for repair of partial mastectomy defects using the breast reduction technique in patients undergoing breast conservation therapy. *Plast Reconstr Surg.* 2007;120(7):1755–1768.
9. Losken A, Hart AM, Broecker JS, et al. Oncoplastic breast reduction technique and outcomes: an evolution over 20 years. *Plast Reconstr Surg.* 2017;139(4):824e–833e.
10. Maxwell GP, Gabriel A. Breast reconstruction. In: Aston SJ, Steinbrech DS, Walden JL, eds. *Aesthetic plastic surgery.* Philadelphia, Pa: Elsevier; 2009. Chapter 57.
11. Zhu VZ, Shah A, Lentz R, et al. A comparison of superomedial versus inferior pedicle reduction mammaplasty using three-dimensional analysis. *Plast Reconstr Surg.* 2016;138(4):781e–783e.
12. Hall-Findlay EJ, Shestak KC. Breast reduction. *Plast Reconstr Surg.* 2015; 136(4):531e–544e.
13. Chung TL, Schnaper L, Silverman R, et al. A novel reconstructive technique following central lumpectomy. *Plast Reconstr Surg.* 2006;118(1):23–27.
14. Chang E, Johnson N, Webber B. Bilateral reduction mammaplasty in combination with lumpectomy for treatment of breast cancer in patients with macromastia. *Am J Surg.* 2004;187(5):647–650.

第9章 乳房固定技术

STEVEN J. KRONOWITZ

译者：李占文 唐鲁兵

肿瘤整形是修复部分乳房切除术导致形体缺损的先进技术，在放疗前进行较为合理[1, 2]。根据病理、术中肿瘤切缘的评估以及外科医生偏好，肿瘤整形可以在部分乳房切除术后即刻进行，或延迟至放疗前进行，后者使得医生能够在修复前获得最终的病理结果。当然，在放疗前进行延迟修复需要二次手术，而且术后美观也会受到影响。不能达到与即刻肿瘤整形一样的理想美学效果。在放疗前进行涉及皮肤腺体的肿瘤整形修复是指在完成乳房部分切除术后，采用各种创造性设计来重新排列剩余的乳腺组织。乳房较大的患者包括那些拥有C、D罩杯或更大乳房的患者，可以从利用剩余乳腺组织修复的手术方式中获益[1]。

对于肿瘤位于上象限且乳房有一定程度下垂的C罩杯乳房患者，使用容积移位手术可使其乳房恢复正常。同心移位乳房整形术是一种理想的修复方法（图9.1）。其优点是修复后乳头-乳晕复合体（NAC）的位置升高，并使下极乳腺组织移位以填补上极缺损。在放疗后，可对缺损区域进行脂肪移植，对侧乳房可以通过直接抽脂或手术切除皮肤和脂肪，使乳房变小。不过，由于缺损是在放疗前修复的，因此通常不会出现局部畸形，只有放疗造成的乳房弥漫性体积损失。因此，大多数情况下，第二阶段修复包括：在放疗后将脂肪移植到整个乳房，以补充弥漫性体积损失；也包括轻微调整对侧乳房达到对称。

对于D罩杯或更大乳房的患者，乳房整形术是放疗前修复乳房局部畸形的最佳方法[3]。在美国及其他国家，技术标准化已成为一项鼓励乳腺外科医生进行乳房再造的重要举措[4]。垂直肿瘤整形术适用于基底较窄的下垂型大乳房。Kronowitz垂直肿瘤整形术是一种使用垂直乳房整形术修复乳房的系统方法，适用于乳房内所有位置的乳房部分切除所致的缺损（图9.2）。对于上极缺损的患者，可用内上象限或外上象限的皮肤腺体修复乳房缺损，将乳房下部中央组织顺时针或逆时针旋转至上部缺损处（图9.3）。在下极缺损的情况下，使用双环法可同时抬高NAC和修复缺损（图9.4）。同样，外下象限的缺损可用上象限组织瓣和内下象限组织瓣进行修复。上象限组织瓣抬高NAC位置，下象限组织瓣向内侧或外侧推进以填补缺损。

Kronowitz倒T形垂直肿瘤整形术适用于D罩杯、宽基底的大乳房，甚至是乳房延伸至腋窝的患者（图9.5）。在D罩杯及以上的大乳房患者中，适用于组织瓣移位的七个区域的划定，简化及规范了乳房局部缺损的修复方法[5, 6]（图9.6）。最常见的是下象限组织瓣，提供了切除乳房外侧和腋窝区域的可能性，以重新塑形和缩小乳房，同时为NAC和乳沟提供额外的血供。

肿瘤切除是通过沿着倒T形皮肤的切口进行的。完成下蒂部游离后，将倒T形皮瓣重新覆盖其上。对于内下象限和外下象限缺损，倒T形皮瓣可作为重建部分，其原理是保留T形皮瓣内侧或外侧的乳腺组织。在关闭倒T形皮瓣时，皮瓣较厚区域

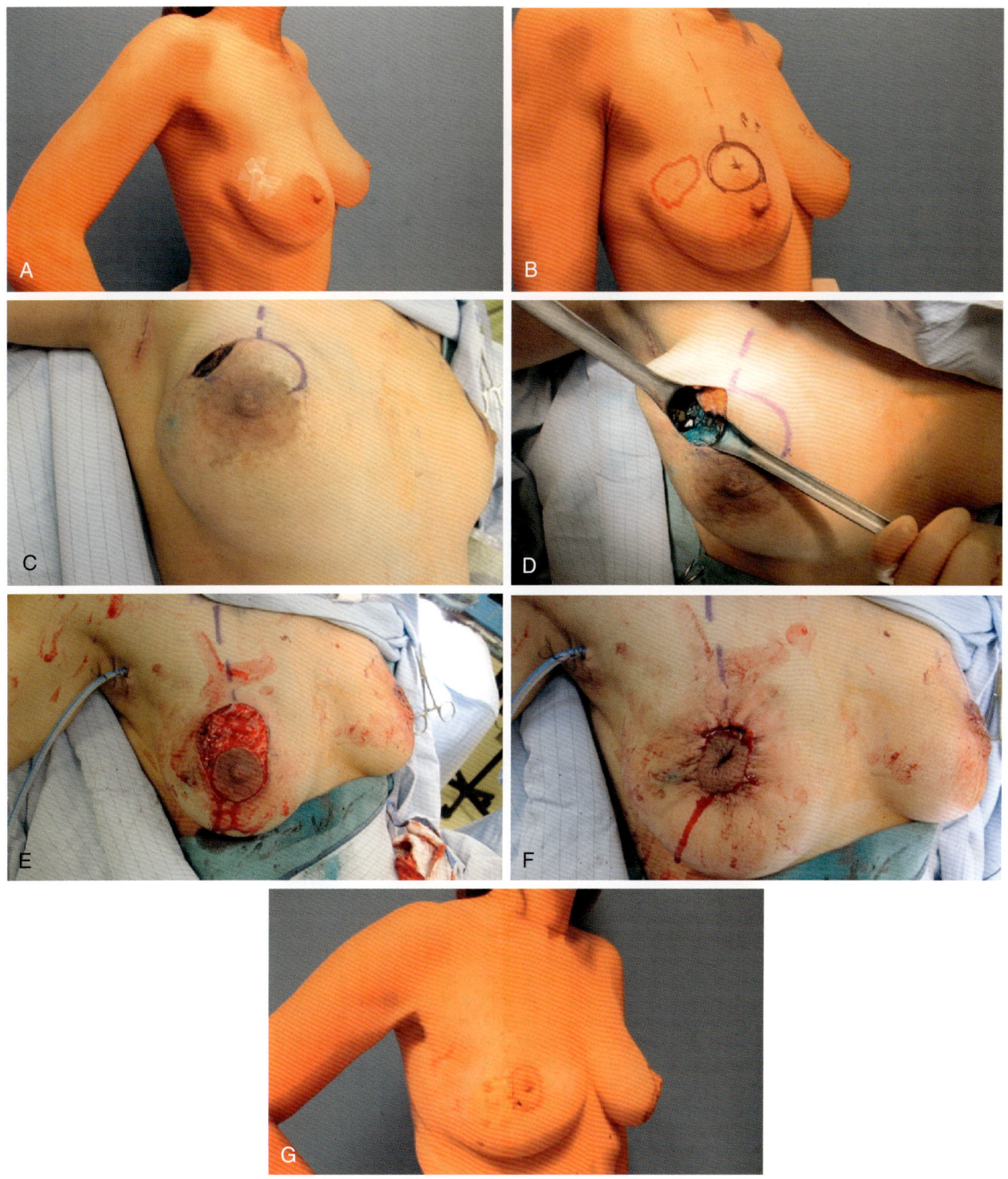

图 9.1 同心移位乳房整形术修复乳房部分切除术的缺损。A. 术前视图：患者 37 岁，乳房大小为 C 罩杯，无下垂，右侧乳房 10 点钟位置有一个 2 cm 的浸润性乳房肿瘤。B. 双侧同心移位乳房整形术的术前标记。C. 乳房部分切除术的切口视图。D. 乳房部分切除术后的缺陷。E. 直接修复缺损和同心区去表皮后。F. 使用不可吸收缝线对同心区进行荷包缝合。G. 同心移位乳房整形技术即时修复右侧乳房，左侧乳房同时行同心移位乳房整形术后 6 周

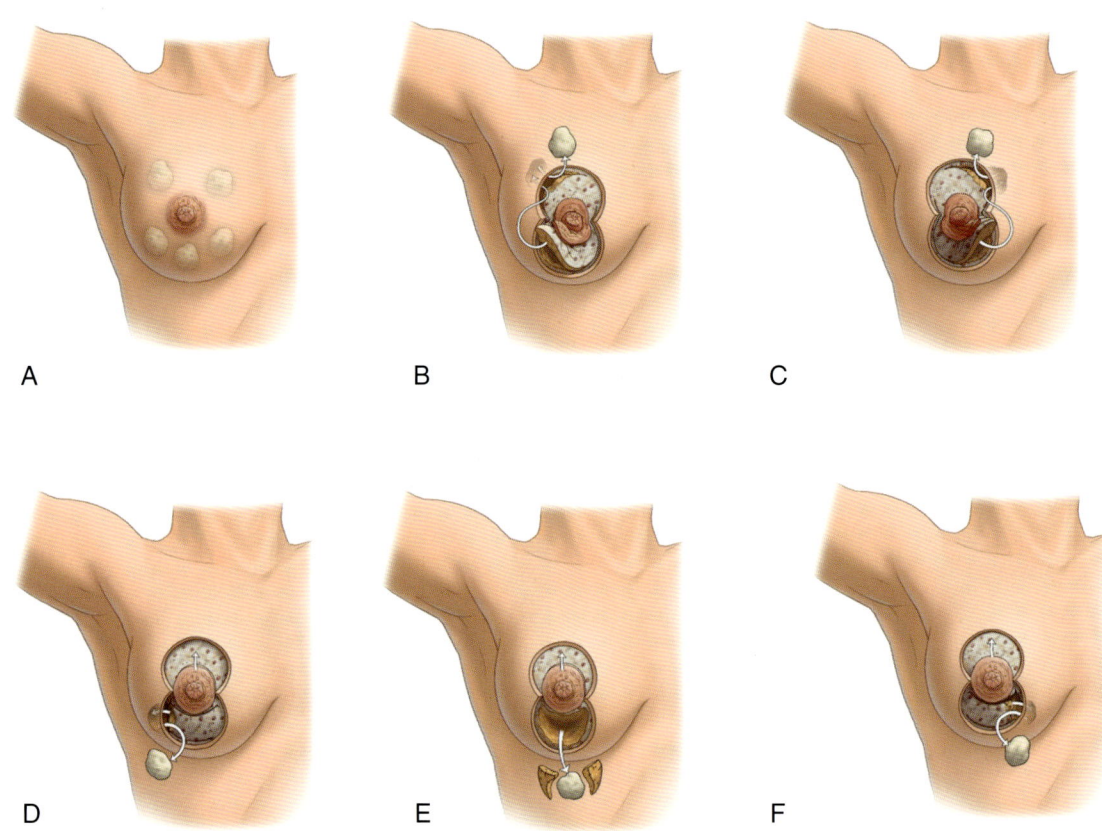

图 9.2 Kronowitz 垂直肿瘤整形术。A. 垂直肿瘤整形术基于肿瘤在乳房内的 5 个位置。B. 对于位于乳房外上侧的肿瘤,可采用顺时针旋转真皮腺体蒂。C. 对于位于乳房内上侧的肿瘤,使用上外侧皮腺蒂,逆时针旋转至缺损处。D. 下外侧缺损采用两种皮腺蒂技术进行修复:上皮腺蒂,将乳头重新定位在乳丘的较高位置;下皮腺蒂,将其向外侧推进至缺损处。E. 对于较低的中央缺损,采用标准的上皮腺蒂。F. 与位于乳房下外侧的缺损相似,位于下内象限的缺损可使用两个皮腺蒂进行修复。上皮腺蒂用于抬高乳头-乳晕复合体,下外侧皮腺蒂用于通过内侧推进填补缺损

用于填充下极缺损。

对于位于 1 区的肿瘤,组织瓣设计保留了乳房内侧组织,在使用下蒂进行标准缩乳术时,此部分通常会被丢弃。因为在关闭倒 T 形皮肤切口时,下蒂不仅能填补内上象限的缺损,同时也通过肋间血管和胸廓内血管为 NAC 提供额外的血供[6](图 9.7)。当肿瘤位于除内下象限外的其他位置时,均保留内侧楔形部分,除非与肿瘤一起切除,因为乳房肿瘤切除范围往往会沿着延伸至 NAC 下方的乳腺导管系统,并阻碍血供。乳房肿瘤的另一个常见区域是 6 区,即乳房的外上象限。当肿瘤位于 6 区时,外下象限组织瓣可用于修复。下蒂的外侧楔形组织部分,通常与下部的组织一起切除。此部分若能保留,可在完成倒 T 形皮瓣后用于填充外侧上部缺损。对于这种位置而言,内侧楔形组织也得以保留,以保持乳沟形态,并能增强 NAC 血供。

通常情况下,对侧非肿瘤性乳房整形术与肿瘤整形修复术同时进行,适用于容积移位乳房整形术和垂直乳房整形术。对于倒 T 形肿瘤整形术,患者可决定立即进行对侧非肿瘤性乳房整形术,或在放疗后 6 个月进行[1]。对侧乳房整形为了对称采用与肿瘤整形术相同的皮瓣设计。与同心移位和垂直肿瘤整形术不同,在行倒 T 形乳房整形术时,为了对称考虑,可以推迟对侧乳房整形术。理由是:在放疗后,以下蒂为基础的倒 T 形乳房整形术可根据需要显著缩小乳房体积,但同心移位和垂直乳房整形术对于乳房体积的缩小是有限的。如果放疗后需要进一步缩小乳房体积以保持对称性,直接吸脂通常是最佳选择。因此,用同心移位或垂直乳房整形术推迟对侧非癌症性乳房整形术对患者是无益的。

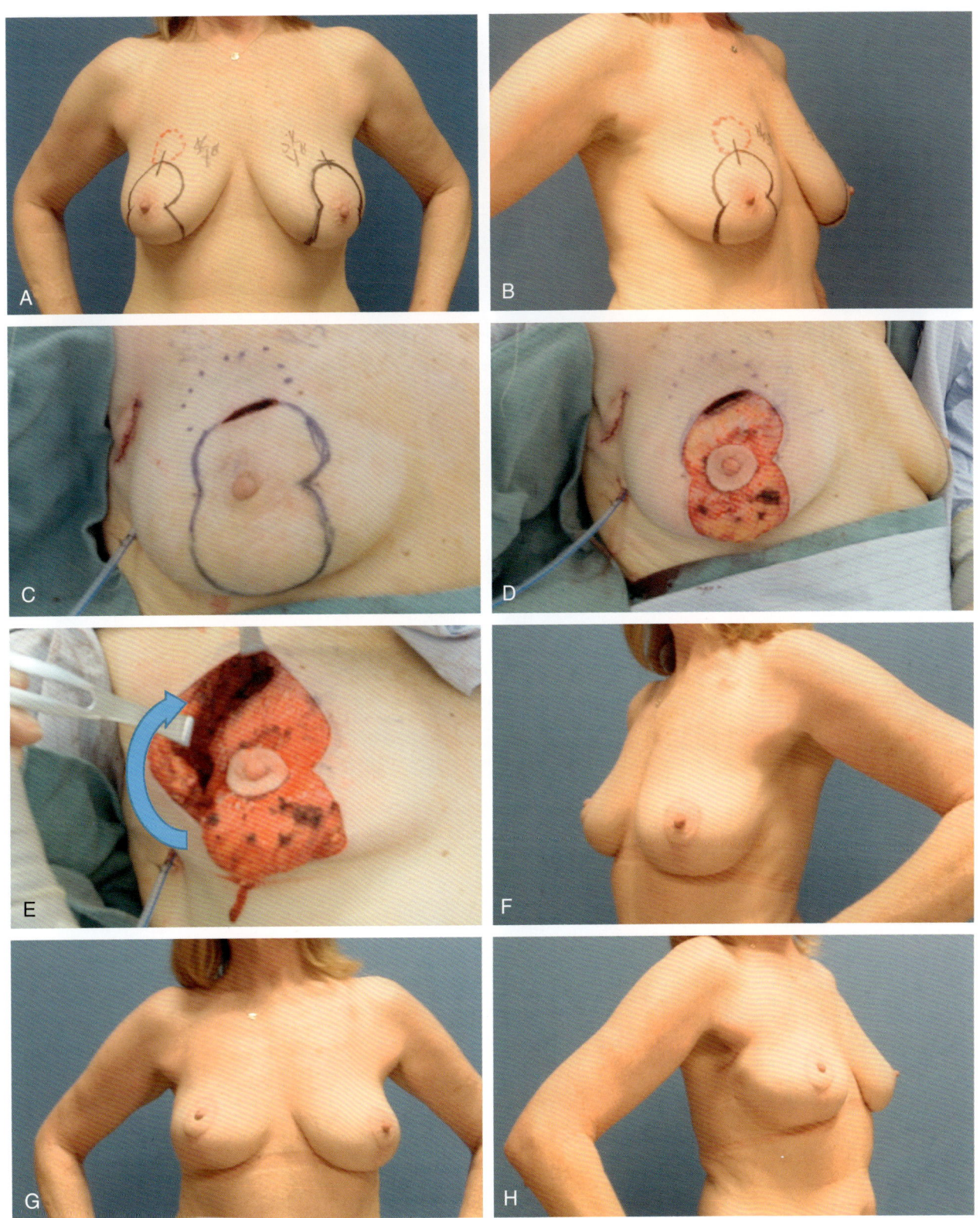

图 9.3 一名患有右侧乳腺癌的 38 岁女性。A、B. 术前视图：垂直皮肤切口和肿瘤位置（红色虚线）。C. 术中视图：沿垂直皮肤切口切除肿瘤。D. 术中视图：去掉表皮的垂直皮腺蒂。E. 在顺时针方向旋转（蓝色箭头）到上部缺损处之前，制备上内侧真皮腺蒂后的术中视图。F~H. 放疗后、计划修复重建前的乳房视图

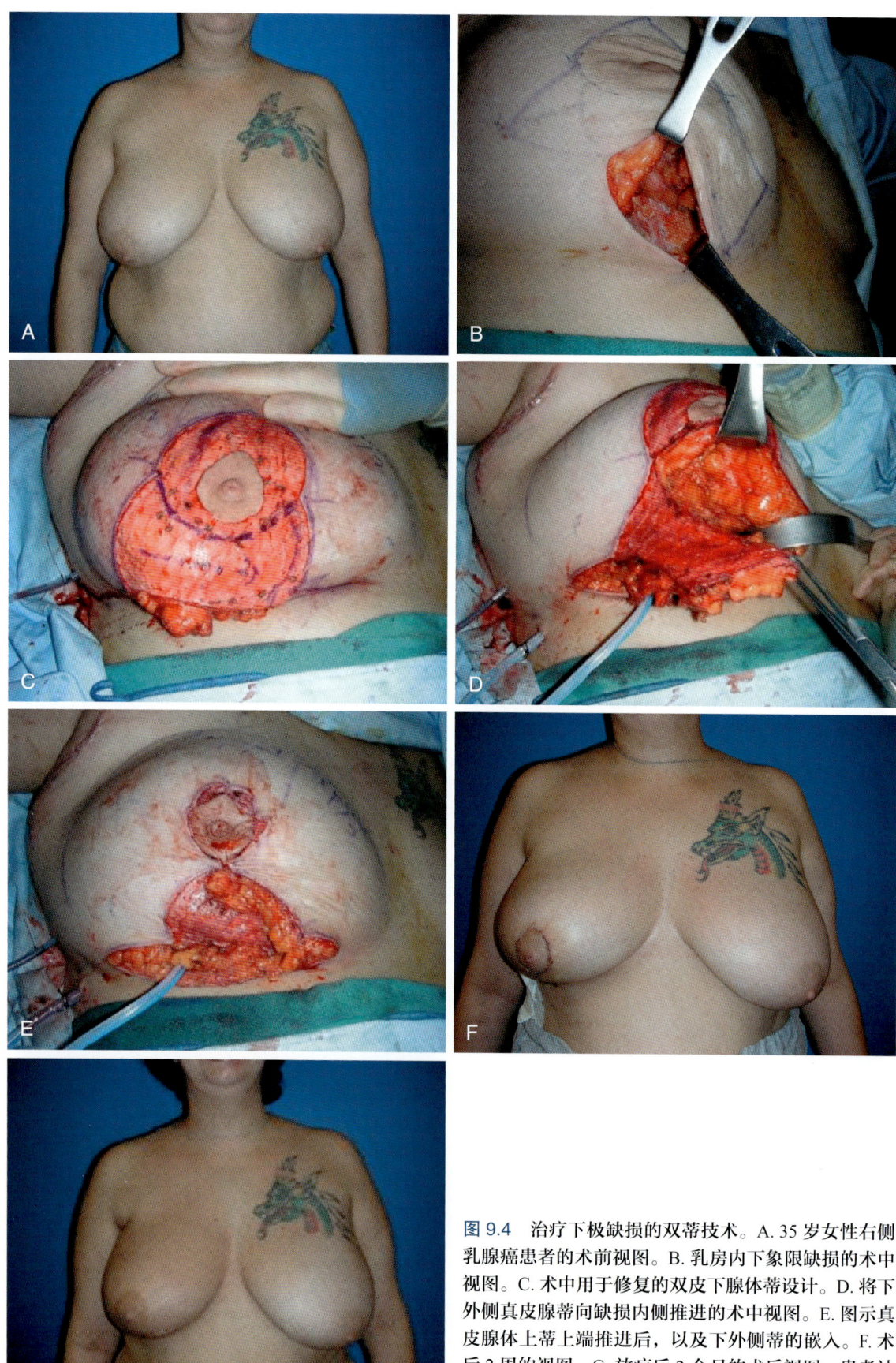

图 9.4 治疗下极缺损的双蒂技术。A. 35 岁女性右侧乳腺癌患者的术前视图。B. 乳房内下象限缺损的术中视图。C. 术中用于修复的双皮下腺体蒂设计。D. 将下外侧真皮腺蒂向缺损内侧推进的术中视图。E. 图示真皮腺体上蒂上端推进后,以及下外侧蒂的嵌入。F. 术后 2 周的视图。G. 放疗后 2 个月的术后视图。患者计划进行右侧乳房脂肪移植和左侧乳房对称手术

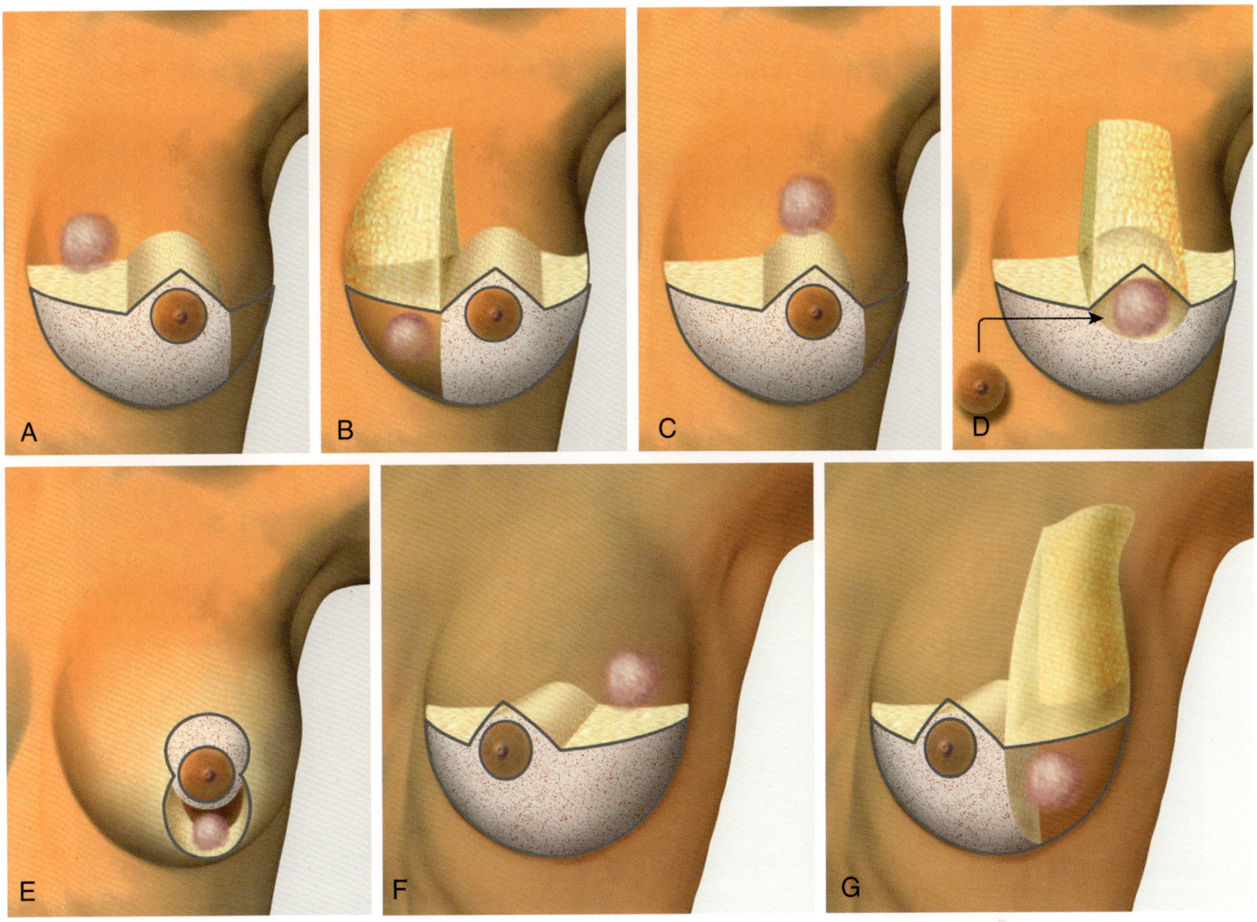

图9.5 使用缩乳术修复乳房部分切除术缺损的简明真皮腺体蒂设计，与特定区域（肿瘤位置）相对应。A.内上象限（1区）。内侧真皮腺体蒂。在倒T形皮肤闭合后，保留的内侧部分填补了缺损，并保留了乳沟。B.内下象限（2区）。下外侧真皮腺体蒂。如果肿瘤切除侵犯了下皮蒂，保留的外侧部分可为乳头-乳晕复合体提供额外的血液供应。在倒T形皮瓣的内侧保留一层厚的皮下组织，以便在闭合皮肤时填充缺损，并保留乳沟。C.中上象限（3区）。内侧真皮腺蒂。保留的内侧成分具有美学优势，并为乳头-乳晕复合体提供额外的血液供应，从而使乳房下垂程度非常严重的患者不再需要游离乳头移植。D.中部象限（4区）。采用游离乳头移植的设计，在倒T形皮瓣的中央部位保留厚层皮下组织，使其与乳头相连，以填充缺损并改善轮廓。E.中下象限（5区）。垂直皮瓣与上部皮肤腺体乳房整形术。垂直乳房整形术也可用于修复1区和7区的缺损。通过向内侧推进（7区修复）或向外侧推进（1区修复）来实现。F.外上象限（6区）。下内侧真皮腺体蒂。保留的外侧部分在倒T形皮肤闭合后填补了缺损，而保留的内侧部分则提供了美学优势。G.外下象限（7区）。内侧真皮腺体蒂。如果外侧切除侵犯了乳头-乳晕复合体的血液供应，则保留内侧部可为乳头-乳晕复合体提供美学优势和额外血供。在倒T形皮瓣的外侧保留一层厚皮下组织，以填充缺损

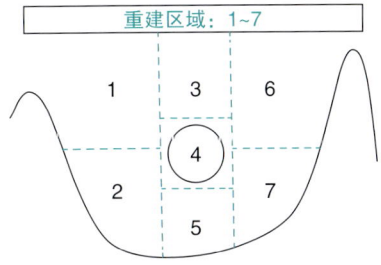

图9.6 根据肿瘤位置划分的乳房区域，用于确定修复乳房部分切除术缺损的真皮腺体蒂设计

手术时机是肿瘤整形术的重要考虑因素。在全乳放疗的前提下，首选放疗前立即或延迟重建[5]。不鼓励全乳放疗后延迟肿瘤整形术，因为乳房放疗增加了风险。部分乳房切除术后发生的意外畸形应在放疗前进行修复[6]（图9.8）。放疗的类型很大程度上影响了部分乳房切除术后缺损修复的时机和技术。肿瘤整形术后并发症发生率较高，在全乳放疗后通常需要皮瓣修复，与之相反，部分乳房照射允许使用周围未放疗的乳腺组织行肿瘤整形术作为延

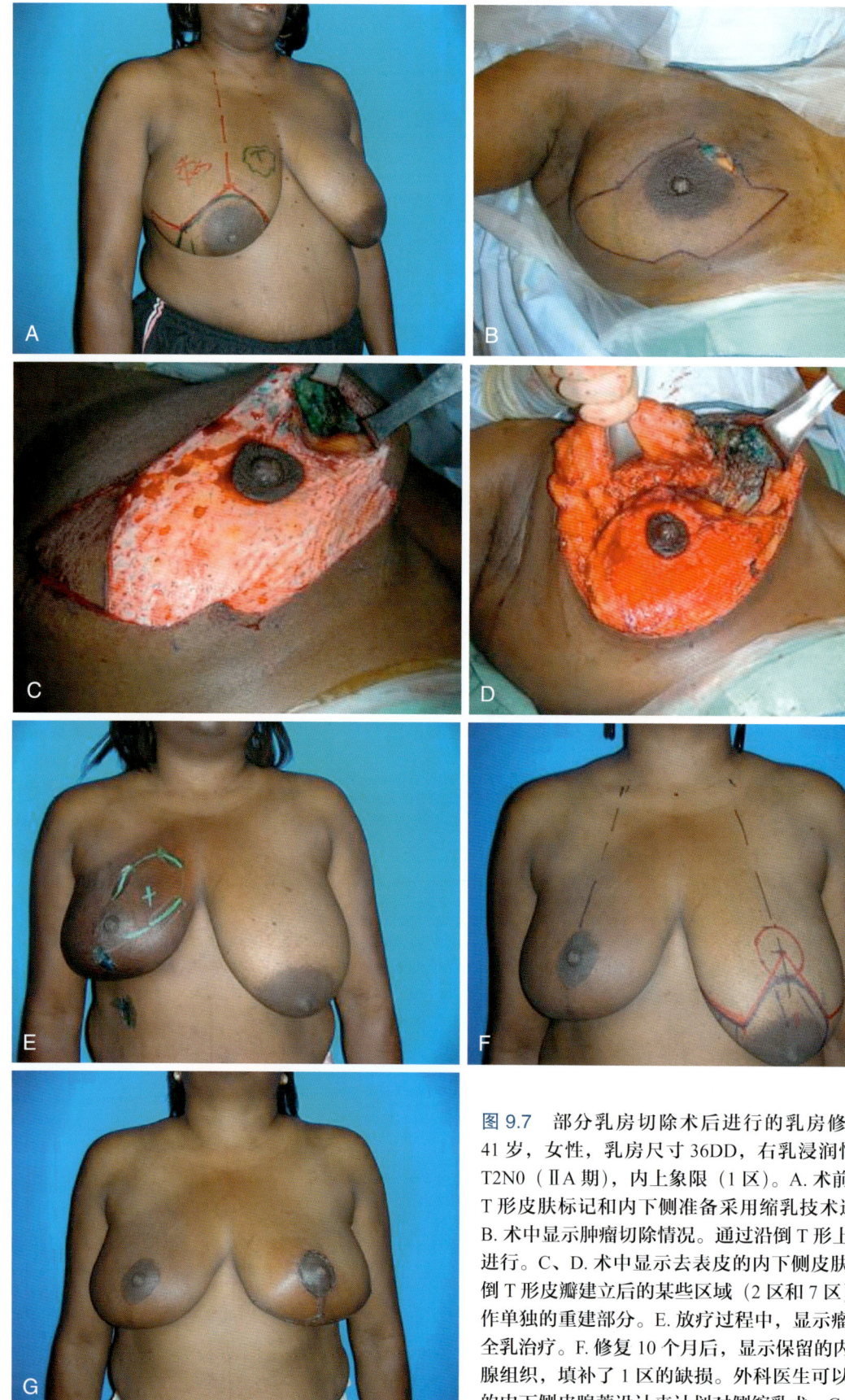

图9.7 部分乳房切除术后进行的乳房修复。患者41岁，女性，乳房尺寸36DD，右乳浸润性导管癌，T2N0（ⅡA期），内上象限（1区）。A. 术前视图。倒T形皮肤标记和内下侧准备采用缩乳技术进行修复。B. 术中显示肿瘤切除情况。通过沿倒T形上缘的切口进行。C、D. 术中显示去表皮的内下侧皮肤腺体蒂和倒T形皮瓣建立后的某些区域（2区和7区），可以用作单独的重建部分。E. 放疗过程中，显示瘤床加量和全乳治疗。F. 修复10个月后，显示保留的内侧楔形乳腺组织，填补了1区的缺损。外科医生可以使用相同的内下侧皮腺蒂设计来计划对侧缩乳术。G. 对侧缩乳术后1个月的视图

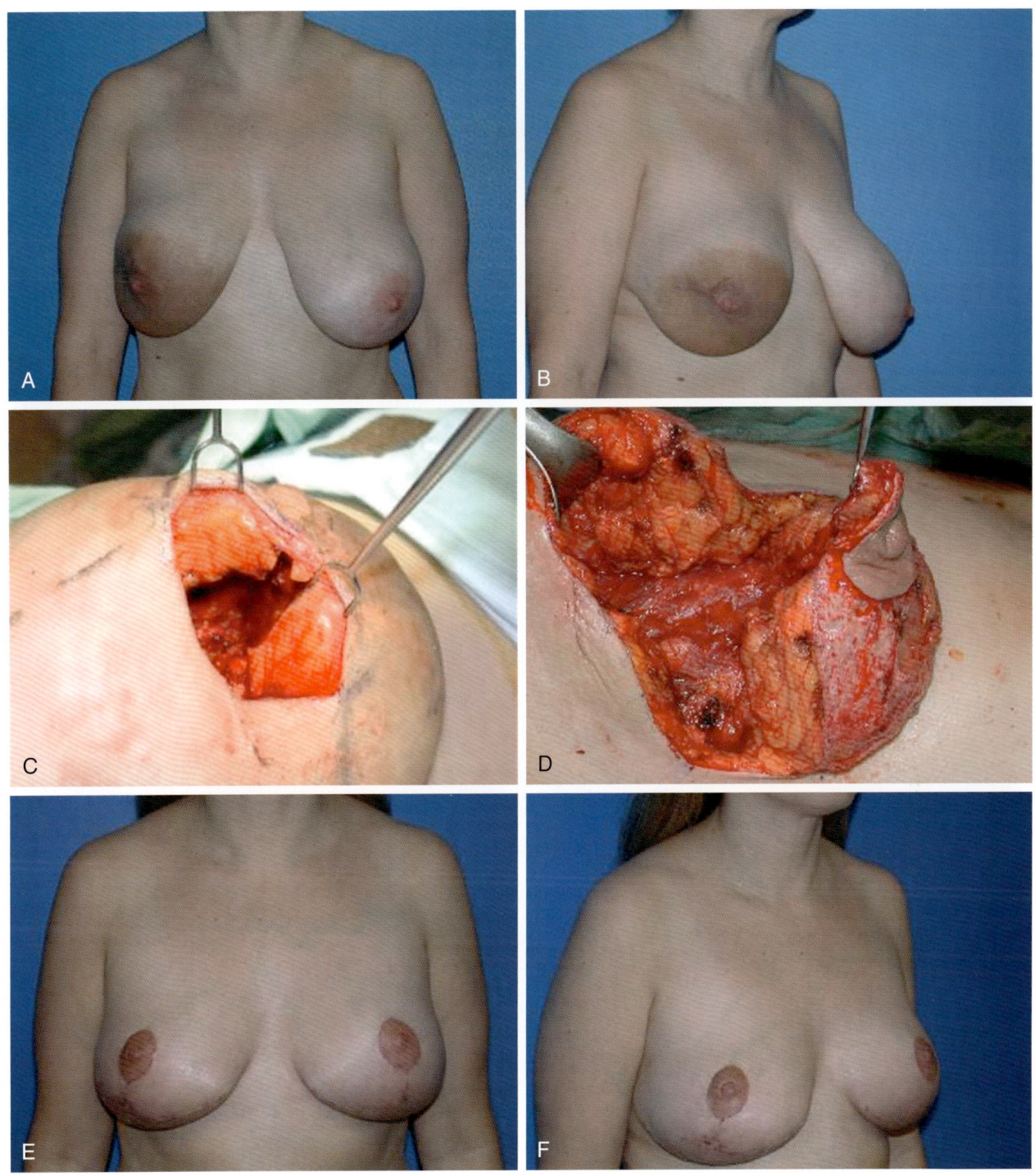

图 9.8 乳房部分切除术后的意外畸形。A、B. 女性，34 岁，在右侧乳房部分切除术后 2 周来就诊，对美学效果非常担忧。C. 在进行 Kronowitz 倒 T 形乳房整形术前，术中探查真皮腺体蒂血液供应。D. 术中视图显示血液供应充足，可以在放疗前使用内侧皮腺蒂进行延迟修复。E、F. 术后视图

迟重建的手段。

虽然美国各地的肿瘤整形术各有不同，但还是有以下一些建议。在可能的情况下，最好在全乳放疗前进行肿瘤整形术。因为这种方法的并发症最低，而且可以使用剩余的乳腺组织，保持修复后乳房的色泽和质地[6]。一个重要的问题是，肿瘤整形修复是否应在乳房切除时立即进行，还是在乳房部分切除术后、在放疗前延迟进行。然而，那些通过乳房 X 线检查的弥漫性微钙化患者或超声检查的多灶性肿瘤患者可能受益于等待（放疗前延迟修复），直到最终的切缘病理评估出来后再进行肿瘤整形术。总之，对于 D 罩杯大小或更大乳房的患者，放疗前立即修复最好通过肿瘤整形术来完成。同心移位、垂直肿瘤整形术或倒 T 形肿瘤整形术是非常通用的，可以常规用于大多数接受保乳手术的患者。

参考文献

1. Kronowitz SJ. State of the art and science in postmastectomy breast reconstruction. *Plast Reconstr Surg*. 2015;135(4):755e–771e.
2. Kronowitz SJ, Kuerer HM, Buchholz TA, Valero V, Hunt KK. A management algorithm and practical oncoplastic surgical techniques for repairing partial mastectomy defects. *Plast Reconstr Surg*. 2008;122(6):1631–1647.
3. Losken A, Hamdi M. Partial breast reconstruction: current perspectives. *Plast Reconstr Surg*. 2009;124(3):722–736.
4. Losken A, Styblo TM, Carlson GW, Jones GE, Amerson BJ. Management algorithm and outcome evaluation of partial mastectomy defects treated using reduction or mastopexy techniques. *Ann Plast Surg*. 2007;59(3):235–242.
5. Kronowitz SJ, Robb GL. Breast reconstruction and adjuvant therapies. *Semin Plast Surg*. 2004;18(2):105–115.
6. Kronowitz SJ, Feledy JA, Hunt KK, Kuerer HM, Youssef A, Koutz CA, Robb GL. Determining the optimal approach to breast reconstruction after partial mastectomy. *Plast Reconstr Surg*. 2006;117(1):1–11. discussion 12-4.

第 10 章 肿瘤整形乳房重建的局部皮瓣技术

JAUME MASIA AND JORDI RIBA VILCHEZ

译者：孙龙

简介

近年来，人群的标准化筛查和诊断技术的进步使乳腺癌检出更早，从而使得乳腺癌的诊断可以在肿瘤负荷相对较低时得以完成。因为发现较早，所以通常可以通过保乳治疗切除肿瘤，包括在最大限度保留乳房的情况下进行适当的手术。保乳疗法（BCT）是指在乳房部分切除术的基础上，结合针对肿瘤床的辅助放疗，对肿瘤进行治疗性手术。事实证明，就早期癌症患者的总生存率而言，这种治疗方法与乳房切除术不相上下[1]。

对于早期乳腺癌患者，有多种手术方式可供选择，其目的均是确保切缘在肿瘤学上是安全的，此外，还能达到美学上可接受的效果。现实情况是：即使如此，仍然有约 1/3 的患者不满乳房缩小带来的不良后果[2]。乳房不对称或乳头-乳晕复合体的位置和（或）形状改变（图 10.1）是造成患者不满意的最常见原因。肿瘤的位置和随后的乳房部分切除缺陷会影响手术效果，因为某些部位更能承受切除所带来的变化。这种标准化的处理方式带来的直接后果，就是部分乳房体积缺损的患者人数在不断增加。整形外科医生现在要面对各种放疗后乳房部分切除缺损的患者，这一直是造成患者社会心理不适和对身体形象不满的重要原因。由于上述及其他原因（表 10.1），保留乳房后乳房变形患者人数的增加引发了人们对探索和使用局部乳房重建技术的兴趣（图 10.2）。

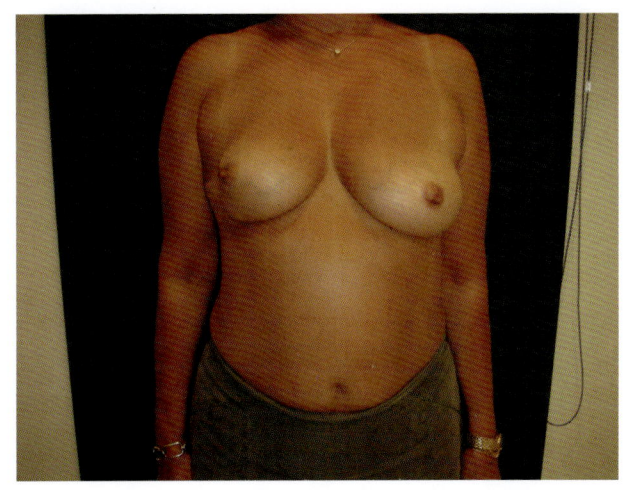

图 10.1 病例 A：乳头-乳晕复合体变形，原因是之前的一次右乳肿块切除术

表 10.1 局部整形技术使用率提高的影响因素

- 肿瘤检测方法的改进 → 早癌检出比例增加
- 保乳手术的进步 → 较小体积切除术
- 以瘤床为重点的放疗（在条件良好的情况下，主要用于局部组织）取代"全乳放疗"
- "同类替换"概念
- 显微外科技术和穿支皮瓣手术的发展
- 将脂肪填充作为局部处理的附加技术

目前，很难估计接受 BCT 的患者最终会立即或延迟接受整形手术的比例（表 10.2）。在手术前，强烈建议肿瘤整形外科医生和肿瘤科医生一起采用多学科方法商定治疗方案，这肯定会影响到重建的适应证。

表 10.2　影响使用局部皮瓣进行部分乳房重建的因素

逻辑因素	患者因素	肿瘤因素
医院是否有整形外科医生/肿瘤整形外科医生	患者个人决定，由整形外科医生/肿瘤整形外科医生指导	进行保乳治疗的可能性（肿瘤大小和位置）
整形外科医生/肿瘤整形外科医生的肿瘤整形技术知识	手术前的乳房大小	肿瘤安全边界，缺损大小与乳房体积比例
有关乳房部分重建技术的现有信息	合并症	放疗：是否需要辅助放疗，放疗类型

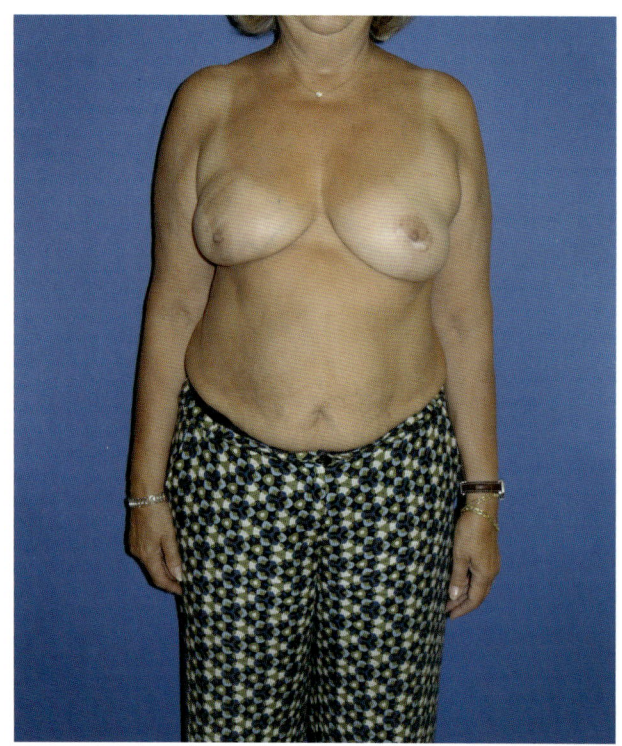

图 10.2　病例 A：术后图像。局部皮瓣覆盖后，乳头-乳晕复合体的位置和外观得到明显改善

大类。广义上讲，乳房过大和（或）下垂的患者将受益于以乳腺组织移动为基础的肿瘤整形技术（容积移位技术），在某些情况下，这种技术将改善女性乳房的外观。另一方面，乳房较小或不希望对侧乳房进行干预的女性则需要通过使用结合容积替代原理的局部皮瓣来增加容积。

- 容积移位技术：基于切除剩余乳腺组织后向肿块切除残腔移动的肿瘤整形技术。
  - 在切除和移动组织本身而不增加新的体积时，乳房的最终大小将小于对侧乳房。因此，为避免双侧乳房不对称，这些技术应与对侧乳房的乳房上提术或缩乳术同时进行。对整形外科医生来说，这些技术的学习曲线相对简单，只需应用普通的概念，最终结果是可以预测的。此外，这些技术在重建缺损部位时，不需要乳腺组织以外的其他任何东西，因此可以避免产生新的供体缺损。
  - 让整形外科医生参与设计肿瘤切除术的切口，可以最大限度地减少新瘢痕的产生，并优化瘢痕位置。因此，用于肿瘤切除术的切口也可用于肿瘤整形重建。
  - 尽管有完备的计划和执行，并发症还是不可避免的，通常是由腺体过度移动导致的脂肪坏死，从而掩盖了潜在的复发。同样，正常乳房结构的改变以及原始肿瘤床的移动可能会增加肿瘤随访的复杂性和难度，但这一论点尚未得到科学证实。
- 局部皮瓣重建：一种基于使用带蒂局部皮瓣从附近组织提供容积，而不使用腺体的肿瘤整形技术。

肿瘤整形手术：移位技术 vs 局部皮瓣技术

肿瘤整形技术诞生之初就面临着一个难题，即如何将肿瘤安全切除与术后美观效果相结合，让女性患者满意。

目前有多种肿瘤整形技术，一般根据肿瘤的大小和位置进行描述；因此，每个病例都是独一无二的，都会根据乳房和肿瘤的特征制订最佳治疗策略。不过，每种技术的选择都取决于外科医生的专业知识，而每种手术的适应证则取决于缺损的大小与术前乳房大小的关系。

根据组织处理的类型，乳房整形技术可分为两

- 在动员区域组织时，需要靠近缺损的供体区域，除了用于肿瘤切除的区域外，还会产生新的瘢痕。
- 有几种不同的局部皮瓣可用于矫正乳房部分切除术的缺损，这取决于所选择的供区和要转移到缺损区的皮瓣类型。这些皮瓣包括筋膜组织瓣或肌皮瓣。一般来说，这些技术适用于乳房较小而肿瘤较大的女性，因为没有足够的腺体组织来实施容积移位法。
- 在某些情况下，如果提供了与缺损体积相同的组织，并对皮瓣进行了充分的嵌入，就可以实现两个乳房之间可接受的对称度，而无须对对侧乳房进行对称性手术。
- 因此，这些技术也适用于不想对对侧乳房进行干预的女性；然而，在这些病例中能否达到最佳的对称性就不那么容易预测了，因为这取决于皮瓣术后的定植状态以及它对可能的辅助治疗的反应。与容积移位技术不同，实施该技术的乳房或瘤床的正常位置不会改变。

用于乳房重建的局部皮瓣

简介、适应证和禁忌证

尽管穿支游离皮瓣已成为乳房重建的金标准，但也不应低估带蒂皮瓣等局部皮瓣选择，因为已有明确证据提示它们在肿块切除术和部分乳房切除术后遗症处理中的有效性。

修复乳房缺损的局部方法多种多样，包括从基于轴向血管的技术［例如背阔肌（LD）肌皮瓣］到基于穿支血管的技术［例如胸背动脉穿支（TDAP）皮瓣等］。

因此，局部皮瓣是一种治疗方法，任何专门从事乳房重建的整形外科医生都应将其作为必备技能，因为在某些情况下，局部皮瓣可能会成为首选方式，并带来以下一系列好处。

- "同类替换"的概念：如果用于重建的组织与原乳房相邻，皮肤的质地、厚度和颜色会与原乳房更加相似。
- 手术时间较短：带蒂皮瓣不需要解剖受体血管、血管吻合或使用显微外科解剖技术和（或）特殊材料（穿支皮瓣除外）。
- 带蒂皮瓣的学习曲线较短（穿支皮瓣除外）。

这些皮瓣的手术技术基于乳房区域附近组织的旋转/移位，因此在决定各种皮瓣方案时，要重建的乳房缺损象限将起到决定性作用。因此，考虑到绝大多数带蒂皮瓣都是基于腋窝或背侧区域多余的真皮脂肪组织，位于外下侧象限的缺损将是带蒂皮瓣最容易覆盖的部位。另一方面，位于乳房内侧象限的缺损将给手术带来挑战，必须使用不那么传统的皮瓣。大多数局部蒂皮瓣，如 LD 肌皮瓣或其在穿支手术中的类似物——TDAP 皮瓣，都非常适合用于重建外侧乳房缺损，而在面对内侧乳房缺损时则不太可能达到这种效果。

在使用局部皮瓣进行乳房重建之前，有必要完成对患者和预期乳房缺损的全面评估，并在术前计划使用游离皮瓣或带蒂皮瓣进行重建。必须对风险和益处以及利弊进行评估。术前评估可以增加成功机会，并将重建失败的风险降至最低。这一事实在延迟重建中更为明显，因为在拟用皮瓣附近有先前的瘢痕（即腋窝淋巴结切除术可能会影响局部皮瓣的使用）。在其他情况下，尤其是在 BCT 标准化之前数年就进行了肿瘤切除的患者，在之前接受过放疗的情况下，较大的乳房畸形实际上可能是乳房切除术的适应证，并通过游离组织转移进行全乳房重建，而不是尝试有较大并发症可能的部分重建。因此，在需要使用局部皮瓣进行乳房重建的病例中，有一系列已确立的适应证和禁忌证可提示或排除使用局部皮瓣进行乳房重建（表 10.3）。

局部皮瓣的类型

如前所述，使用局部皮瓣进行乳房重建有不同的选择。

可根据以下两个主要标准对它们进行分类。
- 按组织分类：
  - 真皮脂肪瓣。

表 10.3　乳房重建中局部皮瓣应用的适应证和禁忌证

适应证	禁忌证
不愿接受长时间手术的患者更倾向于自体重建	绝对禁忌证：曾接受过外科手术，尤其是在腋窝部位或局部皮瓣的供区
部分乳房重建（肿块切除术、象限切除术），尤其是中小型乳房的重建	相对禁忌证：全乳放疗、腋窝放疗 → 在这些情况下，最好使用不受区域放疗损伤影响的健康组织，通过游离移植进行重建
自体隆胸（对侧乳房）	相对禁忌证：内侧象限的缺损 → 难以通过传统皮瓣实现覆盖，可以采用使用频率较低的皮瓣（IMAP 皮瓣、AICAP 皮瓣）
游离皮瓣部分坏死后的乳房畸形矫正术	相对禁忌证：乳房整体变形（先前的大面积切除＋放疗）→ 最好先完成乳房切除术，然后进行游离皮瓣重建术

注：IMAP，胸廓内动脉穿支；AICAP，肋间前动脉穿支。

- ○ 筋膜瓣。
- ○ 肌皮瓣。
- 按血管分类：
  - ○ 随机血管模式。
  - ○ 通过穿支血管。
  - ○ 通过轴向血管。

这些皮瓣中，有些比其他皮瓣用途更广，可以适应每个具体病例的需要。另一方面，有些皮瓣需要特定的适应证，本章将详细介绍。目前，全球公认的用于局部自体组织乳房重建的皮瓣是 LD 肌皮瓣。随着肿瘤整形技术和穿支皮瓣手术的发展和标准化，出现了适用于乳房重建的新的局部替代方法。

因此，任意皮瓣和穿支皮瓣是 LD 肌皮瓣的相对简单的替代方法，并具有多种优势。最主要的优点是保留了背阔肌，这不仅避免了牺牲背阔肌所带来的并发症，而且在局部复发的情况下，患者和外科医生还可以将其作为备用重建选择。

此外，由于不会出现肌肉萎缩导致皮瓣整体体积缩小，其最终效果更可靠。如果需要覆盖的缺损范围较大，这些皮瓣还可以与容积替代技术或脂肪注射技术相结合。

任意皮瓣

任意皮瓣是一种脂肪皮瓣，其血供不是基于轴向的血管蒂，而是基于灌注皮下网络的穿支。与传统的穿支皮瓣不同，任意皮瓣的远端存活率难以预测。为了将皮瓣坏死的风险降至最低，必须强调的是，其适应证仅限于小面积的缺损，最好是在乳房外侧象限。较大的乳房缺损最好使用穿支皮瓣进行重建，穿支皮瓣的可视化和显微外科解剖将为皮瓣的存活提供更大的保障，其坏死率也低于任意皮瓣。尽管如此，考虑到任意皮瓣与其他局部皮瓣相比具有一系列优势，因此不应低估其使用。

- 它的操作相对简单，不需要使用显微外科技术。
- 手术时间短，无需改变体位。
- 它不包括背阔肌，其解剖也不影响胸背肌蒂，术者因此保留了其他局部重建方案，以备不时之需，从而避免了在背侧区域开辟新的供区。
- 它的并发症发生率较低（不可预测的皮瓣坏死除外），住院时间较短，术后疼痛较轻。这有助于在必要时立即开始术后辅助治疗。

这些局部皮瓣在即刻重建中最为有用。如前所述，延迟重建时可能存在的先前的瘢痕或切口会限制皮瓣的设计和适用性。

菱形瓣

菱形瓣适用于重建乳房外侧象限的小缺损。

当直接缝合会造成外观上无法接受的"猫耳朵"畸形，或者需要沿乳房表面增加过多的瘢痕长度时，这种方法尤其适用于覆盖这些缺损。

为确保良好的美学效果，皮瓣中应包含足够的脂肪，因此极瘦的女性应避免使用此皮瓣。

在仰卧位时进行标记，将肿块切除缺损转化为菱形缺损，就像 Limberg 皮瓣一样，这样在切除后，其中一个切除边缘就构成了皮瓣的一个侧缘（图10.3）。

在剥离时，有必要将剥离范围扩大到肌肉筋膜，以保证正确的旋转轴，并在无张力的情况下闭合伤口；否则，可能会发生皮瓣远端坏死。皮瓣完全坏死的可能性很小[3]。

腋下皮瓣

腋下皮瓣是重建乳房外上象限中小型缺损的有效治疗方法。需要注意的是，位于缺损上侧的皮瓣基底必须至少宽6~8 cm。该皮瓣的标记将通过在腋窝下区域进行的捏拿试验来指导，因为它可以在该区域利用多余的皮肤和脂肪，而不会导致邻近的乳房轮廓变形。因此，这种皮瓣不适用于象限切除缺损的瘦弱患者，因为腋下水平的可用组织最多相当于乳房总体积的25%。Chatuverdi 在2004年提出，如果不需要皮肤覆盖，皮瓣可以去表皮，仅填充乳房外侧象限的容积缺损[4]。与其他任意皮瓣类似，用于淋巴结手术或肿块切除术的切口也将与皮瓣的侧缘相对应；强烈建议肿瘤整形外科医生和整形外科医生在手术时进行合作，以恰当地勾画切口，并开展肿瘤切除、淋巴结切除和肿瘤整形重建的相关技术工作。

采集皮瓣时不需要让患者侧卧，但必须保持手臂外展90°，以便于触及肌肉筋膜并正确旋转皮瓣。采集皮瓣后，必须尽快内收手臂，以避免切口

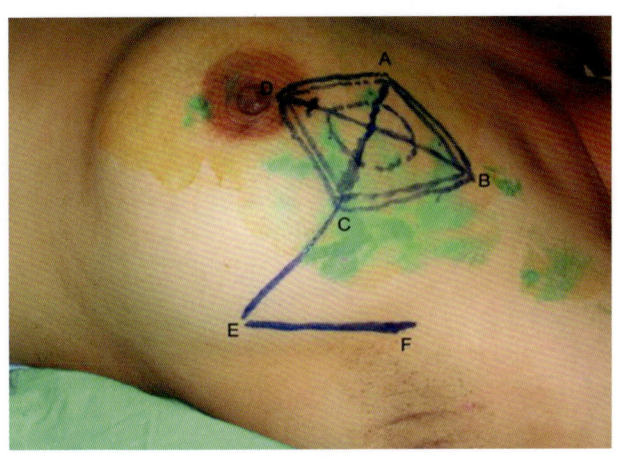

图10.3 用于乳房重建的菱形瓣技术［引自 J Breast Health 2015;11(4):186–191, by Menekse E.］

受到张力，确保乳房轮廓的正确重塑。

胸背外侧皮瓣

这种具有随机血管模式的筋膜皮瓣可被视为腋下皮瓣的镜像，但以下部为基础。因此，它适用于乳房外下象限的中小型缺损。该设计最初由Holstrom 在20世纪80年代中期描述，其形状类似于"斧形"或"楔形"，基底宽约7 cm，位于乳房下皱襞的外侧延续处。向后，皮瓣的轴线将被引向胸部外侧区域，该处多余的真皮脂肪将被纳入设计中，这一点之前已通过捏拿试验进行了测试（图10.4 和图10.5）。一般来说，皮瓣的宽度不超过7~9 cm，长度不超过15~18 cm。尽管是任意皮瓣，

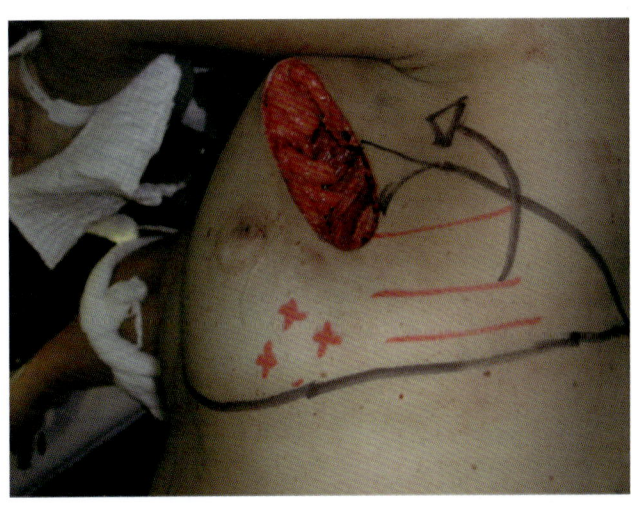
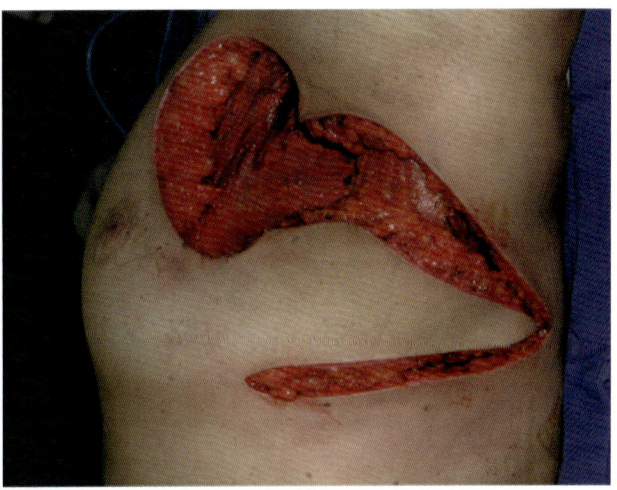

图10.4 用于乳房重建的胸背外侧皮瓣（引自 Plast Reconstr Surg 2006;117:1699, by Mendonça A.）

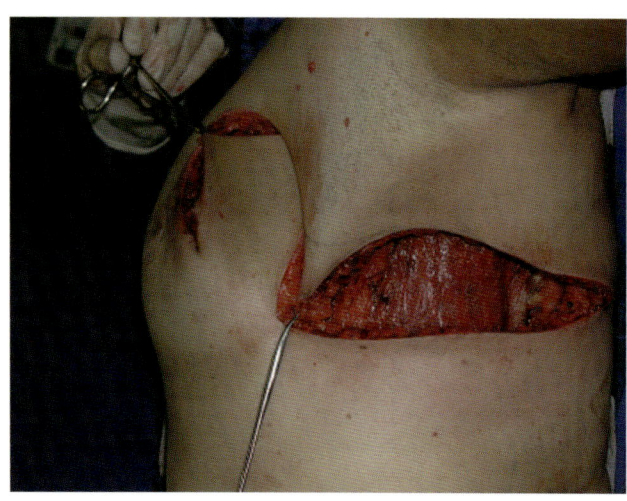 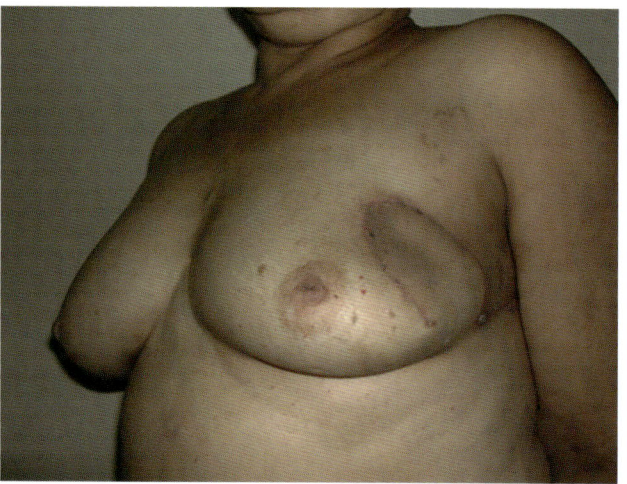

图 10.5　用于乳房重建的胸背外侧皮瓣（引自 Plast Reconstr Surg 2006;117:1699, by Mendonça A.）

但其主要血管来自肋间分支；因此，在解剖这种皮瓣时，必须考虑两个基本方面，以确保其可行性。

- 在进行肿瘤切除术时，避免对乳房下皱襞的外侧区域造成破坏。
- 在皮瓣中包括前锯肌筋膜。

供体部位可以直接缝合，水平瘢痕将隐藏在胸罩下方。如果供体量不足，可采用联合技术。这种皮瓣的使用虽然并不广泛，但已有报道。该皮瓣用于延迟乳房重建已有多年，建议将其用于 BCT 继发缺损的即刻重建，且不会导致皮瓣或供体部位并发症的发生率升高[5]。并发症的发生多出现于住院的前几天，并不会延迟辅助治疗进程。最近，由于显微外科技术的标准化和对侧胸区穿支的进一步了解，TDAP 或肋间动脉外侧穿支（LICAP）皮瓣被认为是比胸背外侧皮瓣更有效、更安全的替代方法。

肌皮瓣

LD 肌皮瓣

从 20 世纪 70 年代中期起，就有人使用 LD 肌皮瓣进行乳房重建，这种方法因其相对简单和血供稳定而广受欢迎。此外，多项研究表明，与仅使用乳房假体重建的患者相比，曾接受过放射治疗的患者在使用 LD 肌皮瓣和假体的同时，可获得更好的美学效果，并显著降低并发症的发生率。因此，LD 肌皮瓣很快成为乳房重建的主力皮瓣。从那时起，LD 肌皮瓣一直是延迟重建和即刻重建可靠的首选皮瓣，既可做单纯自体皮瓣手术，也可与植入假体相结合。然而，随着穿支皮瓣的出现，为了降低因切除背阔肌而导致的功能障碍，其适应证也在不断减少（图 10.6）。

皮瓣特征

- 血供：LD 肌皮瓣属于 5 型皮瓣（根据 Mathes 和 Nahai 的分类），以胸背动脉为基础。胸背动脉是肩胛下动脉的分支；肩胛下动脉源自腋动脉。当胸背动脉进入肌肉时（大约在肩胛下动脉分叉后 8~12 cm 处），它会分成两个主要分支：一个是大口径垂直分支，另一个是水平分支。在这两支之间，存在各种相互连接的分支，可以营养整块肌肉。经典的 LD 肌皮瓣基于胸背动脉的垂直分支。
- 血管直径：2~4 mm（动脉）；2~5 mm（静脉）。
- 血管蒂长度：7~12 cm。
- 皮瓣的大约最大尺寸：25 cm × 15 cm。
- 术中位置：需要改变体位。
  - 皮瓣采集时：侧卧位，手臂外展 90°，肘关节屈曲 90°。
  - 皮瓣修补缺损和乳房重塑时：仰卧位。

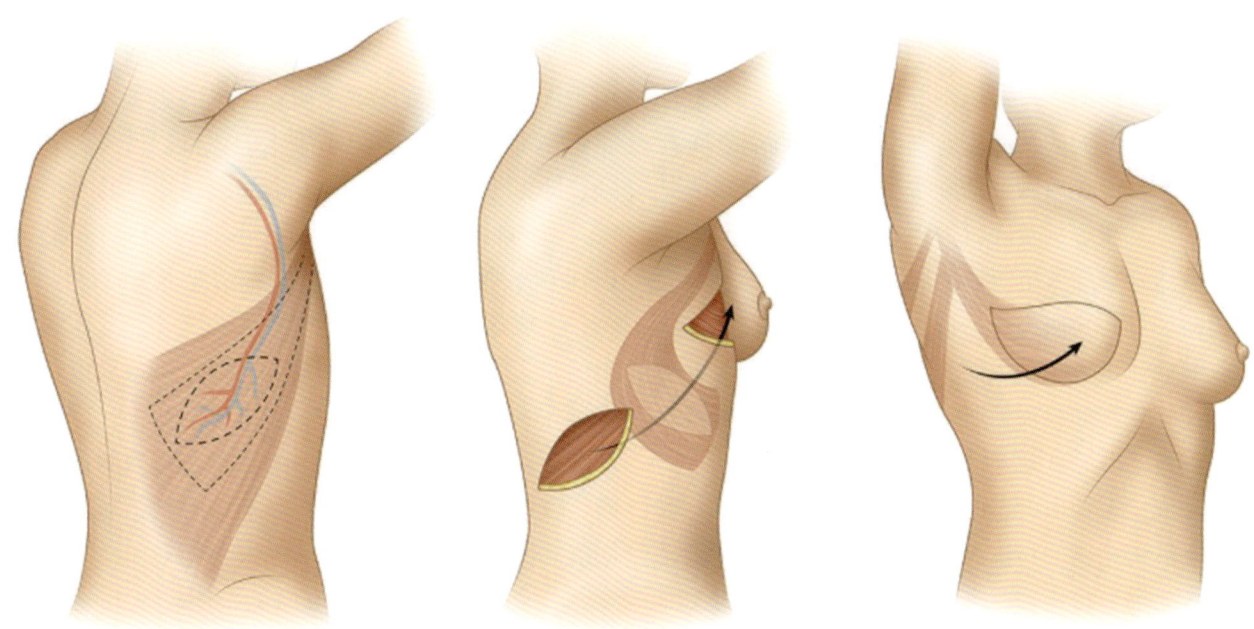

图 10.6　用于乳房重建的背阔肌肌皮瓣（引自 Prestige Institute website, 2017, by Tamburrino J.）

术前准备

理想情况下，标记必须在皮瓣采集时的相同体位进行（例如，手臂和肘部分别外展和屈曲 90°）。

正确定位后，应标记最相关的解剖标记：背阔肌游离缘（前界）、肩胛下缘（上界）、背中线和棘突（后界）以及髂后上棘（下界）。这有助于划定背侧的肌肉形状。皮瓣的瓣部可以有多种方向（纵向、横向、斜向），但水平设计可以使瘢痕隐藏在胸罩背带后方。此外，将瘢痕置于与静止皮肤张力线平行的位置，可以使术后瘢痕的质量更好。皮瓣中可包括的皮肤量必须取决于能否关闭背部切口。这可以通过捏拿试验来估计。一般来说，12 cm 宽的皮岛可以直接闭合，除非之前有过腋窝手术史（这是可能的手术禁忌证）。LD 肌皮瓣的血管是恒定和确定的，因此手术前无需进行 CT 扫描。如果患者之前接受过腋窝手术，且背阔肌功能不佳或丧失，则必须考虑到胸背血管蒂和神经受损的情况。在这种情况下，应考虑进行术前成像检查。

手术技术

做完手术标记后，患者取仰卧位或侧卧位。侧卧位可进行乳房部分切除及重建，而无需进一步改变体位。这种体位既适合即刻重建，也适合延迟重建。重建的第一步是在患者仍保持仰卧位的情况下，从前方确定胸背血管蒂，尤其是在同一手术中进行了腋窝淋巴结活检的情况下。这种方法的好处是确保胸背血管完好无损且通畅。

一旦手术的初始部分完成，并且知道了乳房部分切除术缺损的尺寸，就将患者置于侧卧位。切开皮岛，然后解剖至肌肉筋膜水平。沿着背阔肌解剖界限的方向，在筋膜上继续剥离，目的是暴露重建所需的肌肉表面。最好选择由胸背动脉垂直分支灌注的那部分肌肉，因为它比水平分支的血管口径更大、走向更稳定。重建时不需要的肌肉将留在其自然部位，因此只需切除部分肌肉。

暴露背阔肌后，使用电刀松解肌肉的内侧和下侧起始点，并从远端向近端方向剥离。重要的是要保持在同一深度，以避免斜方肌（在其最内侧区域）或前锯肌（在其最上方区域）被抬起。注意肌肉纤维的方向有助于做到这一点。一旦确定了背阔肌的血管深入肌肉位置，就可以根据覆盖缺损所需的活动范围对其进行部分或完全解剖。在完全解剖的情况下，必须注意不要将皮瓣的全部重量都加载到胸背血管蒂上，因为可能会发生不可逆的痉挛，甚至撕脱血管蒂。

如果在手术开始时未识别胸背血管蒂，则必须在其进入肌肉的入口处识别并保留血管。如果患者需要皮瓣有更大的活动度，则有必要沿近端方向剥离血管蒂，但在肩胛下动脉水平剥离血管蒂的情况并不常见。在解剖基底时，笔者倾向于离断胸背神经。虽然这会导致更明显的肌肉萎缩（高达30%），但离断后可防止肌肉在新位置时发生动态收缩。这种收缩会让患者感到烦恼，而且美学效果差。与离断神经相反，如果前锯肌的血管分支不妨碍皮瓣的正确旋转，则通常会予以保留。

完成皮瓣和血管蒂的解剖后，沿乳房袋方向剥离皮下隧道，以便将皮瓣移位到缺损处。在直接缝合供区之前，将皮瓣与乳房切除瓣缝合，并用无菌敷料覆盖。将两根封闭的抽吸引流管放入背阔肌的供区，然后分层关闭供体部位。关闭后胸腔后，患者取仰卧位，腰部部分屈曲，以便于皮瓣嵌入，并对乳房进行最佳重塑。在皮瓣嵌入过程中，皮岛的位置要尽可能低，以避免在领口和乳沟区域留下明显的瘢痕。另一方面，残余肌肉缝合到乳房切除的上皮瓣，甚至可以部分翻转，以增加乳房的体积，使乳房上象限有更好的外形。

内镜下获取 LD 肌皮瓣

多年来，恒定的解剖结构、标准化的技术和良好的效果成就了 LD 肌皮瓣作为乳房重建的主要选择之一。尽管如此，需要考虑的一个重要缺点是其供区切口较长。根据 Adams 等人的研究，在使用这种技术进行乳房重建的患者中，约有 22% 的人认为供区瘢痕是不可接受的[6]。因此，出现了不同的技术来缩短供区切口。目前使用的主要技术是内镜技术。内镜下取 LD 肌皮瓣的技术从 20 世纪 90 年代末开始得到推广；随后，Pomel 和 Missana 确认这种技术是对接受乳房皮肤切除术患者进行即刻重建的有效选择，因为这种方法无需皮岛即可获取 LD 肌皮瓣[7]。

尽管这项技术在供区层面的优势已得到证实，但由于需要对内镜器械的使用进行培训，而且学习曲线较长，目前尚未得到广泛应用。这项技术满足了前面提到的要求，是一种重建替代方法，尤其适用于进行肿瘤切除术或象限切除术的患者。利用肿瘤切除术和（或）淋巴结手术的切口，只需患者仰卧位即可进行手术。这样，通过上述切口的直接观察，背阔肌的前缘就与前锯肌分离了。这将有助于识别胸背神经血管蒂，并在某些情况下离断神经。

完成这些步骤后，患者的体位与传统 LD 肌皮瓣的采集方式相同，只是皮瓣将在内镜下采集。有多种技术可用于创建视野，包括手动拉钩和球囊辅助法，以及 CO_2 充气法。一旦确保了适当的内镜暴露，就开始在筋膜上平面进行肌肉解剖，随后在深面继续进行。

一旦完成所需肌肉表面的暴露，就开始通过内镜进行肌肉的外周分离。在某些病例中，尤其是需要大面积皮瓣的病例，需要在侧翼水平切开约 3 cm，以释放皮瓣的最远端区域。一旦 LD 肌皮瓣被释放到外周，就需要评估其转位到缺损处的能力。腋窝切口可直接观察到肱骨的分离，因此可以提高其转位能力。随后，皮瓣与缺损的适配将按常规进行。

尽管不同外科医生的技术存在差异，但传统皮瓣采集术和内镜皮瓣采集术的存活率是相似的。主要区别在于内镜皮瓣采集术的供区并发症发生率较低。内镜技术的优点包括瘢痕不明显、开裂率低，以及对供区伤口敷料的要求较低。

虽然内镜下切口的大小应允许保留真皮下和皮下淋巴丛，但内镜摘取术并未能降低血清肿的形成率，其发生率与传统技术相似。

局部穿支皮瓣

简介

随着显微外科技术的标准化，穿支皮瓣已显示出其能力，不仅可作为乳房重建的治疗首选，还可用于身体的不同部位[8]。根据 2002 年根特共识，这些显微外科皮瓣的名称取决于穿支血管所来自的主要动脉。全球公认腹壁下动脉穿支（DIEP）皮瓣技术是使用穿支皮瓣进行乳房重建的金标准，因此在找到足够口径和灌注能力的血管时，也应将局部穿支皮瓣作为可行的选择。

与之前讨论的局部皮瓣一样，乳腺外科医生和整形外科医生应在干预前讨论和规划预期乳房部分切除术缺损的大小和切口的位置。虽然肌皮瓣不需要进行 CT 血管造影，但通过 CT 血管造影或磁共振血管造影（表 10.4）进行术前评估，有助于确定穿支位置和获取穿支皮瓣。这些扫描可预测穿支血管的存在和走向，减少术中剥离时间，降低并发症发生率。

胸背动脉穿支（TDAP）皮瓣

TDAP 皮瓣（视频 10.1，详见视频目录）是一种基于穿支血管的筋膜皮瓣，取决于胸背肌蒂，可作为有蒂皮瓣或游离皮瓣用于多种适应证。虽然这种皮瓣多年前就归于有蒂皮瓣，但直到显微外科解剖技术普及后，它才被用作肿块切除术和乳房切除术缺损的重建选择。目前，它是自体组织重建中最常用的方法之一，尤其是当手术团队中包括一名经验丰富的显微外科医生时。TDAP 皮瓣主要适用于乳房外侧象限水平缺损的患者，以及不宜使用游离显微外科皮瓣的患者（病例 B，图 10.7～图 10.10）。

与肌皮瓣相比，TDAP 皮瓣的优势在于保留了背阔肌和运动神经分支的完整性，因此不会影响肌肉功能。此外，当背阔肌保持原位时，产生的死腔极少，因此供体部位血清肿形成的概率大大降低。一般而言，术后疼痛大大减轻，住院时间和恢复时间大大缩短。

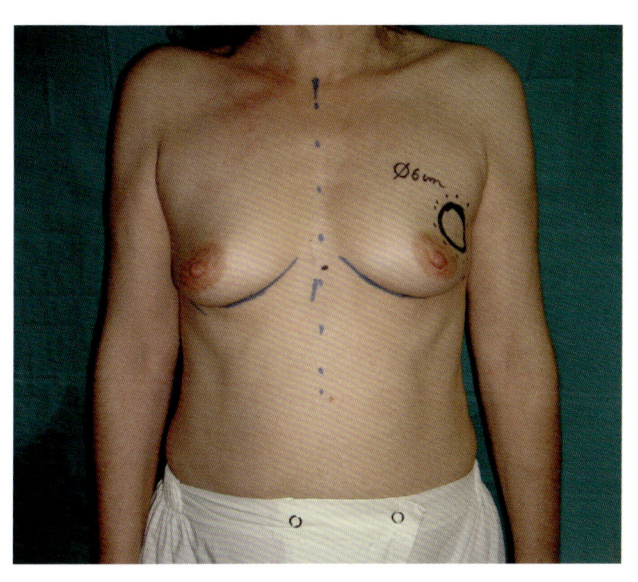

图 10.7　病例 B：术前照片。注意乳房外侧的预估缺损情况

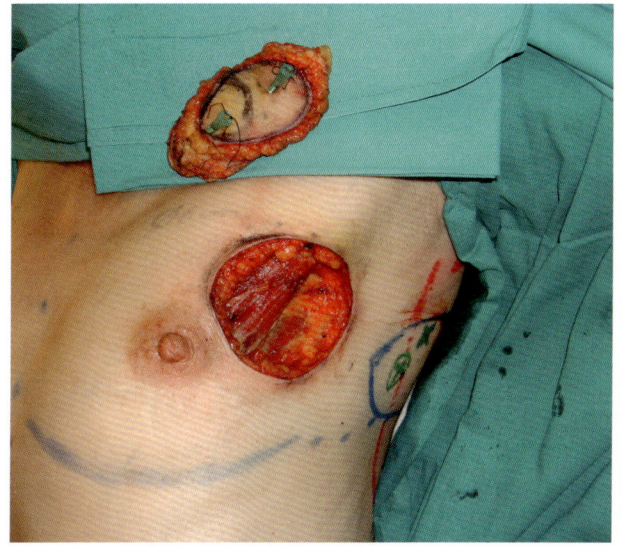

图 10.8　病例 B：术中图示，切除区段组织，需要覆盖的缺损及胸背动脉穿支的标记

表 10.4　穿支皮瓣的优缺点

优点	缺点
它们覆盖的皮肤表面与 LD 肌皮瓣相同	手术复杂，有难度，需要较长学习曲线
没有肌肉萎缩→最终体积比 LD 肌皮瓣更可预测	需要显微外科器械
供区的并发症较少	在局部复发的情况下不能使用同侧 LD 肌皮瓣
术后疼痛更少，住院时间更短，更早回归社会	有时体积不够，需要进行脂肪移植等辅助手术
没有功能障碍，所以能保持运动能力，康复速度更快	患者的合并症（腋窝放疗、吸烟、动脉硬化等）对手术效果影响更大
柔韧性高，可充分塑造乳房轮廓，达到最佳美学效果	

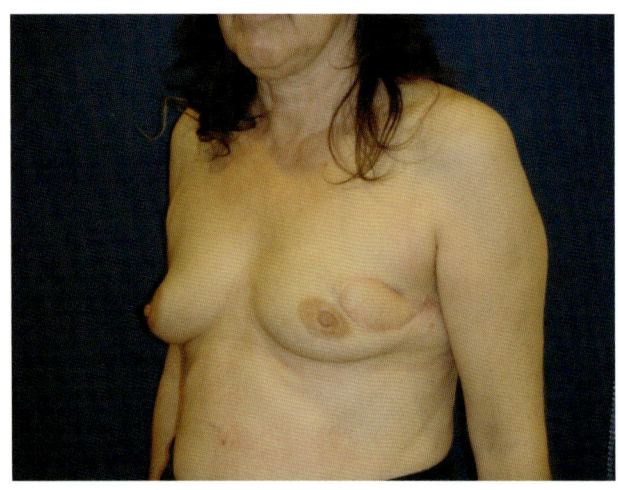

图 10.9 病例 B：术后 3 个月的照片

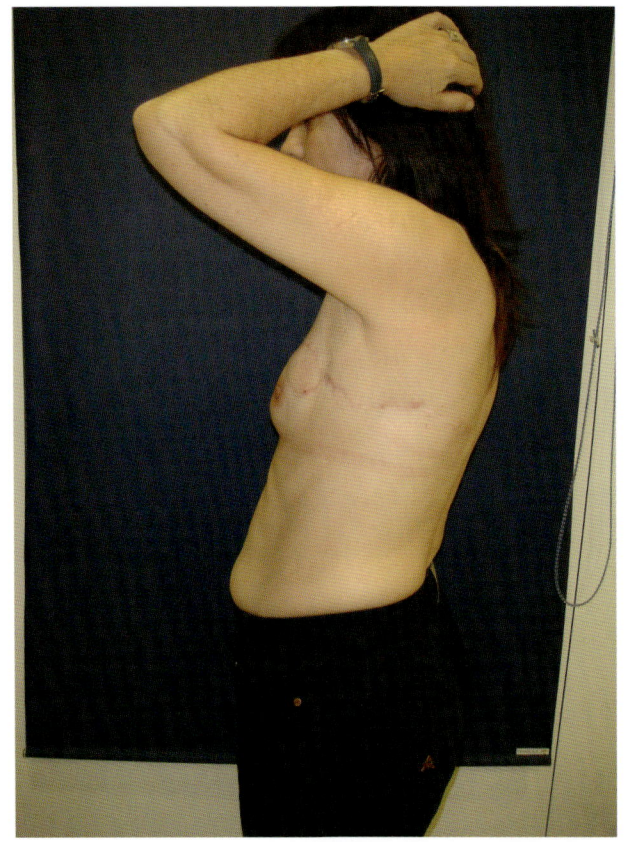

图 10.10 病例 B：术后 3 个月的照片。图示供体部位的瘢痕

皮瓣特点

- 血供：最初是根据胸背动脉的肌皮穿支分支描述的。胸背血管蒂位于胸外侧区域，那里有其他大动脉，如胸外侧动脉或其分支。丰富的血管网络还包括肌间隔穿支，80% 以上的病例都有这种穿支，依靠这三条主干中的任何一条都可以支撑皮瓣血供。
- 穿支血管直径：0.8~1.5 mm。
- 血管蒂长度：7~10 cm。
- 皮瓣的大约最大尺寸：20 cm × 12 cm。
- 患者的体位及术中的体位改变：与传统获取 LD 肌皮瓣时相同。

术前准备

与 LD 肌皮瓣一样，如果需要皮岛，也要进行捏拿试验，以计算出皮岛的大致尺寸，从而可以直接闭合供区。

为了方便皮瓣的采集，在患者处于麻醉状态下，使用生态多普勒对穿支进行勾画。在手术台上以适当体位进行麻醉可以确定穿支的位置。重要的是要确定穿支的确切位置，而不是胸背动脉和静脉主干的位置。这些穿支的划分可用于设计 TDAP 皮瓣的瓣部。有了穿支"地图"，皮肤区域通常可以定位在比预期更靠前的位置，即背阔肌游离边缘前方几厘米处。这样做的目的是以有时存在于前锯肌和背阔肌之间的交通支为基础制作皮瓣。除了穿支外，还应该标记其他常规用于获取 LD 肌皮瓣的记号，用以设计以穿支为中心的皮岛。

手术技术

有不同的方法来计划获取 TDAP 皮瓣。部分学者主张在皮瓣前缘开始剥离，希望在此水平找到交通支。如果存在，则将促进皮瓣分离，并显著减少术中时间。一般来说，获取皮瓣最普遍采用的方法是由远及近、由内而外开始解离（向背阔肌的自由边缘推进）。一旦确认穿支，其可行性得以保证，则可以修改皮岛的设计。文献和临床证明[11]均表明，一个具有足够口径和可触及脉搏的单一穿支，即可满足相对较大的 TDAP 皮瓣血供。

垂直分支通常会发出 3~4 条穿支，与水平分支的穿支相比，垂直分支的穿支更好用，主要是因为穿支的位置和数量更容易预测（图 10.11）。因此，第一条穿支通常出现在距腋窝后皱襞 8~10 cm 处的背阔肌筋膜上，而其余穿支则每隔 3~4 cm 逐渐出现一条，并沿着

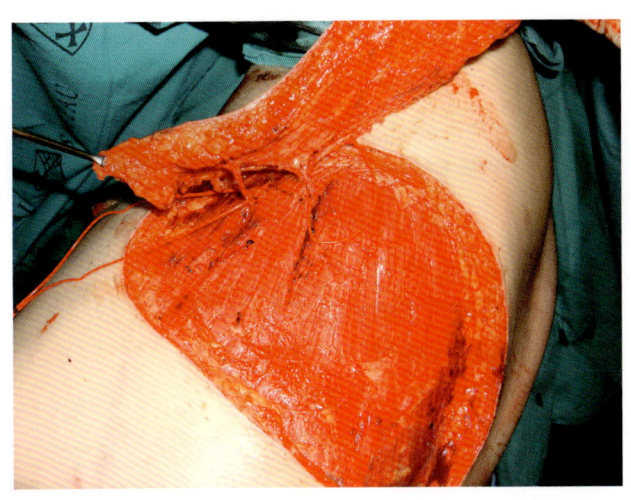

图 10.11　术中图片显示带蒂 TDAP 皮瓣中的一对胸背穿支

垂直支的远端走行。所有穿支通常位于背阔肌游离缘后方 2~3 cm 处。与水平支的穿支血管相比，垂直支的穿支到主蒂的肌内走向更短。主穿支周围通常会有一个半齿状/脂肪平面，一旦确认了主穿支，就应使用显微外科技术沿着主蒂的方向对其进行解剖。穿支本身应沿其后表面与肌肉相连，应避免"扭结"和自身突然移动。在解剖过程中，有必要电凝或剪切小血管分支，但应尽力保留肌肉的神经分支。如果是小口径穿支，建议不要将血管完全解剖，并在其周围保留一个肌肉袖带作为保护。

根据所取的肌皮瓣的大小，笔者描述了几种类型的保留肌肉的 TDAP 皮瓣[12]。穿支从其蒂部剥离到起始部，就可以在近端进行剥离，以根据需要增加长度。一旦穿支和蒂的解剖完成，皮瓣就会在被分割的背阔肌之间穿行，以便将皮瓣移位到乳房部分切除缺损处，在那里暂时嵌入皮瓣，以便进一步重塑。如果不需要皮肤覆盖，皮瓣可部分或完全去表皮并埋藏；不过，许多外科医生更喜欢留一小块外部皮肤进行监测。

肋间动脉穿支（ICAP）皮瓣

- 血供：存在于主动脉和乳内血管之间的肋间血管弓的穿支。该弓在肋骨下缘下方延伸，并在肋骨全长处形成穿支血管。对于乳房重建，基于外侧穿支的皮瓣（肋间动脉外侧穿支皮瓣，LICAP 皮瓣）和基于前方穿支的皮瓣（肋间前动脉穿支皮瓣，AICAP 皮瓣）都很有用。后穿支有时直接来自胸廓内血管。这些皮瓣与肋间神经相邻，可与肋间神经一起获取，形成"感觉皮瓣"。
- 穿支血管直径：0.8 mm。
- 蒂长度：2~5 cm。
- 皮瓣的大约最大尺寸：20 cm × 10 cm。
- 患者的术中体位：仰卧位，手臂外展 90°（AICAP 皮瓣、LICAP 皮瓣），但在某些情况下，采用 LICAP 皮瓣的患者需要采用与获取 LD 肌皮瓣相同的体位。

由于各种原因，基于肋间动脉穿支的皮瓣并不常见。其适应证是有限的，因为它们的血管蒂较短，而且有可能导致气胸。这两个因素都使得这些肋间肌瓣不太适合用于部分乳房重建。肋间肌瓣有多种变体，取决于其穿支出现的区域（背侧、外侧或前侧）。在乳房重建中，LICAP 皮瓣和 AICAP 皮瓣可能是有用且可取的，因为这些皮瓣的设计沿着乳房下皱襞延伸，瘢痕很容易隐藏在胸罩下方的线条中。与 TDAP 皮瓣不同，基于肋间动脉的皮瓣具有无需改变位置的优点，并且为肿瘤复发和再次手术时保留胸背血管蒂。

在获取皮瓣之前，强烈建议术前通过 CT 血管造影或多普勒超声来识别穿支血管。一般来说，穿支主要集中在第 5 至第 8 肋之间，最常见的是第 6 至第 7 肋之间。LICAP 皮瓣的穿支位于背阔肌游离缘前方约 3 cm 处，而 AICAP 皮瓣的穿支则位于胸骨边界内侧 1~4 cm 处。解剖通常从皮瓣的外侧开始，在确定穿支位置后，继续经肌肉解剖至主血管蒂。如果是 LICAP 皮瓣，则通过背阔肌和（或）前锯肌进行剥离；如果是 AICAP 皮瓣，则通过胸大肌进行剥离。一旦确定穿支的起始部位，通常可获得 3~4 cm 长的蒂。通过延长肋间肌的剥离，可以增加这一长度。通常不建议在肋间隙进行显微外科解剖，因为这种方法比较繁琐，而且手术视野狭窄，对穿支有潜在危险。一旦获得所需的基底长度，就可以将皮瓣作为螺旋桨旋转或以 V-Y 方式推进，以覆盖缺损。切口可原位闭合并隐藏在胸罩下。

胸廓内动脉穿支（IMAP）皮瓣

IMAP 皮瓣以来自胸廓内动脉的胸骨旁穿支为基础，这些穿支从第 1 至第 6 肋间隙发出肌皮支。这些穿支，尤其是较大的穿支，位于第 2 和第 3 肋间隙，并伴有静脉和肋间前神经的敏感分支；因此，有可能形成有感觉的皮瓣。IMAP 皮瓣作为一种重建方法，可用于部分乳房切除术缺损相对有限，因为会造成对侧乳房的畸形（即供体区域）。因此，它的使用相对有限。IMAP 皮瓣很少作为首选；然而，当面对位于乳房内侧或上象限的缺陷时，它是有用的。当用于患侧乳房时，对侧或供体乳房应考虑缩乳术，以确保美学结果。

皮瓣特点

- 血供：胸廓内动脉的分支。在穿过肋间肌和胸大肌之后，它们沿外侧方向继续上行。
- 穿支直径：0.8~1 mm。
- 蒂长度：1~2 cm。
- 皮瓣的大约最大尺寸：20 cm × 8 cm。
- 患者术中体位：仰卧位。

手术技术

与其他穿支皮瓣一样，术前需要通过 CT 血管造影或多普勒超声进行识别。皮岛的设计将以穿支为基础，皮瓣的剥离从外侧向内侧开始。在筋膜下平面走行可以提高皮瓣的存活率，因为穿支会在其浅层游走，所以建议尽可能在该平面上进行。穿支通常出现在距胸骨边缘不到 2 cm 的地方，因此当解剖接近穿支时，应愈发小心。一旦确定穿支位置，建议在其周围保留一个小的筋膜袖带进行保护。解剖以跨肌肉模式在整个肌肉深度进行，这增加了手术的难度，因为穿支紧邻软骨周围通过。

如果需要增加血管蒂的长度，可以切除肋软骨，并进一步剥离胸廓内血管。

时机的重要性：在保乳治疗中何时使用局部皮瓣技术进行乳房重建

保乳手术的倡导者已经证实，在将肿瘤切除联合后续放疗与乳房切除术进行比较时，患者的局部复发率和总生存率是相似的。关于乳房部分切除术缺损重建的最佳时间存在一定程度的争议。我们应该等到辅助放疗完成后再重建缺损吗？即刻重建是否会干扰辅助治疗或术后复查？

幸运的是，围绕乳房部分切除术缺损即刻重建的争议已经得到解决。有以下几个理由支持即刻重建乳房部分切除缺损。

- 目前还没有科学证据表明在即刻重建前使用新辅助治疗是禁忌的，即刻重建本身也不会导致辅助治疗的延迟（如有必要）。另一方面，由于没有添加新组织，在张力作用下直接闭合可能会导致开裂、脂肪坏死和其他轻微的局部并发症，从而可能推迟辅助治疗的开始时间。
- 与放疗前即刻重建相比，延迟重建会导致曾接受过放射治疗的组织的并发症发生率更高，这不仅体现在解剖血管蒂或穿支方面，还体现在皮瓣能否充分嵌入，以及外科医生能否以最佳方式重新排列和重塑剩余软组织。由于乳房组织柔软、有弹性且未受辐射，外科医生在即刻手术中以最佳方式对乳房进行嵌入和重塑的能力得到了提高，从而减少了并发症，提高了美学效果。患者的情绪和心理状况也会因此改善。
- 避免斑块效应：由于放疗的有害影响，在对剩余乳房组织进行照射后延迟重建会影响其质量。由于未受放疗的组织转移到了乳房中，放疗后的重建通常会导致斑块效应。这将使乳房的质地和皮肤的质量产生明显的差异，造成更多的愈合不良，并导致高达 50% 的患者出现并发症[14]。
- 肿瘤整形重建后进行放射治疗的一个好处是，它可以改善某些瘢痕的外观美感，如治疗难治性瘢痕疙瘩。

我们已经讨论了许多确保肿瘤整形手术成功的因素，但如果不能实现安全的肿瘤边缘，这些因素就不再适用。因此，必须始终优先考虑肿瘤整形手术的肿瘤学安全，如果术中对边缘存在不确定性或疑问，则应将重建时间推迟几天（延迟即刻重建）。

小结

保乳手术历来被认为并发症多、效果不佳，部分原因是既要在安全范围内平衡肿瘤切除，又要在保证乳房整体美观不受影响的前提下尽可能多地保留组织以缝合缺损。

这是一个不可忽视的事实，因为甚至证据表明这会影响肿瘤的复发率。有记录显示，采用肿瘤整形缩乳技术治疗的一系列病例的复发率高于预期[15]。

当可以使用局部皮瓣立即进行乳房重建时，肿瘤切除与保留乳房组织之间的这种难以协调的关系就会得到缓解。术前知悉缺损会用自体组织重建，可以使肿瘤外科医生不再被切除范围所束缚，从而获得更宽的切缘，以确保较低的局部复发率[16]。此外，即刻重建还能促进肿瘤外科医生和整形外科医生之间的多学科合作，以个性化的方式决定每个病例的治疗策略，并能提供重建方案，为患者及参与治疗的专业人员带来积极的效果。

用于乳房重建的局部皮瓣是一种重要的治疗工具，扩大了适合立即重建的患者人群。它对那些不适合进行全乳重建和游离组织转移的患者非常有用，也为选择部分乳房切除术的女性提供了一个不错的选择。因此，使用局部皮瓣进行乳房重建的概念可以而且应该在任何整形外科医生的治疗方案列表中占有一席之地。

参考文献

1. Berry MG, Fitoussi AD, Curnier A, Couturaud B, Salmon RJ. Oncoplastic breast surgery: a review and systematic approach. *Br J Plast Surg.* 2010;63(8):1233–1243.
2. Clough KB, Cuminet J, Fitoussi A, Nos C, Mosseri V. Cosmetic sequelae after conservative treatment for breast cancer: classification and results of surgical correction. *Breast Cancer.* 2005;12:16–20.
3. Silva Neto MP, Adão O, Scandiuzzi D, Chaem LH. The rhomboid flap for immediate breast reconstruction after quadrantectomy and axillary dissection. *Plast Reconstr Surg.* 2007;119:1134–1136.
4. Chatuverdi S. Subaxillary dermocutaneous fat flap for reconstruction of the upper outer quadrant of the breast following conservation surgery. *Br J Surg.* 2004;91(1):69–71.
5. Munhoz AM, Montag E, Arruda E, Pellarin L, Filassi JR, Piato JR, et al. Assessment of immediate conservative breast surgery reconstruction: a classification system of defects revisited and an algorithm for selecting the appropriate technique. *Plast Reconstr Surg.* 2008;121(3):716e27.
6. Adams Jr WP, Lipschitz AH, Ansari M, et al. Functional donor site morbidity following latissimus dorsi muscle flap transfer. *Ann Plast Surg.* 2004;53:6–11.
7. Pomel C, Missana MC. Endoscopic muscular latissimus dorsi flap harvesting for immediate breast reconstruction after skin sparing mastectomy. *Eur J Surg Oncol.* 2003;29: 127–231.
8. Hamdi M, Frene B De. Pedicled perforator flaps in breast reconstruction. 2006;1(212): 73–78.
9. Angrigiani C, Grilli D, Siebert J. Latissimus dorsi musculocutaneous flap without muscle. *Plast Reconstr Surg.* 1995;96:1608.
10. Rowsell AR, Davies DM, Eisenberg N, et al. The anatomy of the subscapular-thoracodorsal arterial system: study of 100 cadaver dissections. *Br J Plast Surg.* 1984;37(4):574.
11. Hamdi M, Van Landuyt K, Hijjawi JB, Roche N, Blondeel P, Monstrey S. Surgical technique in pedicled thoracodorsal artery perforator flaps: a clinical experience with 99 patients. *Plast Reconstr Surg.* 2008;121(5):1632–1641.
12. Hamdi M, Van Landuyt K, Monstrey S, Blondeel P. Pedicled perforator flaps in breast reconstruction: a new concept. *Br J Plast Surg.* 2004;57:531.
13. Carrasco Lopez C, Julian Ibanez JF, Vil a J, et al. Anterior intercostal artery perforator flap in immediate breast reconstruction: anatomical study and clinical application. *Microsurgery.* 2017;00:1–8.
14. Losken A, Elwood ET, Styblo TM, et al. The role of reduction mammaplasty in reconstructing partial mastectomy defects. *Plast Reconstr Surg.* 2002;109:968e75.
15. Kronowitz SJ, Kuerer HM, Buchholz TA, et al. A management algorithm and practical oncoplastic surgical techniques for repairing partial mastectomy defects. *Plast Reconstr Surg.* 2008;122:1631e47.
16. Losken A, Hart AM, Chatterjee A. Updated evidence on the oncoplastic approach to breast conservation therapy. *Plastic Reconstr Surg.* 2017;140 (5S Advances in Breast Reconstruction):14S–22S.

第11章 游离皮瓣技术

MOUSTAPHA HAMDI AND RANDY DE BAERDEMAEKER

译者：孙龙

简介

乳房部分切除术后的重建是一个整形外科不断发展的方向。新的方法层出不穷，以最大限度地提高患者的生存率，同时最大限度地减少治疗的不良反应[1,2]。目前，治疗原发性乳腺癌的两种主要方法是全乳切除术和肿瘤切除术加放射治疗。由于影像学和治疗效果的进步，复杂的部分乳房畸形越来越常见。

保乳治疗（BCT）是早期乳腺癌的主要疗法，其效果在肿瘤学上与乳房切除术相当。保乳治疗与乳房切除术之间最重要的区别是保乳疗法后局部复发率明显较高。然而，这只在少数随机对照试验中出现[3-5]，而且由于这些试验缺乏对切缘的控制，因此这些差异与当前实践的一致性值得怀疑。在最近的文献中显示，BCT比乳房切除术的生存率更高，虽然这不能排除严重程度和残余混杂因素的影响。但是随着诊断和治疗方法的进步，一些亚组可能会从BCT中获益[6]。

即使是接受新辅助化疗（NCT）的局部晚期乳腺癌（LABC）患者，保乳手术（BCS）后的局部复发率也为9.2%，而乳房切除术组为8.3%，两者无显著差异。乳房切除术组的5年无局部复发生存率（LRFS）低于保乳手术组，但两组间无明显差异。因此，我们可以得出结论，即在LABC患者中，即使是在NCT后进行保乳手术，其局部复发和LRFS方面也是安全的。通过NCT缩小肿瘤为保乳手术提供了机会，且不会影响预后。当保乳手术和乳房切除均可以选择时，大多数乳腺癌患者可能更喜欢选择保乳手术[7]。保乳手术包括部分乳房切除、淋巴结清扫和全乳放疗。在保乳手术后，没有任何乳腺癌亚组可以免除术后放疗[8]。

虽然肿瘤学结果已经明确，但BCT术后的最终美学效果仍然千差万别。放射肿瘤学文献中的传统报告显示，在患者或放疗专家的报告中，有超过1/3的BCT患者对外观不满意[9]。事实上，在整形外科医生的评估中，50%的BCT术后美学效果仅被认为一般或较差。相对而言，必须将肿瘤的切除范围与乳房大小进行比较，以估计最终的美学效果。乳房越大，它的容忍度就越大。相比之下，小乳房对切除范围的容忍度要更低。BCT后的美学效果受到乳房大小、肿瘤大小以及腋窝淋巴结清扫等因素的影响。尽管有多种重建方案可供选择，但修复手术的最佳方法尚未确定。未来的研究有必要获得BCT后重建手术的循证指南[10]。

肿瘤整形手术是保乳手术和部分乳房重建的结合[11]。目前不论是即刻还是延迟手术，部分乳房再造的需求并不特别多，因此我们需要对接受保乳治疗的患者进行宣教，以此来提高相关意识。今后，部分乳房重建的患者数量可以与保留皮肤乳房切除重建的患者数量相当[12]。

部分乳房重建的时机

尽管游离皮瓣在乳房切除术后乳房重建中的作用已经确立，但其在部分乳房重建中的作用还没有得到很好的确定。本章回顾了游离皮瓣技术在即刻、延迟即刻和延迟部分乳房重建中的应用。大多数重建外科医生认为，即刻重建的美学效果更佳，并发症更少；但是，必须注意肿瘤外科医生因切缘阳性而再次手术的比例。如果这个比例过高，那么则应延迟重建。笔者倾向于使用乳房重塑（移位技术）或带蒂皮瓣（替代技术）进行即刻重建。文献表明[13, 14]，BCT 术后乳房畸形的原因主要是手术缺陷矫正不当，其次是放疗造成的损伤。放疗往往会加重手术造成的畸形。利用肿瘤整形外科的方法，在放疗前用局部或远处组织填充残腔，可以有效降低保乳手术对外观的影响。与延迟重建相比，即刻重建具有明显的优势，因为手术区域之前未接受过放疗，不会形成广泛的组织损伤和瘢痕，因此并发症发生率较低，矫正效果也更直接[14, 15]。另外，游离皮瓣的应用使得肿瘤外科医生能够进行更广泛的切除，以此避免因阳性切缘或局部复发的二次手术。此外，在预计缺损严重的情况下，游离皮瓣还能为患者提供 BCT 治疗的机会[11]。

除即刻重建手术外，还有一种延迟即刻重建方法，即在最终病理检查结果出来后、放疗前进行重建。当需要使用带蒂皮瓣容积替代时，这种方法可能更适合；但当使用游离皮瓣时，这种方法必须是首选方法。使用游离皮瓣进行即刻部分乳房重建的情况很少在文献中出现[16, 17]。许多整形外科医生认为，牺牲最好的可用于全乳房重建的组织（例如腹部游离皮瓣）用于即刻或延迟即刻部分乳房重建并不是理想选择。游离皮瓣是一种要求较高的手术，由于逻辑上与组织架构上的问题，通常难以与肿块切除术相结合。此外，对于患者来说，在复发需要乳房切除术或 BCT 失败需要补救时，保留一条退路更有意义。因此，本章重点介绍使用游离皮瓣的情况只限于延迟重建。

延迟部分乳房重建的适应证

如果不对缺损较大的患者进行乳房重建，那么在保乳治疗结束后，很可能会出现明显的乳房畸形。这些畸形包括乳房体积缩小、变形和纤维化，主要有两种分类方法。Berrino 等人最先通过确定畸形的形态来对保乳治疗术后畸形进行分类，然后以此为参考选择矫正技术[18]。畸形类型有以下几种：①乳头-乳晕复合体（NAC）移位；②腺体和（或）皮肤局部缺损；③无局部缺陷的全乳房挛缩；④腺体和皮肤严重损伤，伴有严重瘢痕。Clough 等人改变了这一分类方法，对各组进行了重新排序和合并，强调了重建的选择，并将其与对侧乳房进行了比较[19]。他们将 BCT 畸形分为三种类型，包括：①患侧乳房畸形，轮廓外形缺陷，导致与对侧乳房不对称；②需要延迟部分乳房重建的畸形；③需要乳房切除和整个乳房重建的严重畸形。在临床应用中，这些分类有助于明确在不理想的条件下进行 BCT 时通常会导致的畸形。这种分类方法还能指导我们进行重建工作，重点是确定缺失或畸形的部分，并寻求两侧乳房的对称。

当这些畸形发生时，必须考虑延迟部分乳房重建。笔者认为这些病例在三个不同的方面存在相对棘手的问题。首先，这些患者往往对自己的乳房外观不满意，对美学效果的期望也比初治癌症时更高。其次，由于乳房体积缩小、瘢痕、解剖结构扭曲和血管紊乱，先前接受过保乳治疗的乳房重建选择有限。第三，必须谨慎对待放疗后的变化，这种情况下的矫正非常困难，而且会导致难以预料的并发症[20]。研究估计，在先前接受过放射治疗的乳房上进行广泛的组织重排，并发症发生率高达 50%[15]，最终的美学效果也很差[19]。由于这些严重的问题，笔者将 BCT 术后重建仅限于对侧对称手术、同侧局部皮瓣或需要对受影响乳房进行最小限度剥离的瘢痕修复。具体的同侧选择包括使用带蒂皮瓣或游离皮瓣移植远处组织，以及利用脂肪填充来纠正皮肤和（或）实质缺陷。在进行延迟部分乳房重建之前，需要进行包括体格检查和乳房影像学在内的肿瘤学复查，以确保没有复发。

患者选择

肿瘤整形手术的成功与否取决于肿瘤的大小、位置以及与乳房体积相比为达到切缘阴性所需的切除量。选择何种技术取决于多种因素，包括切除范围、手术时间、乳房大小和肿瘤位置以及患者的偏好（图11.1）。

采用保乳治疗时，通常会保留乳头-乳晕复合体（NAC），但相当多的患者会因此出现畸形和不对称。有两种基本的手术技术可用于部分乳房重建：容积移位和容积替代。与容积移位相比，容积替代在技术上更加困难，通常用于体重指数（BMI）较低、乳房大小为中小型的患者，或肿瘤与乳房比例较大、剩余乳腺组织不足以进行充分的组织重排的患者。使用非乳房局部或远处皮瓣进行容积替代，既能填充乳房的组织缺损，又能弥补重建乳房的皮肤缺损。

术前病史和注意事项

采用游离皮瓣技术进行部分乳房再造时，外科医生应考虑美学亚单位、解剖标志、乳房比例和形状等因素，以达到令人满意的效果。术前必须对患者及其乳房进行详细的标准化的评估。

评估必须包括以下方面。

- 乳房的总体质量：评估乳房皮肤、弹性、厚度、瘢痕以及任何明显的标记，如文身、妊娠纹、外形不规则以及以前的乳房手术和（或）放射治疗对乳房的影响。
- 触诊乳房腺体是否有肿块或异常，检查乳头，详细记录乳房感觉。
- 乳房形状、体积、位置、下垂程度。
- 乳房的基底和宽度、NAC的宽度、乳头的高度以及与胸骨切迹、中线和乳房下皱襞的距离。
- NAC的位置或缺失。
- 受影响象限的数量和位置。
- 对侧乳房的状况。
- 不同体型、皮肤松弛程度和脂肪分布是游离皮瓣选择决策过程中的重要因素。

术前，应与肿瘤外科医生和患者讨论切口及NAC的保护问题。肿瘤切除后缺损大小的估计以及乳房大小与肿瘤的比例是选择重建方法的重要依据。还应讨论是否通过对侧乳房上提或缩小来矫正不对称的情况（表11.1）。

术前评估应包括其他游离皮瓣自体乳房重建相关的常规检查。在体格检查中，要检查供体部位的皮

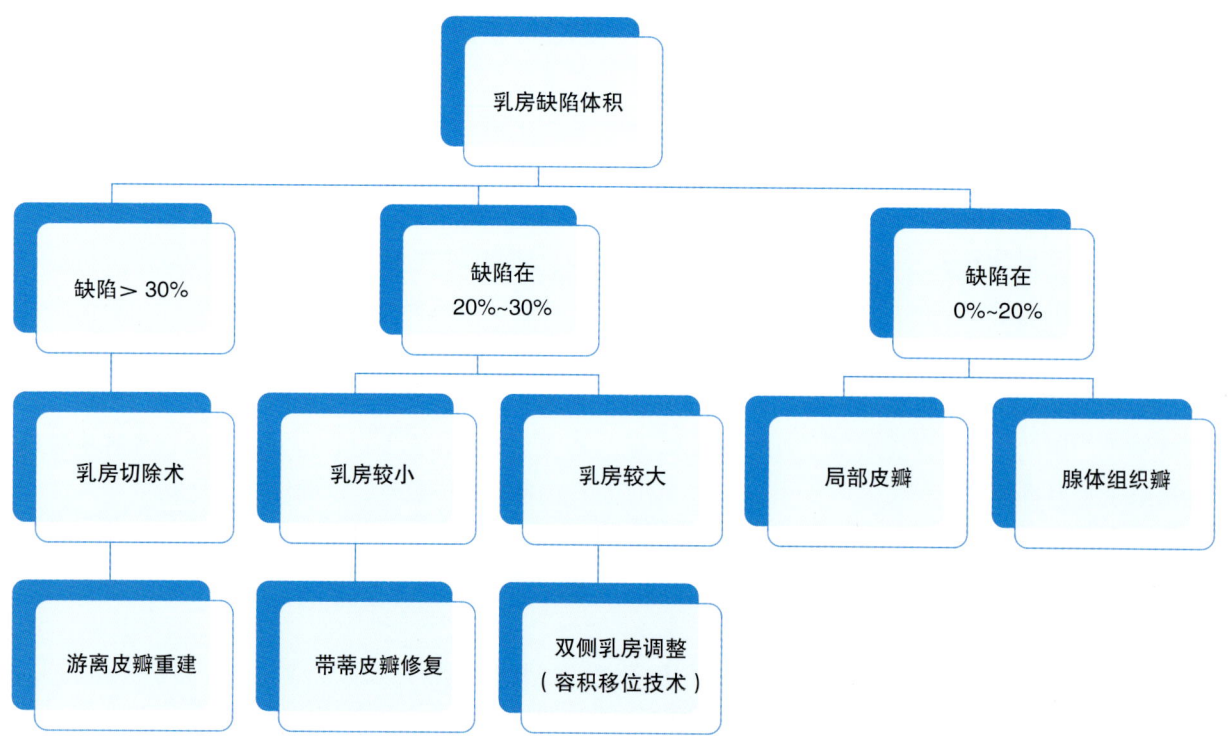

图11.1　部分乳房重建方法

表 11.1 术前注意事项

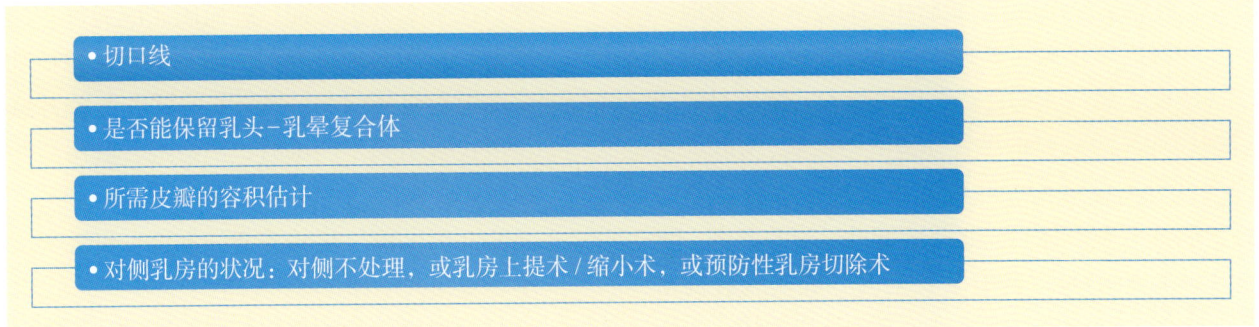

- 切口线
- 是否能保留乳头-乳晕复合体
- 所需皮瓣的容积估计
- 对侧乳房的状况：对侧不处理，或乳房上提术/缩小术，或预防性乳房切除术

肤是否有瘢痕、是否有以前的切口，并通过捏拿试验估计组织的体积。

适应证和禁忌证

笔者在转移远处组织进行部分乳房重建时的策略是，首先使用带蒂皮瓣，如果带蒂皮瓣不足或无法使用，再使用游离皮瓣。常用的带蒂皮瓣包括背阔肌（LD）肌瓣或肌皮瓣以及横向腹直肌（TRAM）肌皮瓣。这些皮瓣已被证明完全适用于放射治疗后的乳房重建，但需要注意的是其并发症发生率较高，美学效果较差[20]。皮瓣的肌肉组织需要在失去神经支配的状态下移植，因此任何试图利用肌肉进行重建的尝试都需要谨慎。任何利用肌肉替代腺体组织的尝试都必须做到过度矫正，以应对未来的脱神经性萎缩。尽管 TRAM 皮瓣在乳房部分重建方面取得了良好的效果，但笔者强烈反对将其用于部分乳房重建，因为如果将来因局部乳腺癌复发而进行乳房切除术，或因对侧乳腺癌进行乳房切除术后，可能需要用这些组织进行重建[14, 19, 21]。随着用于部分乳房重建的带蒂穿支皮瓣的发展，当需要大量组织时，现在有了更多的选择，而且通过保护肌肉降低了供体部位的并发症[14, 22]。

但需要注意的是，对于部分乳房重建来说，使用带蒂皮瓣存在特定的解剖限制。基于外侧的带蒂皮瓣[如背阔肌（LD）皮瓣、胸外侧动脉穿支（LICAP）皮瓣、胸背动脉穿支（TDAP）皮瓣] 通常不适用于重建乳房内侧象限的大面积缺损，因为其覆盖范围不足且存在对正常乳腺组织的影响[14, 15, 23]。

腹直肌肌瓣可以轻松覆盖乳房内侧象限，但不鼓励将其用于部分乳房重建，因为这样就无法使用腹壁皮瓣治疗局部复发或对侧乳房的肿瘤（如前所述）。此外，这样还存在供体部位并发症的风险，如腹部凸起或疝气。解决供体部位并发症的方法可能是使用腹壁上动脉穿支（SEAP）皮瓣；然而，这仍然利用了未来可能需要的腹部组织[24]。

对于乳房较小的女性来说，另一个选择是使用胸肌后植入假体结合组织重排。然而，保乳手术患者术后放射治疗会增加包膜挛缩的风险。对于内侧缺陷，正确放置假体也会相当困难。此外，这种方法也无法替换皮肤[23, 25]。

在对部分乳房缺损进行游离皮瓣重建的有限适应证中，笔者发现一些患者由于肿瘤/乳房比例较高或肿瘤位于内侧或下侧，BCT 的美学效果可能较差。根据资深专家的经验，游离皮瓣具有确切的适应证，但仅限于乳房部分切除术缺损的延迟游离皮瓣重建，包括：

- 严重乳房畸形（Clough Ⅲ级），非腹部带蒂皮瓣不足或不可用（如需要大量皮肤替代）。
- 乳房内侧象限大面积畸形（Clough Ⅱ级）。
- 肿瘤难以控制或放疗后出现严重腺体纤维化（Berrino Ⅳ级）时，与完整乳房切除术同时进行。
- 作为对侧乳房切除术（治疗性或预防性）和同侧乳房部分切除术后畸形矫正治疗的一部分。
- 在经过长期随访且无进一步复发或新发乳腺癌风险的患者进行腹部整形手术时。

- 曾进行过乳房切除术和即刻皮瓣重建术，但因肿瘤复发或放疗后脂肪坏死而效果不理想时。

在延迟矫正保乳术后畸形的过程中，只要选择游离皮瓣，就应考虑进行乳房切除术，特别是对于后续癌症风险较高的患者（多中心疾病、*BRCA* 基因突变、有家族史、对侧乳房磁共振成像结果可疑、癌症分型不佳）或之前接受过放疗的患者。重建手术的目的是以肿瘤学安全的方式实现乳房对称。非肿瘤病例有时需要进行部分乳房重建，以矫正先天性或继发性乳房畸形。

手术方法

原则

使用游离组织移植来处理乳腺癌术后畸形的原则总结如表 11.2 所示。

术前设计

- 术前充分的沟通非常重要，用以解释手术计划、预期结果和潜在的放疗后的风险。此外，在手术矫正之前，肿瘤团队应为每一位患者行全面的病史询问和体格检查，包括乳房在内的全身检查。如果术前乳房 X 线片或超声检查结果不明确时，则应进行乳房磁共振成像检查。
- 通常在手术前一天给患者做标记。对乳房大小、缺损大小和位置进行估计。
- 术前常规进行供体部位和胸部区域的计算机断层血管造影（CTA）检查，并进行穿支血管定位和受区血管评估。根据预期缺损完成皮瓣标记和穿支血管的网格定位后，使用单向手持多普勒仪确认主要穿支的位置。
- 肿瘤团队和整形团队之间必须保持良好沟通。
  - 对乳头供血的重要性、皮肤切口的位置的了解以及对乳房美学的理解非常重要。
  - 整形外科医生同样也要了解肿瘤的大小和位置，切除后的边缘状态，以及确保局部区域控制的必要性。

表 11.2　游离皮瓣转移治疗 BCT 术后畸形的手术原则

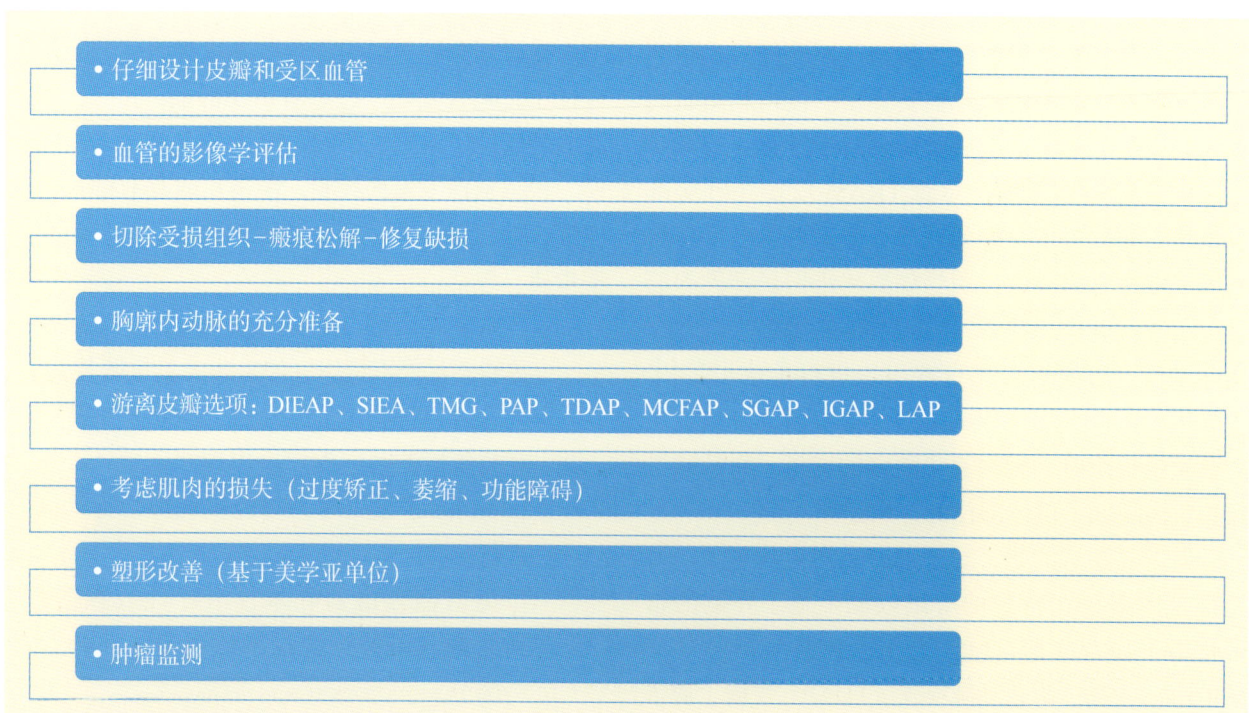

- 仔细设计皮瓣和受区血管
- 血管的影像学评估
- 切除受损组织-瘢痕松解-修复缺损
- 胸廓内动脉的充分准备
- 游离皮瓣选项：DIEAP、SIEA、TMG、PAP、TDAP、MCFAP、SGAP、IGAP、LAP
- 考虑肌肉的损失（过度矫正、萎缩、功能障碍）
- 塑形改善（基于美学亚单位）
- 肿瘤监测

注：DIEAP，腹壁下深动脉穿支；SIEA，腹壁浅动脉；TMG，横行股薄肌；PAP，股深动脉穿支；TDAP，胸背动脉穿支；MCFAP，旋股内侧动脉穿支；SGAP，臀上动脉穿支；IGAP，臀下动脉穿支；LAP，腰动脉穿支。

- 两科外科医生都应该术前读片，讨论预期的缺损位置和大小以及是否切除皮肤，并为保持乳头血供和重塑乳房形状确定最佳的蒂部选择。
- 要有备用计划，因为有时缺损情况与预期不同，可能需要采用其他方法。肿瘤切除术的切口既要便于肿瘤切除，又要兼顾重建美观的乳房。
- 如果外科医生在术前进行了放射学评估，但仍不能确定肿瘤边缘或肿瘤的延伸范围（如原位成分较大的肿瘤），则应推迟即刻乳房部分重建。延迟的即刻乳房重建仍可在确定边缘后的几天内安全进行。

游离皮瓣的选择

- 皮瓣设计应考虑乳房皮肤和腺体的缺失，同时也要考虑剩余乳房组织的弹性降低。在游离皮瓣重建中，适当的设计应确保有足够的皮肤瓣可用。使用游离皮瓣还有利于确定皮瓣的方向。在众多皮瓣的选择中，笔者认为穿支皮瓣是重建的首选，因为其供体部位的并发症率较低。
- 笔者的首选是腹壁下深动脉穿支（DIEAP）皮瓣（视频11.1，详见视频目录）。它提供了一个颜色和质地相匹配的足量的柔软组织[26, 27]。只要有直接的腹壁浅血管，且其直径适合进行皮瓣移植，那么腹壁浅动脉（SIEA）皮瓣就可以很好地替代 DIEAP 皮瓣[28]。因此，首先进行下腹部切口，以评估腹壁浅血管的情况。由于腹部供体部位只能使用一次，如果用于部分乳房重建，将来就不能用于整个乳房重建；因此，应非常谨慎地评估其使用。有些患者的腹部组织数量不足以进行全乳重建，因此可能更适合进行部分乳房重建。另一个倾向 DIEAP 皮瓣的理由是，在腹部整形手术中，乳腺癌患者腹部多余组织常常被丢弃[16, 28]。腹部多余组织的"废物利用"，再加上较低的供体部位并发症发生率和隐蔽的瘢痕，使腹部皮瓣成为部分乳房重建的一个理想的选择。某些患者认为其整体外观的改善是游离腹部穿支皮瓣手术的最大优势。
- 在没有腹部穿支皮瓣的情况下，大腿的横行股薄肌（TMG）皮瓣已成为一种有效的替代方法[17]。尤其对于双侧重建病例，TMG 皮瓣是一个很好的选择，因为两个供体部位都易于获取，无需重新定位。另一种选择是股深动脉穿支（PAP）皮瓣和旋股内侧动脉穿支（MCFAP）皮瓣，它们也用于重建内侧象限肿块切除术缺损[29]。
- 其他替代皮瓣包括臀上动脉穿支（SGAP）皮瓣和臀下动脉穿支（IGAP）皮瓣，它们也可用于 BCT 术后重建。然而，在双侧游离皮瓣乳房重建的病例中，同时进行 SGAP 或 IGAP 皮瓣重建非常耗时，因为需要对患者进行多次体位变换。在笔者单位，双侧臀部皮瓣手术通常分两期进行，间隔 3~6 个月。
- 有报道称，在游离 TRAM 皮瓣部分缺失后，游离 LD 肌皮瓣可作为部分内侧乳房重建的挽救选择[30]。为了限制供体部位的发病率，笔者主张使用胸背动脉穿支（TDAP）皮瓣[22]。
- 可以把腹腔大网膜用作治疗内侧象限缺损的带蒂组织瓣，以及治疗外侧象限缺损的游离组织瓣[31]。然而，由于在既往有腹部手术史的患者中无法估计组织量，以及缺乏皮岛等原因，笔者很少使用大网膜进行部分乳房重建。

手术技术

- 在手术过程中，所有受损的皮肤、瘢痕和纤维组织都应该切除。如果怀疑切除组织内有复发肿瘤，可进行冷冻切片检查。可行全乳皮下切除。这时可以保留较厚的皮瓣，同时保留胸廓内动脉穿支。这样可以最大限度地增加血供，从而避免放疗后皮瓣坏死。笔者认为，皮下全乳切除可以显著降低癌症复发率，并更彻底解决放疗后的实质纤维化。另一个原因是可以选择在这些血管上进行显微吻合，与胸廓内动脉和静脉相比，这些血管在某些皮瓣中的大小和位置更适合作为受体血管。

- 对于乳房切除术后的皮肤应非常小心应对，尤其是在接受过放疗后。延长切口比使用撑开器更佳，因为牵拉可能导致皮瓣坏死。如果对皮瓣活性有任何疑问，可以通过使用吲哚菁绿灌注情况来进行围手术期评估[32]。
- 如果放疗是特定区域照射，则应仔细制备受体血管。胸廓内血管及其分支是首选，因为与胸背血管相比，这些血管在辐射后的损伤通常较小。此外，在游离皮瓣失败或癌症复发的情况下，保留胸背血管可在将来使用带蒂 TDAP 或 LD 皮瓣进行乳房挽救[22]。胸廓内血管通常可以在不去除肋骨软骨的情况下进行制备。
- 获取游离皮瓣并进行血管吻合后，用比原乳房皮肤缺损更大的皮岛完成皮肤修复。理想情况下，皮岛可替代整个乳房美学亚单位，而不是只留下一小块隐蔽性差的观察窗，当整体观察乳房皮肤时，观察窗往往格外明显[33]。皮瓣插入和成形一般是在患者坐姿的情况下进行的。部分重建中的皮瓣的植入面临一些特殊的挑战，其中包括：
  ○ 缺陷位置、形状和大小的可变性。
  ○ 血管蒂和受区血管的不同位置。
- 有限的皮肤切口使皮瓣植入更具挑战性，同时也阻碍了插入后吻合口的观察。如果无法观察到血管蒂，且必须通过小切口植入皮瓣时，则应考虑在静脉上使用植入式多普勒探头。切口皮肤过紧会导致皮瓣受压，并影响静脉回流，如果只有一个小皮岛用于观察血运，就可能很难识别。

对于含有肌肉的皮瓣，应考虑到将来会出现肌肉萎缩和皮瓣体积缩小的情况；因此，初始皮瓣体积应稍大。在即刻或延迟即刻重建中，也应考虑放疗将导致皮瓣体积减小。未来实现对称的其他选择包括吸脂和（或）脂肪填充、对侧缩小。尽管放疗后的皮瓣对吸脂的耐受性较差[16]。

- 供体部位的缝合应非常小心。腹部、大腿或臀部的闭合应与美体塑身手术一样谨慎。对这些细节的关注将决定瘢痕是愈合良好、被人接受的，或是一看到瘢痕就会让人联想到做过癌症手术。

术后护理

- 在术后卧床期间给予患者低分子肝素（LMWH）以预防深静脉血栓形成。
- 患者一般在手术后 5 天左右拔除引流管即可出院。
- 术后约 6 周内，供体部位应该加压包扎。
- 如果是即刻乳房重建，重建后 6 周可以开始放疗。辅助化疗可在术后 3 周开始。这种重建方式很少会导致辅助治疗延迟。

结局

应用这些措施可以降低术后并发症的发生率。尚未发现乳房部分重建后游离皮瓣失败率上升的情况。

有些患者可能会出现反应性乳房水肿，在 6~12 个月后都会消退。因此，如果需要进一步矫正，应推迟到微血管重建后至少 6 个月，以使这些反应性变化消退。通常在重建后 1 年就能达到稳定的外观效果。与使用带蒂皮瓣进行有限部分重建的患者相比，皮下乳房切除术和游离皮瓣置换术后的患者长期疗效通常会更好，因为大部分放疗后组织已被切除。

据报道，乳房部分切除术缺损即刻皮瓣重建后，患者满意度高达 87%[34]。与用于全乳房重建的皮瓣相比，肿块切除术后放疗对用于部分乳房重建的游离皮瓣的影响小很多[11]。但是，放疗后皮瓣对吸脂的耐受性较差。

令人惊讶的是，更多患者对 BCT 术后延迟游离皮瓣重建的功能效果表示满意。皮瓣转移到胸部后，患者表示胸壁紧缩感减轻，手臂水肿或沉重感减轻。据推测，通过松解放疗后瘢痕和植入健康的非放疗后组织，患者通常会有上述症状缓解。

部分或全部乳房再造术后，要定期对患者进行随访，随访方式与手术矫正前相同。在这些患者的随访期间，整形外科医生、肿瘤科医生和放射科医生之间应保持沟通。术后随访中发现的任何脂肪坏死区域均应该结合转移组织的特征（单纯脂肪或肌肉与脂肪结合）和残留乳房组织的特征（残留实质的位置和数量）来进行讨论。

并发症和不良反应

- 游离皮瓣坏死。
- 供体部位并发症。
- 肿瘤复发（同侧或对侧）。
- 脂肪坏死导致肿瘤随访困难，可能导致更频繁的影像学检查、不明确病灶的活组织检查，并使患者焦虑不安。
- 乳房切除后皮瓣坏死。

小结

合理使用游离皮瓣进行肿瘤整形重建，扩大了保乳手术的适应证。

根据畸形程度、肿瘤学要求和患者意愿，BCT术后畸形可分级处理（图11.2）。有必要提高乳腺外科医生和患者对可能的替代技术的认知。

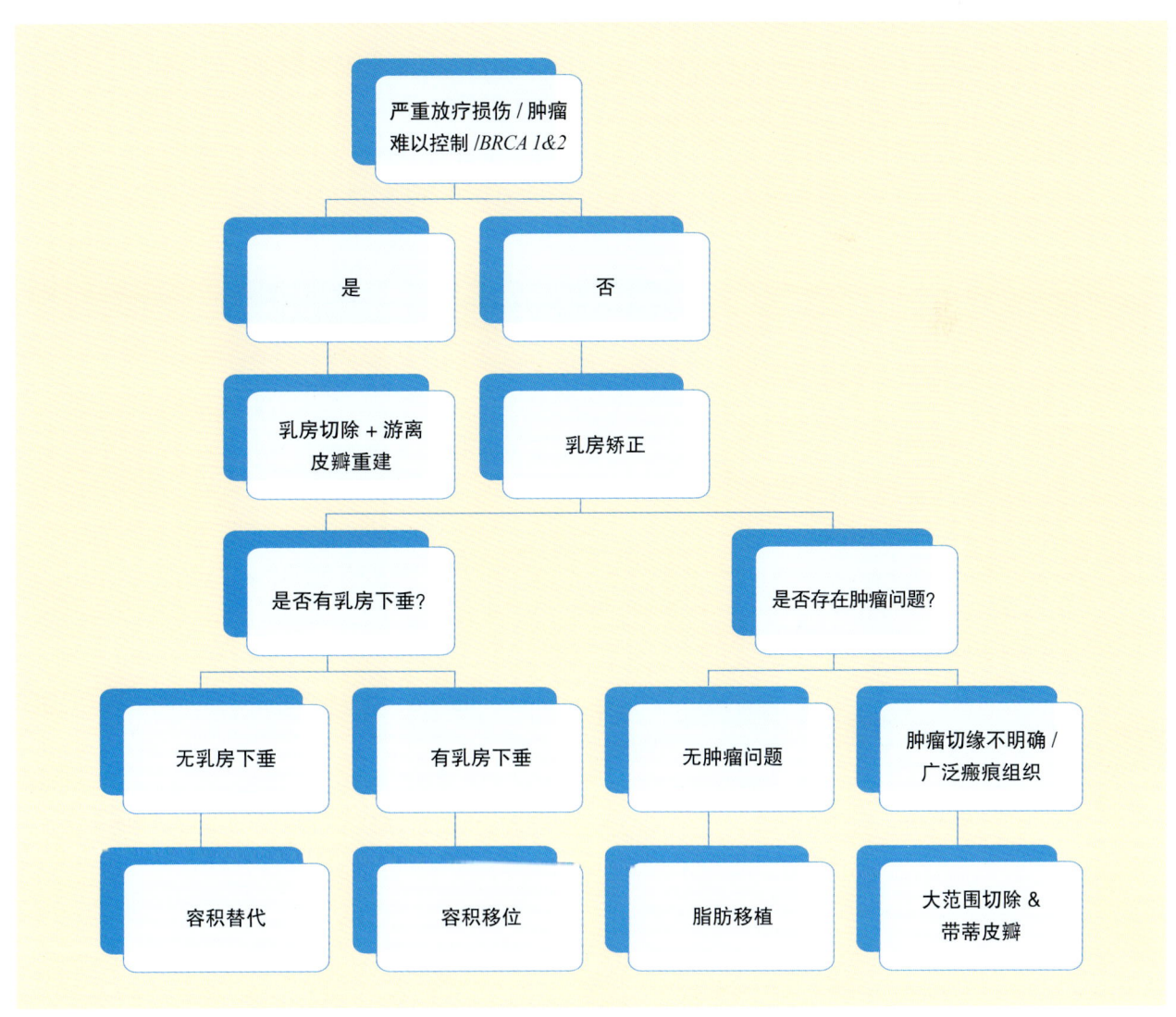

图 11.2　BCT 术后畸形的分级治疗方法

游离组织移植是治疗 BCT 术后严重畸形的重要选择。虽然其适应证有限，但如果运用得当，其外观和功能效果都优于其他技术。缺血性坏死可能是这一技术的最差后果。外科医生必须牢记，腹部组织是未来复发或新发肿瘤的全乳重建的最佳选择，因此不应随意进行游离组织转移。慎重选择患者、制订手术计划和技术执行是这项手术成功的关键。

临床案例

以下涉及的患者同意将其数据和照片资料用于科学研究和出版。

案例 1

一位 51 岁的患者曾接受过保乳治疗，并进行过多次右乳活检，表现为严重乳房畸形和疼痛。在完成乳房切除术后，使用游离 DIEAP 皮瓣进行了即刻乳房重建。BCT 术后畸形得以恢复。

- 术前视图（照片 11.1 和照片 11.2）。
- 手术计划：计划切除受损最严重的乳房皮肤。在下腹壁设计了一个 DIEAP 皮瓣，术前还标记了穿支位置。与胸廓内血管进行了显微吻合（照片 11.1）。
- 术后 2 周效果（照片 11.3）。

案例 2

一名 47 岁患者因左乳内侧象限 BCT 后畸形矫正及右侧预防性乳房切除术＋即刻重建。用两侧胸廓内血管进行显微吻合。

- 术前视图（照片 11.4～照片 11.6）。
- 手术视图：
  ○ 计划进行双侧 SIEA 皮瓣。腹壁浅血管及撑开器（照片 11.7）。
  ○ 单侧 SIEA 皮瓣（照片 11.8）。
  ○ 双侧 SIEA 皮瓣游离后的供体部位（照片 11.9）。
- 术后 2 年的结果显示乳房对称性良好（照片 11.10～照片 11.12）。

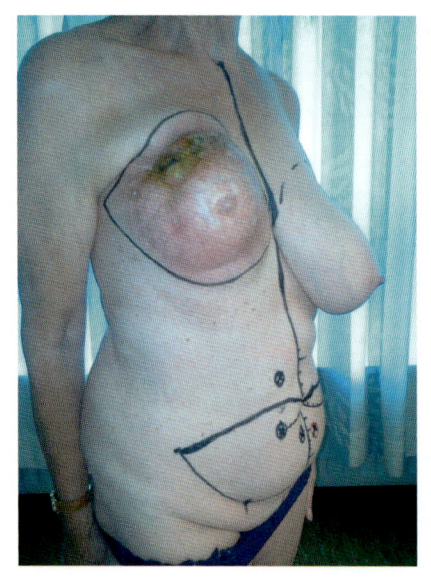

照片 11.1　术前视图

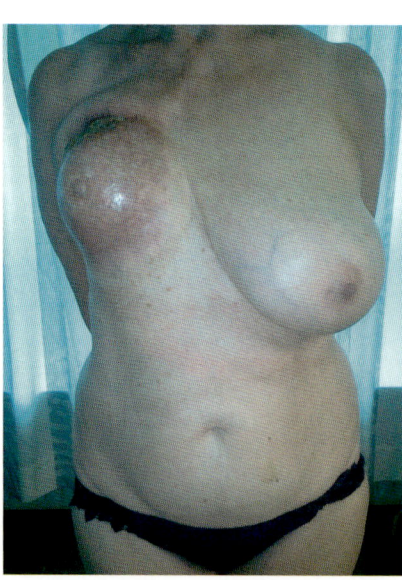

照片 11.2　术前视图

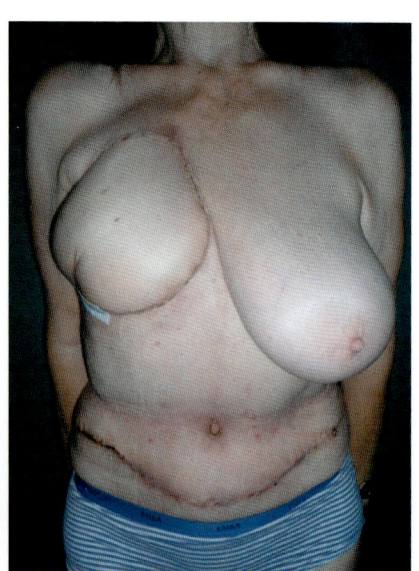

照片 11.3　术后 2 周效果

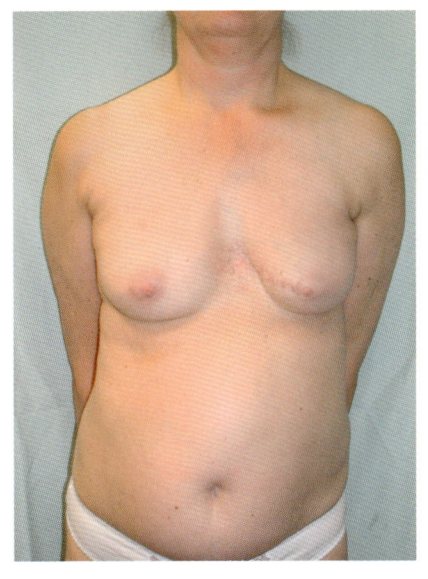

照片 11.4　术前视图

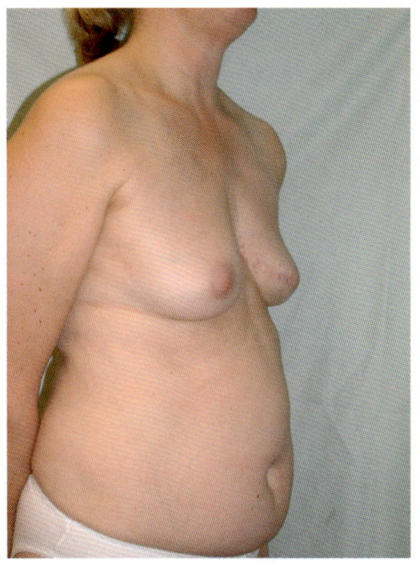

照片 11.5　术前视图

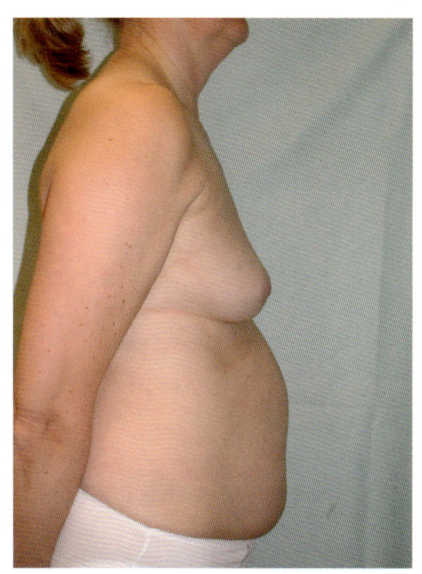

照片 11.6　术前视图

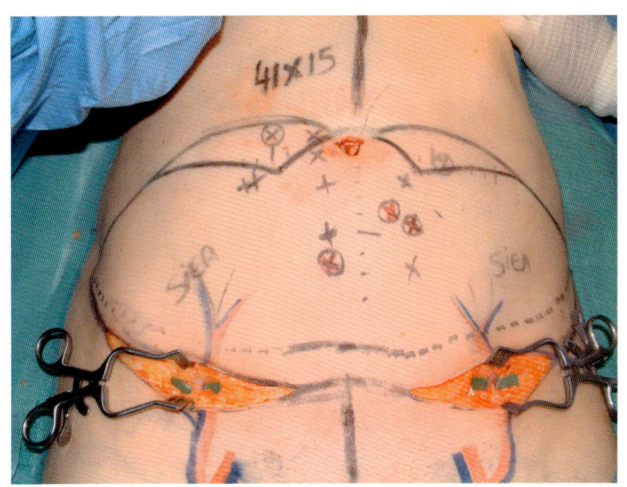

照片 11.7　术前视图

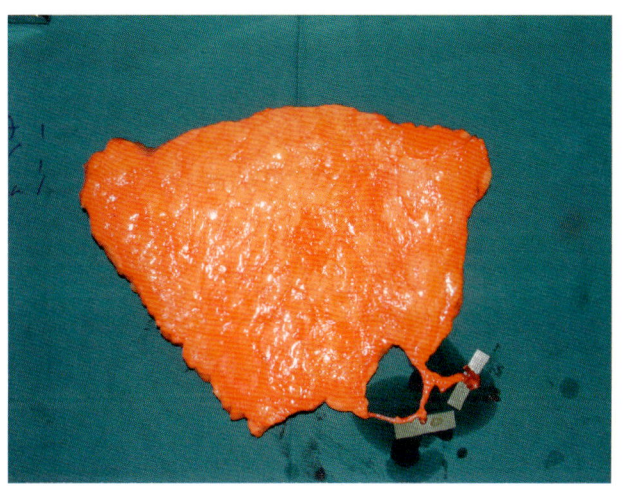

照片 11.8　单侧 SIEA 皮瓣

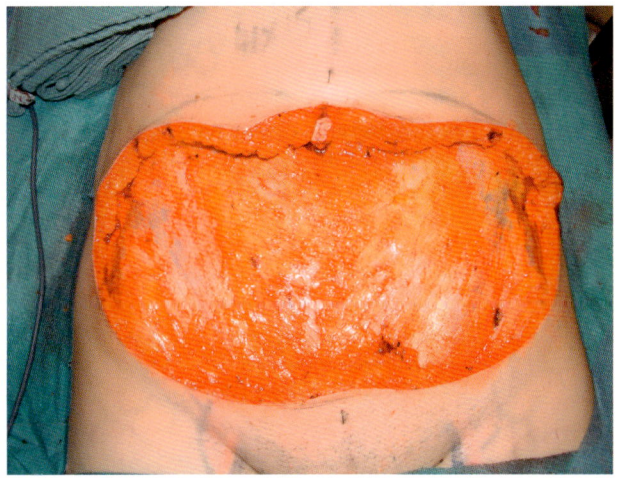

照片 11.9　双侧 SIEA 皮瓣游离后的供体部位

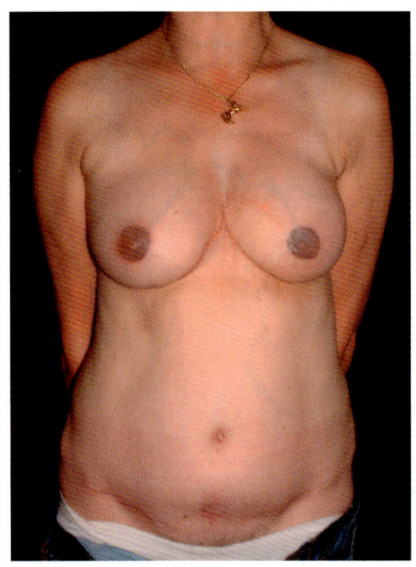
照片 11.10　术后 2 年效果

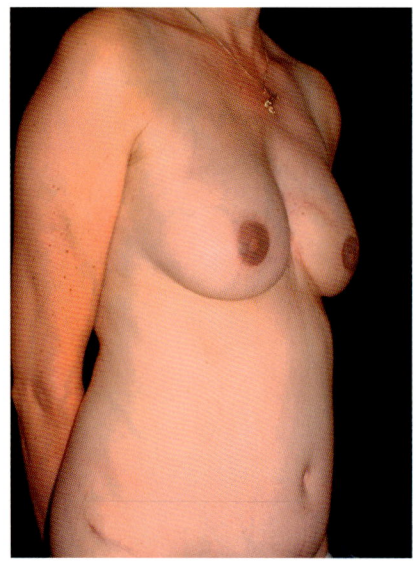
照片 11.11　术后 2 年效果

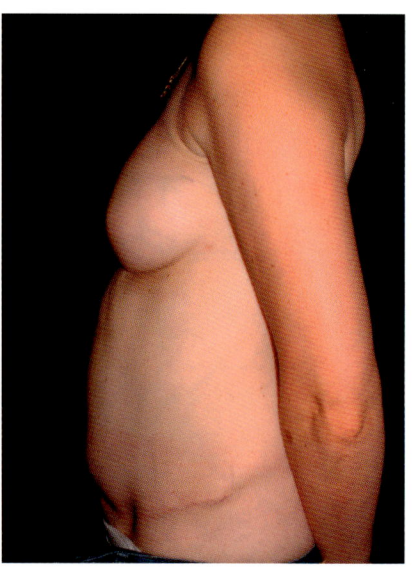
照片 11.12　术后 2 年效果

参考文献

1. Veronesi U, Cascinelli N, Mariani L, et al. Twenty-year follow-up of a randomized study comparing breast-conserving surgery with radical mastectomy for early breast cancer. N Engl J Med. 2002;347:1227–1232.
2. Fisher B, Anderson S, Bryant J, et al. Twenty-year follow-up of a randomized trial comparing total mastectomy, lumpectomy, and lumpectomy plus irradiation for the treatment of invasive breast cancer. N Engl J Med. 2002;347:1233–1241.
3. Arriagada R, Le MG, Rochard F, et al. Conservative treatment versus mastectomy in early breast cancer: patterns of failure with 15 years of follow-up data. Insitut Gustave-Roussy breast cancer group. J Clin Oncol. 1996;14:1558–1564.
4. Fisher B, Redmond C, Poisson R, et al. Eight-year results of a randomized clinical trial comparing total mastectomy and lumpectomy with or without irradiation in the treatment of breast cancer. N Engl J Med. 1989;320:822–828.
5. Poggi MM, Danforth DN, Sciuto LC, et al. Eighteen-year results in the treatment of early breast carcinoma with mastectomy versus breast conservation therapy: the national cancer institute randomized trial. Cancer. 2003;98:697–702.
6. Lagendijk M, van Maaren MC, Saadatmand S, et al. Breast conserving therapy and mastectomy revisited: breast cancer-specific survival and the influence of prognostic factors in 129,692 patients. Int J Cancer. 2018;142(1):165–175.
7. Zhou X, Li Y. Local recurrence after breast-conserving surgery and mastectomy following neoadjuvant chemotherapy for locally advanced breast cancer–a meta-analysis. Breast Care. 2016;11(5):345–351.
8. Killander F, Karlsson P, Anderson H, et al. No breast cancer subgroup can be spared postoperative radiation after breast-conserving surgery. Fifteen-year results from the Swedish breast cancer group randomized trial, swebcg 91 Rt. Eur J Cancer. 2016;67:57–65.
9. Munhoz AM, Aldrighi CM. Determining the optimal approach to breast reconstruction after partial mastectomy. Plast Reconstr Surg. 2006;118:813–814.
10. Negenbron VL, Volders JH, Krekel NMA, et al. Breast-conserving therapy for breast cancer: cosmetic results and options for delayed reconstruction. J Plast Reconstr Aesthet Surg. 2017;70(10):1336–1344.
11. Losken A, Hamdi M. Partial breast reconstruction: techniques in oncoplastic surgery. Quality Medical Publishing; 2009:61–72,401–418.
12. Vrouwe SQ, Somogyi RB, Snell L, McMillan C, Vesprini D, Lipa JE. Patient-reported outcomes following breast conservation therapy and barriers to referral for partial breast reconstruction. Plast Reconstr Surg. 2018;141(1):1–9.
13. Clough KB, Cuminet J, Fitoussi A, et al. Cosmetic sequelae after conservative treatment for breast cancer: classification and results of surgical correction. Ann Plast Surg. 1998;41:471–481.
14. Hamdi M, Wolfli J, Van Landuyt K. Partial mastectomy reconstruction. Clin Plast Surg. 2007;34:51–62.
15. Kronowitz SJ, Feledy JA, Hunt KK, et al. Determining the optimal approach to breast reconstruction after partial mastectomy. Plast Reconstr Surg. 2006;117:1–11.
16. Spiegel AJ, Eldor L. Partial breast reconstruction with mini superficial inferior epigastric artery and mini deep inferior epigastric perforator flaps. Ann Plast Surg. 2010;65(02):147–154.
17. McCulley SJ, Macmillan RD, Rasheed T. Transverse upper gracilis (TUG) flap for volume replacement in breast conserving surgery for medial breast tumours in small to medium sized breasts. J Plast Reconstr Aesthet Surg. 2011;64(08):1056–1060.
18. Berrino P, Campora E, Santi P. Postquadrantectomy breast deformities: classification and techniques of surgical correction. Plast Reconstr Surg. 1987;79:567–571.
19. Clough K, Kroll S, Audretsch W. An approach to the repair of partial mastectomy defects. Plastic and Reconstructive Surgery. 1999;104(2):409–420.
20. Kroll SS, Schusterman MA, Reece GP, et al. Breast reconstruction with myocutaneous flaps in previously irradiated patients. Plast Reconstr Surg. 1994;93:460–469.
21. Chang DW, Kroll SS, Dackiw A, et al. Reconstructive management of contralateral breast cancer in patients who previously

underwent unilateral breast reconstruction. *Plast Reconstr Surg.* 2001;108:352–358.
22. Hamdi M, Van Landuyt K, Monstrey S, et al. Pedicled perforator flaps in breast reconstruction: a new concept. *Br J Plast Surg.* 2004;57:531–539.
23. Smith ML, Molina BJ, Dayan E, et al. Defining the role of free flaps in partial breast reconstruction. *J Reconstr Microsurg.* 2018; 34(03):185–192.
24. Hamdi M, Van Landuyt K, Ulens S, Van Hedent E, Roche N, Monstrey S. Clinical applications of the superior epigastric artery perforator (SEAP) flap: anatomical studies and preoperative perforator mapping with multidetector CT. *J Plast Reconstr Aesthet Surg.* 2009;62(9):1127–1134.
25. Nahabedian MY, Patel KM, Kaminsky AJ, Cocilovo C, Miraliakbari R. Biplanar oncoplastic surgery: a novel approach to breast conservation for small and medium sized breasts. *Plast Reconstr Surg.* 2013; 132(05):1081–1084.
26. Blondeel PN. One hundred free DIEP flap breast reconstructions: a personal experience. *Br J Plast Surg.* 1999;52:104–111.
27. Hamdi M, Weiler-Mithoff E, Webster M. Deep inferior epigastric perforator flap in breast reconstruction: experience with the first 50 flaps. *Plast Reconstr Surg.* 1999; 103:86–95.
28. Rizzuto RP, Allen RJ. Reconstruction of a partial mastectomy defect with the superficial inferior epigastric artery (SIEA) flap. *J Reconstr Microsurg.* 2004;20:441–445.
29. Izumi K, Fujikawa M, Tashima H, et al. Immediate reconstruction using free medial circumflex femoral artery perforator flaps after breast-conserving surgery. *J Plast Reconstr Aesthet Surg.* 2013;66:1528–1533.
30. Serletti JM, Higgins J, Carras AJ. Free latissimus dorsi myocutaneous flap for secondary breast reconstruction after partial loss of a TRAM flap. *Plast Reconstr Surg.* 1997;100(03):690–694.
31. Zaha H. Oncoplastic volume replacement technique for the upper inner quadrant using the omental flap. *Gland Surg.* 2015; 4(03):263–269.
32. Moyer HR, Losken A. Predicting mastectomy skin flap necrosis with indocyanine green angiography: the gray area defined. *Plast Reconstr Surg.* 2012;129(5): 1043–1048.
33. Spear SL, Davison SP. Aesthetic subunits of the breast. *Plast Reconstr Surg.* 2003;112: 440–447.
34. Yang JD, Kim MC, Lee JW, et al. Usefulness of oncoplastic volume replacement techniques after breast conserving surgery in small to moderate-sized breasts. *Arch Plast Surg.* 2012;39(05):489–496.

第12章 双平面隆胸技术在肿瘤整形术中的应用

YOAV BARNEA

译者：陈秉烈

利益冲突声明

本章未接受任何资助。Barnea 医生是来自 Johnson Medical 的演讲者。

简介

保乳手术（BCT）是乳房肿瘤外科主要术式，目前已成为治疗早期肿瘤的常规技术[1]。诊断技术和乳房 X 线检查的改进，以及术前局部和系统治疗的增加，扩大了 BCT 的适应证。据报道，在英国的保乳率为 58%，美国为 60%~75%[2,3]。虽然 BCT 在保证切缘无瘤及后续放射治疗的情况下能够进行较小范围的组织切除，但在这些过程后，还是观察到了大体轮廓变形[4-6]。据报道，5%~40% 的患者接受 BCT 后美学效果不佳[7-11]。肿瘤切除凹陷造成的手术死腔以及术后放射治疗影响有时会导致乳房形状和大小以及乳头位置发生严重变形[7-11]。在这类病例中，处理继发于 BCT 的乳房畸形可能会带来相当大的困难，尤其是在组织顺应性较差的放疗区域进行手术时。为了在局部复发的风险和 BCT 的美学效果之间取得最佳平衡，一些乳房肿瘤整形手术技术应运而生[7-11]。容积替代或容积移位的联合整形手术技术能够实现范围更广的局部切除，同时还能使得乳房的形状和对称性更优，并可以减少手术死腔[7-11]。

乳房体积小而肿瘤切除体积相对较大的患者在接受 BCT 后有可能出现严重的乳房畸形和乳房不对称，因此给手术带来了独特的挑战[10-12]。区域皮瓣可用于替代小乳房患者的容积损失[10]，但由于会产生额外的瘢痕和畸形，许多小乳房患者不愿意接受这种手术，导致其放弃肿瘤整形重建手术，或转而接受乳房切除术和即刻重建[13-15]。在小乳房中使用假体进行容积替代似乎很有吸引力，但正如部分研究显示，放疗后的并发症较多，这种做法在很大程度上遭到了反对[16,17]。一项研究表明，皮下植入物会导致较高的包膜挛缩和其他并发症[17]。然而，我们有理由相信，随着外科专业技术的不断提高和放射治疗方法的不断改进，计划接受放射治疗的患者使用假体植入手术的效果可能会比以往更好[18-21]。据报道，审慎地选择放疗技术有助于改善剂量分布，减少放疗引起的不良反应[22-24]。最近的研究提倡对接受乳房切除术后放疗的患者，尤其是那些可能不适合自体重建的患者，进行即刻植入物重建[22-24]。此外据报道，曾接受过隆胸手术的患者后来接受 BCT，在放射治疗后效果良好甚至极佳[25,26]。

随着乳房组织重塑技术的不断发展和完善，再加上植入物重建和现代放疗方法的应用，乳房体积较小的乳腺癌患者可以通过肿瘤整形双平面隆胸技术获得更稳定的效果[12,27]。该技术包括在肿瘤切除后立即进行局部腺体组织重塑，并使用不同大小和形态的双侧胸肌下假体植入，以弥补肿瘤切除术造成的容积缺损。该技术的目的是实现在放疗前立即纠正乳房的形状和体积，而不增加因使用自体皮瓣或延迟 BCT 重建而导致的并发症 [12, 27]。

患者选择

在详细研究所有相关的乳腺影像学检查资料，并根据肿瘤的大小和位置，设计手术切口和切除区域后，通过多学科乳腺团队进行患者的选择。必须确保所有患者都有保留乳房外形的意愿，并确保其了解放射治疗对植入物可能造成的影响，从可以忽略不计到严重的包膜挛缩和乳房畸形不等。目前，我们还无法预测哪位患者在接受放射治疗后会有良好的效果。

适应证和禁忌证

肿瘤整形双平面隆胸技术的适应证包括计划进行 BCT 的患者，她们的乳房较小且无下垂（胸罩罩杯 A~B），肿瘤相对较大，无法仅通过局部组织重塑来解决。肿瘤大小应小于乳房总体积的 25%。肿瘤位置首选乳房上极、乳晕下部水平线上方。位置较低的肿瘤，尤其是靠近乳房下皱襞区域的肿瘤，因其靠近植入物囊袋，因此很难解剖出独立的植入袋。对于选择性的肿瘤位于乳房下极的病例，可以使用脱细胞真皮基质（ADM）移植来加固乳房下极，并起到分隔植入物与肿瘤术腔的作用。

既往有隆胸手术史的患者也可以使用这种技术。患侧的植入物被替换成一个更大的，以弥补肿瘤切除导致的体积损失。将以前位于腺体下的假体替换至胸肌下双平面囊袋。

肿瘤累及乳头-乳晕复合体（NAC）、远处转移或肿瘤侵袭胸壁或皮肤（肿瘤 T4 期）的患者不适合采用这种技术。

手术方法

患者的标记方式与隆胸手术类似，只是增加了计划进行肿瘤切除术的区域。在对仰卧的患者进行准备和铺巾后，乳腺外科医生在导丝引导下进行乳房肿瘤切除术（图 12.1A）。切口选择在乳晕周围，必要时可延长切口。对于肿瘤不在中央区的病例，外科医生会在肿瘤区域表面做放射或弧形切口。切除肿瘤、做标记、称重，然后送去做乳房 X 线和病理检查。瘤床边缘组织用金属夹做标记（图 12.1B）。淋巴结手术另从腋窝取切口进行。

冲洗和仔细止血后，检查瘤床，并通过局部组织推进进行腺体组织对拢。在对拢腺体组织之前，有时还需要对乳腺腺体瓣或皮瓣进行进一步的游离（图 12.1C）。注意减少对组织的破坏，以最小的张力对拢组织，防止脂肪坏死。缝合皮肤后（图 12.1D），在乳房下皱襞处做一个新的单独切口。然后，在胸肌下解剖出一个新的独立囊袋，注意不要与瘤床直接相通。在对侧健乳上也建立一个胸肌下囊袋。置入乳房假体测量器，为接受肿瘤切除术的乳房选择较大、凸度较高的假体，使其与对侧乳房相匹配。然后让患者取坐位，以便术中评估对称性和做进一步调整。冲洗止血后，选择并植入永久性硅胶假体（图 12.1E）。对于以前做过隆胸手术的病例，在乳房下瘢痕处做切口，移除旧的假体，在部分切除包囊后剥离建立一个新的胸肌下囊袋。乳房手术本身不使用引流管，但对于接受腋窝淋巴结清扫术的患者，会在腋窝放置引流管（视频 12.1，详见视频目录）。

结果

BCT 的目的是以手术游离肿瘤边缘来切除肿瘤。如果手术切缘阳性，通常需要进行再次手术。在肿瘤整形双平面隆胸技术中，再次肿瘤切除手术是通过之前的肿瘤切除术切口进行的，并通过局部组织重塑弥补缺损，同时不侵及假体所在的胸肌下囊袋。在笔者的 21 例接受对侧乳房调整技术的患者中，3 例（14%）手术切缘呈阳性，需要再次进行肿瘤切除术[27]。她们中没有人因乳房切缘受累而需要进行乳房切除术作为第二次手术。不过，当需要进行乳房切除术时，根据肿瘤评估结果，所有方案都是可行的（如保留乳头-乳晕或保留皮肤乳房切除术）。对于以植入物为基础的重建，可以重复使用胸肌下囊袋，使用 ADM 移植来支撑下极。

在笔者的研究中，患者对手术效果的满意度很

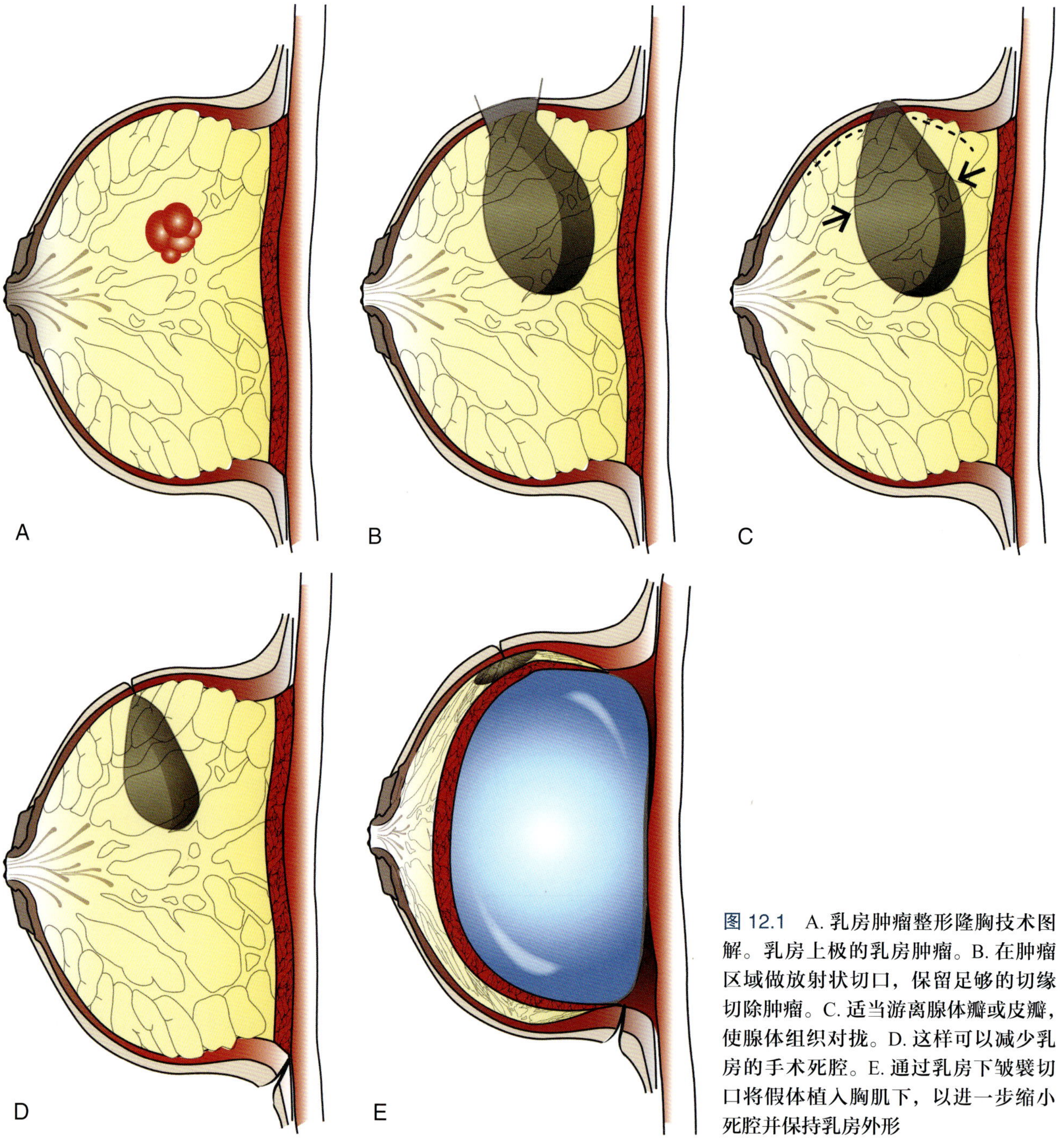

图 12.1 A.乳房肿瘤整形隆胸技术图解。乳房上极的乳房肿瘤。B.在肿瘤区域做放射状切口，保留足够的切缘切除肿瘤。C.适当游离腺体瓣或皮瓣，使腺体组织对拢。D.这样可以减少乳房的手术死腔。E.通过乳房下皱襞切口将假体植入胸肌下，以进一步缩小死腔并保持乳房外形

高，其乳房形状、体积和位置都得到了改善，所有这些在放疗后都得以保留[27]。17名患者（81%）对手术的总体效果非常满意或满意，2名患者（10%）对手术感到失望和后悔。独立观察员对完成随访的16名患者（76%）的评价是，大多数患者在乳房形状、乳头-乳晕位置和乳房对称性方面的手术效果非常好或良好。临床病例如图12.2和图12.3所示，放射治疗后的轻度不对称和不规则可通过对对侧未受放射治疗的乳房进行微调或对受放射治疗的乳房进行辅助脂肪移植来治疗。

在另一个使用了这种隆胸或双平面技术的研究中，Nahabedian等人发表了他们对10名患者的治疗经验[12, 28]。与Barnea的研究一样，这些患者的乳房体积都较小，更倾向于保留乳房而不是切除乳房。所有患者都同时进行了乳房容积移位和容积替代。首选的切口方式是环形切口，可同时进行切除

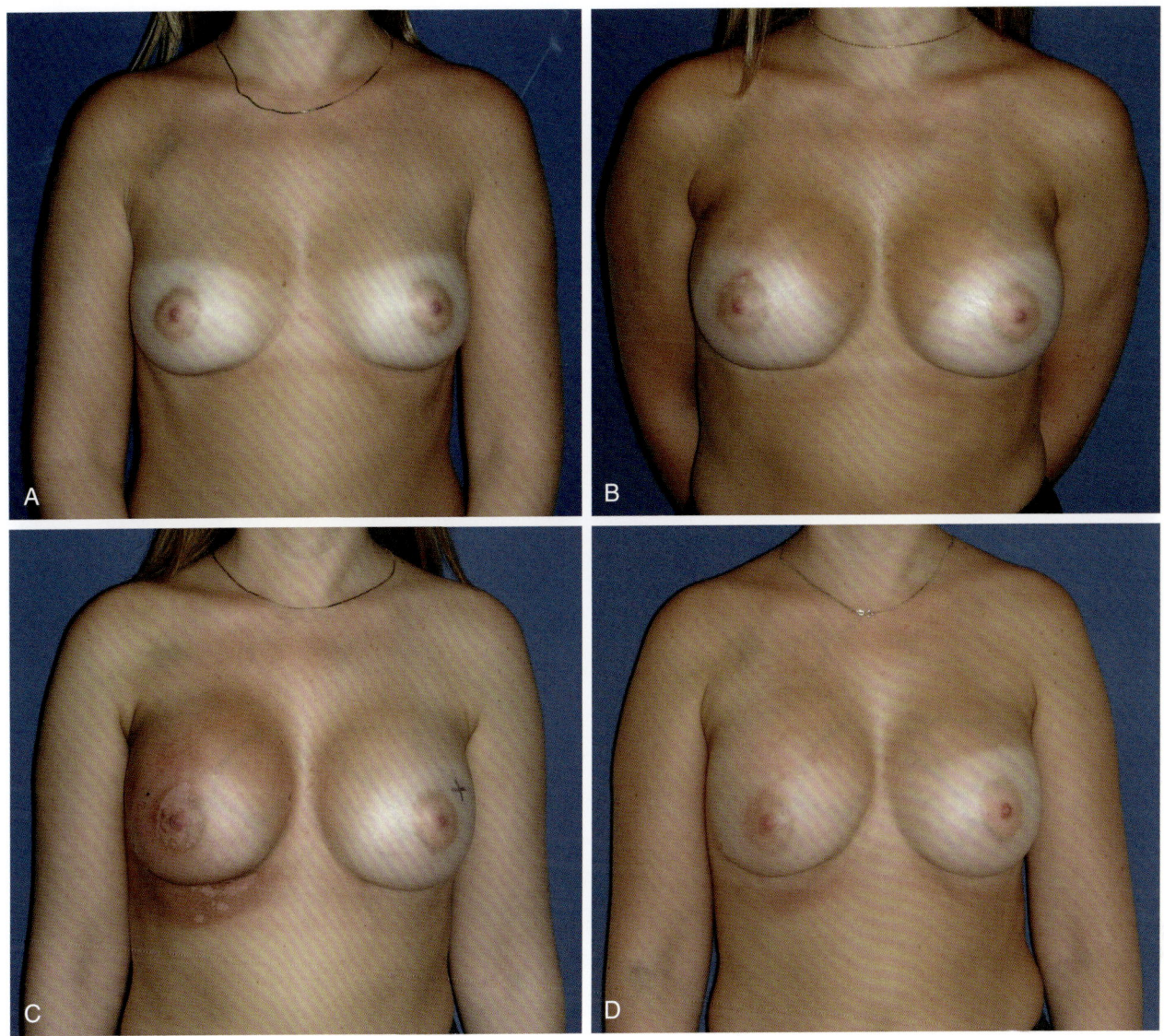

图12.2　A. 一名27岁的右侧乳腺癌患者，肿瘤位于外上象限。B. 她接受了环乳晕切口的右乳肿瘤切除术，并采用乳房肿瘤整形隆胸技术植入了一个假体（225 mL，高凸），以及左侧隆胸术（200 mL，中高凸）。C. 刚刚结束放疗。D. 放疗后1年

和重建。切除体积为50~100 g。容积移位部分由腺体组织重塑组成，同时注意不要损害乳头-乳晕复合体的血管分布。容积替代是使用植入在胸肌下的植入物或组织扩张器。植入物的体积通常为100~125 mL，组织扩张器为250~300 mL。

患者平均年龄为56岁，平均BMI为24.1。平均切除量为76 g。8名患者使用了永久性植入物，2名患者使用了组织扩张器，9/10的患者使用了ADM。9/10的患者接受了放射治疗，平均持续时间为32天。平均随访时间为21个月。术后并发症包括感染（1/10）、切口裂开（1/10）和边缘阳性需要切除乳房（1/10）。治疗后进行的满意度调查采用Likert 5分量表（1为最差，5为最佳）。结果显示，对治疗效果和再次接受手术的评分平均为4/5，对向其他女性推荐该手术的评分平均为4.3/5，对乳房对称性的评分平均为3.1/5，对乳头感觉的评分平均为3.6/5。

并发症

该技术的主要并发症包括严重的包膜挛缩和感染。在笔者的研究中，5名患者（23.8%）在放疗

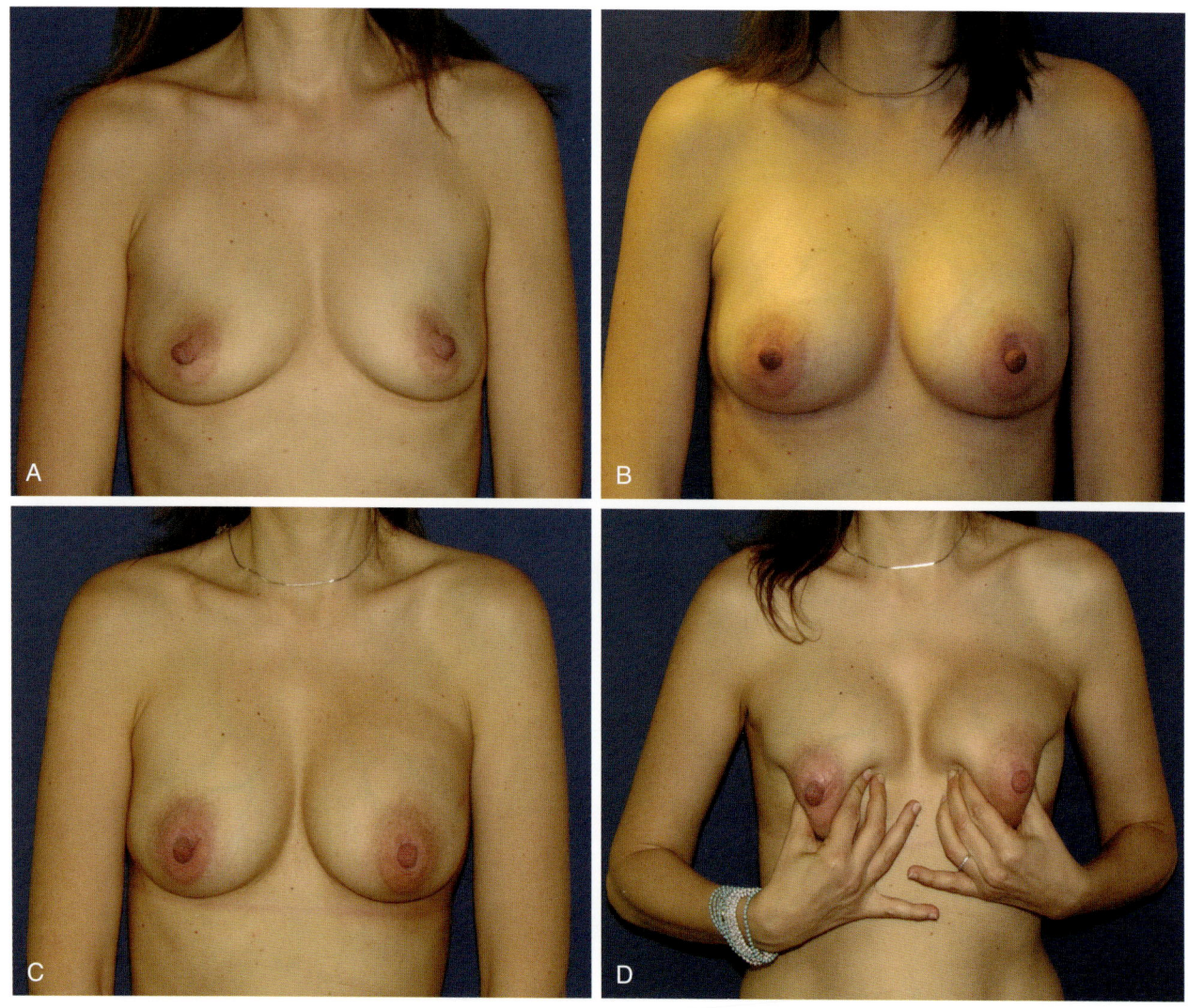

图 12.3 A. 一名 46 岁的左侧乳腺癌患者，肿瘤位于外上象限。B. 她接受了左乳肿瘤切除术和乳房肿瘤整形隆胸术（255 mL，全凸），以及右侧隆胸术（235 mL，中凸）。C. 放疗后 1 年的手术结果。D. 无包膜挛缩

后出现了包膜挛缩，其中 3 人接受了包膜切除术并更换了植入物[27]。在重新处理后的病例中均无包膜挛缩的复发。对于难治性包膜挛缩病例，可采用自体重建或使用 ADM 结合更换植入物的方法[23, 24]。

乳房感染可根据需要使用抗生素和补救措施进行治疗，并优先考虑肿瘤治疗的时机。在放疗前出现的感染通常需要移除植入物，以防延误肿瘤治疗。然而，放疗后出现的感染可以通过适当的补救措施进行治疗。笔者的研究中有 2 例感染病例（10%）[27]：一例是在患者接受放疗前发现的，植入物被移除；另一例是在放疗后发现的，通过背阔肌肌皮瓣和更换假体进行了挽救性重建手术。

这种技术有几个局限性。它只适用于肿瘤占乳房体积小于 25% 且不累及乳头-乳晕的小乳房和非下垂乳房患者。乳头位置和皮肤挛缩在下垂乳房放疗后是不可预测的，因此也排除了这些病例。乳房肿瘤位于乳房下皱襞附近的下极点，其局限性在于难以将植入物囊袋与肿瘤术腔分隔开。

小结

肿瘤整形双平面隆胸技术有助于乳房较小的患者在放疗前调整乳房的形状和体积，而不增加因使用局部自体皮瓣或延迟重建而导致的并发症。谨慎

仔细选择患者、与乳腺外科医生协调规划以及细致的术中管理是该技术取得良好手术效果的关键，患者和外科医生的高满意度证明了这一点。包膜挛缩的发生率与即刻重建和放射治疗研究中引用的数值相似[22-24]。

这项技术的目的是在放疗前实现体积补偿和最大限度地消除乳房肿瘤切除缺损。将乳房肿瘤切除部位周围的局部腺体组织重塑和胸肌下假体植入相结合，可以使重建乳房的体积恢复，并通过紧密压紧胸大肌和皮瓣之间的腺体组织，最大限度地减少死腔。此外，同时进行的隆胸手术可立即实现容积替代和容积增大，从而提高患者的满意度。

参考文献

1. Veronesi U, Cascinelli N, Mariani L, et al. Twenty-year followup of a randomized study comparing breast conserving surgery with radical mastectomy for early breast cancer. *N Engl J Med*. 2002;347:1227–1232.
2. Jeevan R, Cromwell DA, Browne JP, et al. Findings of a national comparative audit of mastectomy and breast reconstruction surgery in England. *J Plast Reconstr Aesthet Surg*. 2014;67:1333–1344.
3. Katipamula R, Degnim AC, Hoskin T, et al. Trends in mastectomy rates at the Mayo Clinic Rochester: effect of surgical year and preoperative magnetic resonance imaging. *J Clin Oncol*. 2009;27:4082–4088.
4. Hill-Kayser CE, Vachani C, Hampshire MK, Di Lullo GA, Metz JM. Cosmetic outcomes and complications reported by patients having undergone breast-conserving treatment. *Int J Radiat Oncol Biol Phys*. 2012;83:839–844.
5. Krishnan L, Stanton AL, Collins CA, Liston VE, Jewell WR. Form or function? Part 2. Objective cosmetic and functional correlates of quality of life in women treated with breast conserving surgical procedures and radiotherapy. *Cancer*. 2001;91:2282–2287.
6. Cochrane RA, Valasiadou P, Wilson AR, Al-Ghazal SK, Macmillan RD. Cosmesis and satisfaction after breast-conserving surgery correlates with the percentage of breast volume excised. *Br J Surg*. 2003;90:1505–1509.
7. Berry MG, Fitoussi AD, Curnier A, Couturaud B, Salmon RJ. Oncoplastic breast surgery: a review and systematic approach. *J Plast Reconstr Aesthet Surg*. 2010;63:1233–1243.
8. Clough KB, Lewis JS, Couturaud B, Fitoussi A, Nos C, Falcou MC. Oncoplastic techniques allow extensive resections for breast-conserving therapy of breast carcinomas. *Ann Surg*. 2003;237:26–34.
9. Rietjens M, Urban CA, Rey PC, et al. Long-term oncological results of breast conservative treatment with oncoplastic surgery. *Breast*. 2007;16:387–395.
10. Losken A, Hamdi M. Partial breast reconstruction: current perspectives. *Plast Reconstr Surg*. 2009;124:722–736.
11. Anderson BO, Masetti R, Silverstein MJ. Oncoplastic approaches to partial mastectomy: an overview of volume-displacement techniques. *Lancet Oncol*. 2005;6:145–157.
12. Nahabedian MY, Patel KM, Kaminsky AJ, Cocilovo C, Miraliakbari R. Biplanar oncoplastic surgery: a novel approach to breast conservation for small and medium sized breasts. *Plast Reconstr Surg*. 2013;132:1081–1084.
13. Harcourt DM, Rumsey NJ, Ambler NR, et al. The psychological effect of mastectomy with or without breast reconstruction: a prospective, multicenter study. *Plast Reconstr Surg*. 2003;111:1060–1068.
14. Spear SL, Majidian A. Immediate breast reconstruction in two stages using textured, integrated-valve tissue expanders and breast implants: a retrospective review of 171 consecutive breast reconstructions from 1989 to 1996. *Plast Reconstr Surg*. 1998;101:53–63.
15. Colwell AS, Damjanovic B, Zahedi B, Medford-Davis L, Hertl C, Austen Jr WG. Retrospective review of 331 consecutive immediate single-stage implant reconstructions with acellular dermal matrix: indications, complications, trends, and costs. *Plast Reconstr Surg*. 2011;128:1170–1178.
16. Elton C, Jones SE, Jones PA. Initial experience of intramammary prostheses in breast conservation surgery. *Eur J Surg Oncol*. 1999; 25:138–141.
17. Thomas PR, Ford HT, Gazet JC. Use of silicone implants after wide local excision of the breast. *Br J Surg*. 1993;80:868–870.
18. Speers C, Zhao S, Liu M, et al. Development and validation of a novel radiosensitivity signature in human breast cancer. *Clin Cancer Res*. 2014;64:135–152.
19. Jagsi R. Progress and controversies: Radiation therapy for invasive breast cancer. *CA Cancer J Clin*. 2014;64:135–152.
20. De Lorenzi F, Lohsiriwat V, Barbieri B, et al. Immediate breast reconstruction with prostheses after conservative treatment plus intraoperative radiotherapy: long term esthetic and oncological outcomes. *Breast*. 2012;21:374–379.
21. Rietjens M, De Lorenzi F, Veronesi P, et al. Breast conservative treatment in association with implant augmentation and intraoperative radiotherapy. *J Plast Reconstr Aesthet Surg*. 2006;59:532–535.
22. Cordeiro PG, Pusic AL, Disa JJ, McCormick B, VanZee K. Irradiation after immediate tissue expander/implant breast reconstruction: outcomes, complications, aesthetic results, and satisfaction among 156 patients. *Plast Reconstr Surg*. 2004;113: 877–881.
23. Anderson PR, Hanlon AL, Fowble BL, McNeeley SW, Freedman GM. Low complication rates are achievable after postmastectomy breast reconstruction and radiation therapy. *Int J Radiat Oncol Biol Phys*. 2004;59:1080–1087.
24. Nahabedian MY. AlloDerm performance in the setting of prosthetic breast surgery, infection, and irradiation. *Plast Reconstr Surg*. 2009;124:1743–1753.
25. Victor SJ, Brown DM, Horwitz EM, et al. Treatment outcome with radiation therapy after breast augmentation or reconstruction in patients with primary breast carcinoma. *Cancer*. 1998;82:1303–1309.
26. Prabhakaran S, Elston JB, Lleshi A, Kumar A, Sun W, Khakpour N, Dayicioglu D. Single institution review of patients with prior breast augmentation undergoing breast conservation therapy for breast cancer. *Ann Plast Surg*. 2017;78(6S suppl 5):S289–S291.
27. Barnea Y, Friedman O, Arad E, Barsuk D, Menes T, Zaretski A, Leshem D, Gur E, Inbal A. An oncoplastic breast augmentation technique for immediate partial breast reconstruction following breast conservation. *Plast Reconstr Surg*. 2017;139:348e–357e.
28. Kaminsky AJ, Patel KM, Cocilovo C, Nahabedian MY, Miralakbari R. The biplanar oncoplastic technique case series: a 2-year review. *Gland Surgery*. 2015;4(3):257–262.

第13章 三维可吸收线圈乳房重建

COSTANZA COCILOVO AND MAURICE Y. NAHABEDIAN

译者：谢伯剑　蔡杨俊

简介

随着乳房肿瘤整形手术的发展，许多女性能够保留自己的乳房，避免全乳切除。现有的重建技术可应用于大多数女性，并效果良好[1, 2]。与容积移位相关的技术包括缩乳成形术、邻近筋膜瓣转移修复和乳房上提固定术，这些通常适用于乳房较大的女性。与容积替代相关的技术通常包括使用局部或远处的皮瓣，这个适用于乳房体积较小且无法使用缩乳术的女性。在放疗前进行乳房重建，可以最大限度地减少术后畸形，减少不良事件的发生。

早期的乳房肿瘤整形手术是使用乳房假体植入物进行容积替代，其并发症和不良事件的发生率均非常高[3, 4]。使用植入物较为严重的并发症是在放疗后发生的。既往研究报道了基于假体植入物的乳房肿瘤整形手术的效果，与缩乳成形术相比，其并发症发生率更高，效果不佳。Elton 等人发现乳房假体植入与 27.8% 的患者不满意率和放疗后假体取出率有关[4]。

放射肿瘤学的最新进展主要聚焦于如何减少辐射对组织的不良影响。其中包括低分割、部分乳腺照射、调强以及三维（3D）适形和术中放疗[5-7]。这些新技术的优点是在放射治疗过程中，假体重建的效果可以被大多数患者接受，而不会显著增加重建失败率。Reish 等人证实在保留乳头的乳房切除术和假体重建术中，放疗与包膜挛缩率增加（12% vs 2.3%；$P < 0.001$）和脂肪移植二次翻修率增加（13.6% vs 3.9%；$P < 0.001$）有关[8]；术前放疗增加了并发症的可能性（$P=0.04$），术后放疗增加了假体取出的可能性（8.9% vs 1%；$P=0.015$）。

随着全乳切除技术、假体植入技术及放疗技术的进步，下一步的进展是为在乳房肿瘤整形手术中的女性患者提供假体组织的选择。因为并发症的风险和恢复时间较长，一些乳房较小的女性可能会选择避免传统的替代手术，如皮瓣。此外，由于缺乏足够的乳腺组织，她们通常不是容积移位手术（如缩乳成形术）的适合人群。回顾手术方式发展史，这些患者只能选择全乳切除术，以避免单纯进行保乳术时出现的畸形。然而，这些患者中的许多人不想进行全乳切除术，因此由于上述原因，她们面临着一系列特殊的挑战。

基于假体使用的增加以及与放疗和植入物相关的疗效改善，双平面技术进入我们的视野，其同时包含进行容积移位和替代[9]。在胸大肌下方放置一个小型植入物，而不是使用皮瓣来进行容积替代。这与胸大肌上方的邻近筋膜瓣转移修复同时进行。因此，引入了"双平面技术"这一名称。早期双平面技术是受欢迎的，足以证明其疗效优良[9-11]。

第二种选择，也是本章的重点，是同时包含容积移位和容积替代的选择；然而，不是使用乳房假体，而是植入可吸收的 3D 线圈。使用该线圈的最初适应证是帮助放疗医生在保乳术后精确定位肿瘤切除部位（标记）。线圈本身有各种尺寸，其中包括嵌入线圈的金属螺钉，这使得放疗医生能够很容易地找到线圈，并更准确地定位放疗标的[12-15]。目前使用的线圈被称为 BioZorb（Focal Therapeutics，Aliso Viejo，CA，USA）。

BioZorb 附带的一个好处是可以作为填充材料，替代肿瘤切除造成的部分体积损失。该入路与双平面入路的不同之处在于，该入路是单平面的，容积替代和移位发生在胸大肌上方。该装置放置在乳房部分切除的缺损内，其上方的软组织闭合。使用这种技术，体积和轮廓异常可以达到最小化。

患者选择

这种同时进行容积替代和移位的技术最适合乳房体积小到中等的女性，在这种情况下，缩乳成形术是不可能的，自体皮瓣无法进行或不足。由于在经过放疗的组织内放置假体会增加不良事件的可能性，因此该技术不适用于有放疗史的患者。应全面评估患者的合并症，以确保患者健康状况良好。对于糖尿病患者，手术当天的糖化血红蛋白水平应小于 7%，血糖水平应小于 200 mg/dL（11.1 mmol/L）。患者应在预定手术前后 1 个月内戒烟。

手术开始时

患者在术前以站立位进行标记（图 13.1）。首选的切口入路是带有外侧或垂直延伸的乳晕周围。对于外侧或上侧肿瘤可考虑外侧乳晕周围，对于下侧或内侧肿瘤可考虑垂直乳晕周围。这样的切口选择将提供最佳的腺体暴露。乳头-乳晕复合体的位置可以根据需要通过乳房上提固定术升高或改变。手术刀切开皮肤后，电刀分离肿瘤区域的皮下组织。不建议从皮下组织破坏整个乳腺实质。以标准方式完成乳房部分切除术。

线圈放置技术

乳房部分切除术后，对乳房缺损和标本进行评估和测量（图 13.2 和图 13.3）。线性和体积测量是非常重要的，并且需要对缺损部分进行分段评估。肿瘤组织周边放置标记物，术中拍片确认目标部位已被切除（图 13.4）。方形、圆形的缺损最适合应用 BioZorb。如果缺损是矩形的，并且大于乳房总体积的 30%，由于缺血和脂肪坏死的风险，重构有限的组织很困难，该技术可能不成功。可以考虑使用荧光血管造影来更好地评估皮肤和组织灌注。

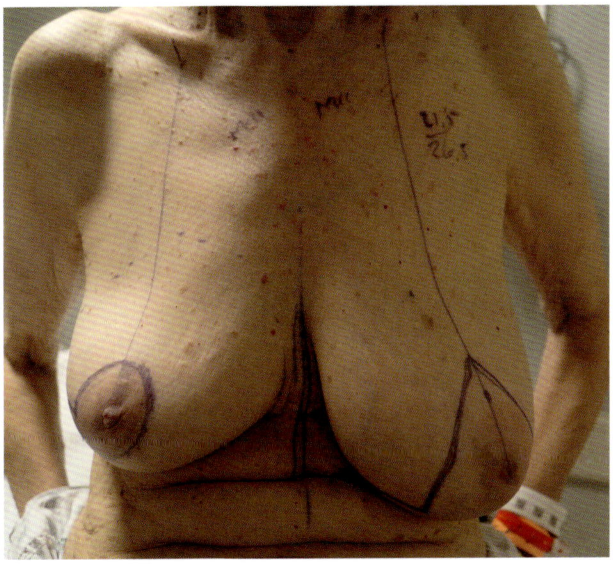

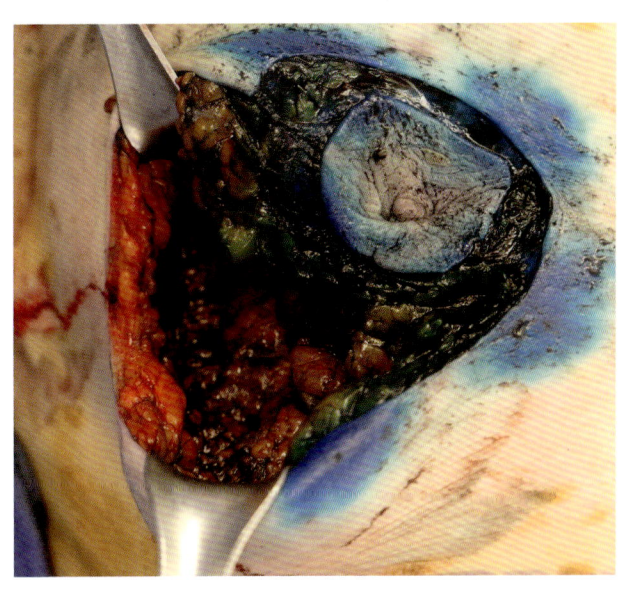

图 13.1 术前图像显示，右侧乳腺癌患者计划通过环形切口行肿瘤整形术，左侧缩乳成形术以保持对称

图 13.2 术中图像显示右侧乳房部分切除缺损

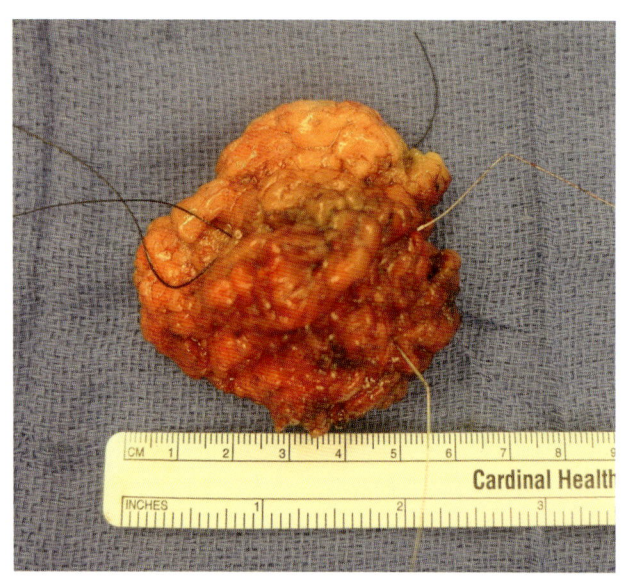

图 13.3　切除的肿瘤组织，大小为 6 cm×6 cm

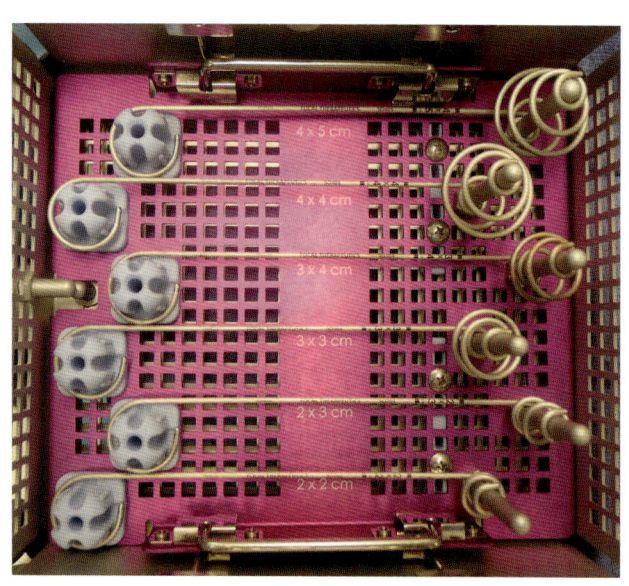

图 13.5　托盘中展示了各种大小的 BioZorb 线圈

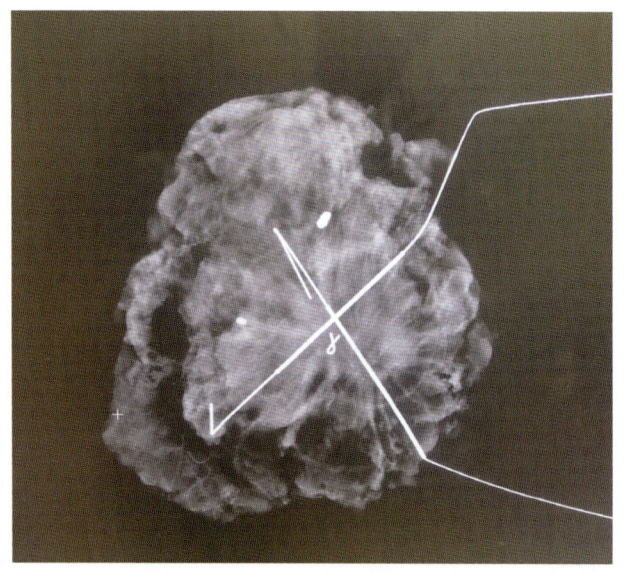

图 13.4　标本的 X 线片显示经过金属夹确认：切除准确、边缘足够

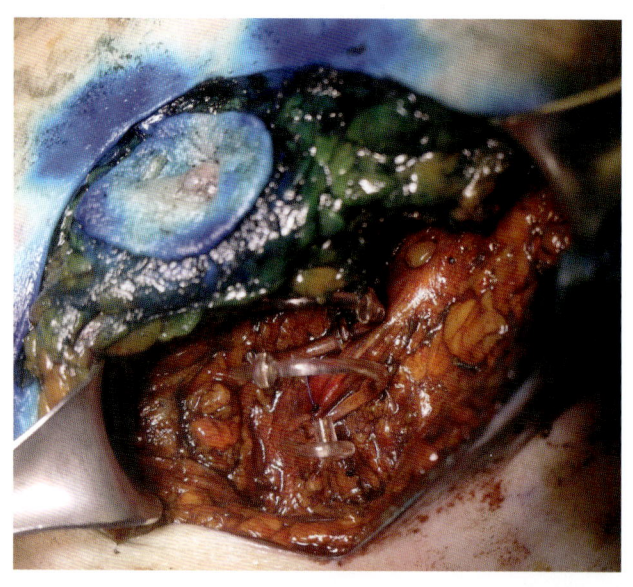

图 13.6　将 BioZorb 线圈置入乳房部分切除缺损处并缝合至胸大肌

BioZorb 设备有各种尺寸和形状，从扁平到卷曲都有（图 13.5）。它吸收很慢，大约需要 1 年时间。虽然 BioZorb 有扁平和卷曲的形状，但只有卷曲的形态应用于肿瘤整形术。有几种尺寸的 BioZorb 线圈是基于二维测量制造的。该尺寸测量器配备手持组件，便于放置到乳房部分切除术后缺损处，以决定最合适的尺寸。如果邻近组织重建，谨慎的做法是选择偏小体积的装置，以允许额外的软组织覆盖，而不会造成二次外形异常。然而，如果 BioZorb 被用作填充物而不进行组织重建，则选择体积最合适的方式填充缺损。有关该设备的更多详细信息，请参阅该公司的网站。

一旦完成确定尺寸，选择特定的 BioZorb 并将其放入乳房部分切除术后的缺损中（图 13.6）。当保乳或乳房肿瘤切除术后使用 BioZorb 时，将其置于缺损内并缝合。在乳房部分切除术中，当缺损延伸至胸大肌时，将 BioZorb 定位并使用可吸收缝线三点固定缝合于胸大肌。

肿瘤组织重建技术

对于乳房体积小到中等的乳房区段切除的女性患者，当需使用 BioZorb 时，通常要对邻近组织进行重建，以确保使用局部乳腺组织和脂肪组织充分覆盖装置。在缺损的外侧和内侧沿组织筋膜-胸大肌界面进行周边组织局部游离是达到这一目的的最佳方法。筋膜组织和皮下组织之间也需游离。最重要的是分步游离，并不断系统地评估组织移位程度。避免过度游离导致脂肪坏死。可以考虑使用组织灌注装置。

一旦游离足够充分，使对侧乳腺组织能够充分接近，就固定 BioZorb 并将其缝合到位。然后将这些组织在 BioZorb 上方缝合，以确保上方有软组织完全覆盖（图 13.7）。通常使用可吸收缝合丝线。对皮肤切缘进行对齐，以确保尽可能减少外形异常（图 13.8）。冲洗伤口并止血。当进行组织重建时，可以考虑使用小型负压引流器；如果没有，则不需要引流。

术后护理

这些患者的术后处理与传统相似。当使用引流管时，通常在引流量小于 30 mL/天时拔除引流管，通常在术后第 5~7 天（图 13.9）。一般来说，在乳房肿瘤切除术后使用 BioZorb 作为填充物时，术后不使用抗生素；当然，在自体组织重建的情况下，则需要术后 2~3 天的口服抗生素预防治疗。

并发症

使用 BioZorb 进行肿瘤整形重建术后的并发症与基于假体植入物的重建术后并发症相似，包括感染、延迟愈合、血肿、感觉异常和假体取出。在延迟愈合或表面坏死的情况下，建议尽早清创，以防止暴露，并尽量延迟放疗以减少风险（图 13.10）。在蜂窝织炎的情况下，患者术后需使用抗生素。如果有加重和进行性疼痛、肿胀和红斑，则需考虑手术探查和切除。血肿的处理包括观察或抽吸。在大多数患者中，BioZorb 是可触及的，需向患者说明这是正常的，其吸收需要大约 1 年时间。最重要的是要尽量减少延迟辅助治疗的风险；因此，当风险存在时，应及时考虑手术干预。

预后

考虑到这项技术的新颖性，长期效果待后续报

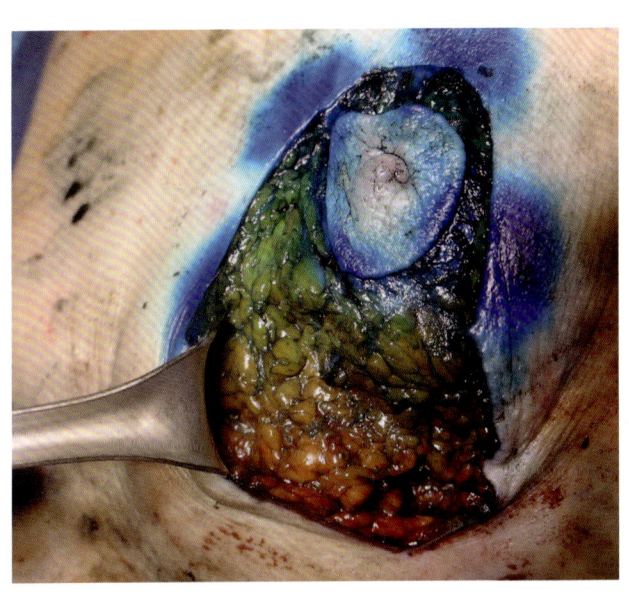

图 13.7 将相邻组织移动并缝合在 BioZorb 装置上方以获得最佳覆盖

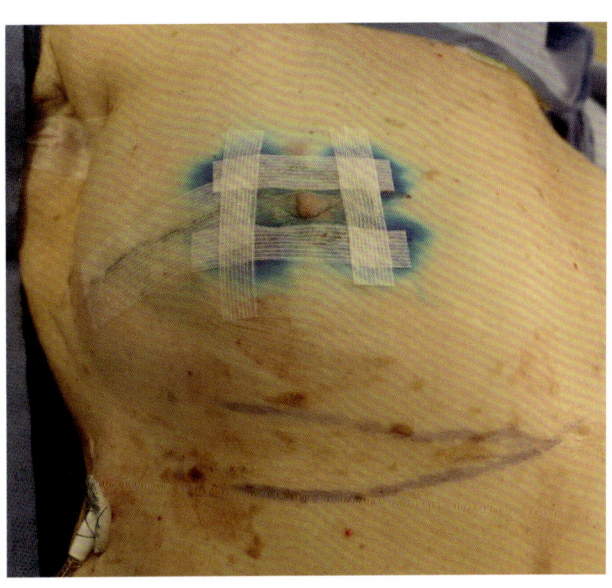

图 13.8 闭合皮肤后，无明显外形异常

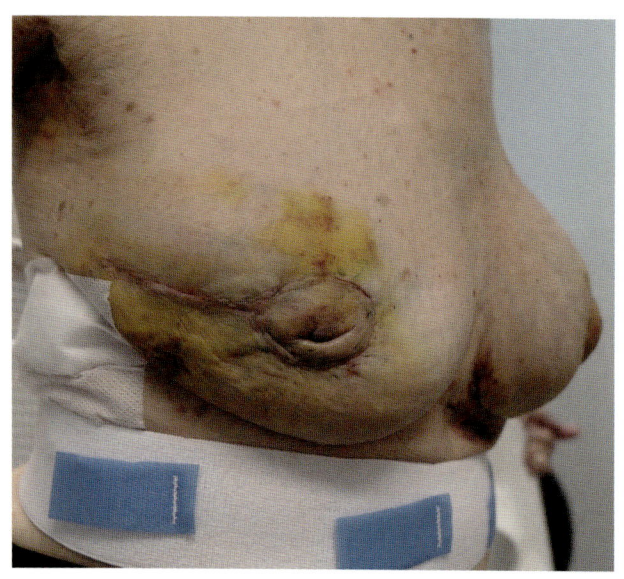 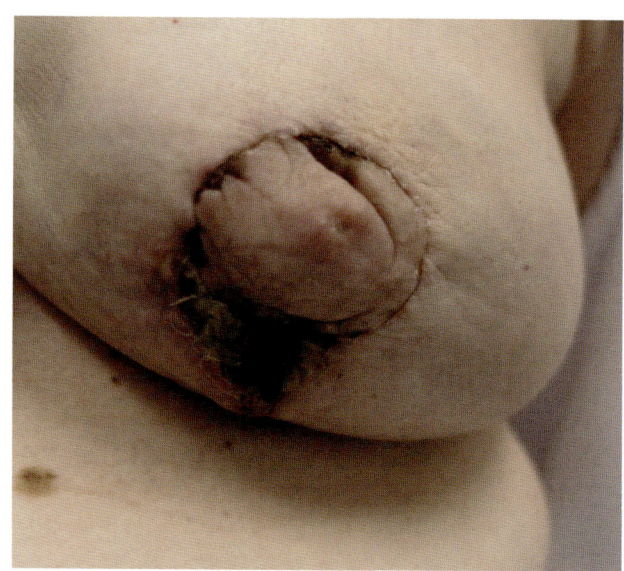

图 13.9　术后早期图像显示乳房可接受的体积和外形　　图 13.10　一例延迟愈合的患者。需要清创和二次缝合

道。当然，这项技术也逐渐获得放疗科、乳腺外科和整形外科的认可。放疗科已经报道：在放射治疗时可以更一致和准确地识别手术边缘。他们还证实：在不增加同侧肺或心脏照射的情况下，计划靶区照射显著减少。乳腺外科医生的反映也很好，据报道：3D 标记物简化了再切除手术，并发症发生率低，感染发生率小于 1%，90% 以上的患者具有良好的外观。到目前为止，整形外科医生还没有报道使用这种装置的经验；然而，笔者在 80 多例患者中的经验显示它是良好的容积替代装置。

小结

BioZorb 的使用似乎是整形外科和乳腺外科医生在乳房肿瘤整形重建手术中用作容积替代装置的绝佳工具。放疗科、乳腺外科和整形外科都已证实了它的优势。它的短期效益已有报道，长期结果也将有报道。

参考文献

1. Kronowitz SJ, Kuerer HM, Buchholtz TA, Valero V, Hunt KK. A management algorithm and practical oncoplastic surgical techniques for repairing partial mastectomy defects. *Plast Reconstr Surg.* 2008;122(6):1631–1647.
2. Losken A, Styblo TM, Carlson GW, Jones GE, Amerson BJ. Management algorithm and outcome evaluation of partial mastectomy defects treated using reduction or mastopexy techniques. *Ann Plast Surg.* 2007;59:235–242.
3. Petit JY, Garusi C, Greuse M, et al. One hundred and eleven cases of breast conservation treatment with simultaneous reconstruction at the European Institute of Oncology (Milan). *Tumori.* 2002;88(1):41–47.
4. Elton C, Jones SE, Jones PA. Initial experience of intramammary prostheses in breast conservation surgery. *Eur J Surg Oncol.* 1999;25(2):138–141.
5. Krug D, Baumann R, Budach W, et al. Current controversies in radiotherapy for breast cancer. *Radiat Oncol.* 2017;2(1):25.
6. Bjohle J, Onjukka E, Rintela N, et al. Post-mastectomy radiation therapy with or without implant-based reconstruction is safe in terms of clinical target volume coverage and survival - a matched cohort study. *Radiother Oncol.* 2018. https://doi.org/10.1016/j.radonc.2018.07.005. pii: S0167-8140(18)33384-X. [Epub ahead of print].
7. Kowalchuk RO, Romano KD, Trifiletti DM, Dutta SW, Showalter TN, Morris MM. Preliminary toxicity results using partial breast 3D-CRT with once daily hypo-fractionation and deep inspiratory breath hold. *Radiat Oncol.* 2018;13(1):135. https://doi.org/10.1186/s13014-018-1079-x.
8. Reish RG, Lin A, Phillips NA, et al. Breast reconstruction outcomes after nipple-sparing mastectomy and radiation therapy. *Plast Reconstr Surg.* 2015;135:959.
9. Nahabedian MY, Patel KM, Kaminsky AJ, Cocilovo C, Miraliakbari R. Biplanar oncoplastic surgery: a novel approach to breast conservation for small and medium sized breasts. *Plast Reconstr Surg.* 2013;132:1081–1084.
10. Kaminsky AJ, Patel KM, Cocilovo C, Nahabedian MY, Miralakbari R. The biplanar oncoplastic technique case series: a 2-year review. *Gland Surgery.* 2015;4(3):257–262.
11. Barnea Y, Friedman O, Arad E, et al. An oncoplastic breast augmentation technique for immediate partial breast reconstruction

following breast conservation. *Plast Reconstr Surg.* 2017;139:348e–357e.

12. Trombetta MG, Hasan S, Malay MB, Julian TB. Treatment volume reduction using the BioZorb® device in ipsilateral breast recurrence treated with second conservation therapy. *JSM Clin Case Rep.* 2017;5(3):1134.

13. Cross MJ, Lebovic GS, Ross J, Jones S, Smith A, Harms St. Impact of a novel bioabsorbable implant on radiation treatment planning for breast cancer. *World J Surg.* 2017;41(2):464–471.

14. Ward RC, Wiggins DL, Donegan L, Collins S, Lourenco AP, Mainiero MB. BioZorb tissue marker as seen on multiple imaging modalities. *Breast J.* 2018;24(2):207–209.

15. Wiens N, Torp L, Wolfe B, et al. Effect of BioZorb® surgical marker placement on post-operative radiation boost target volume. *J Radiat Oncol.* 2018;7:175–179.

16. Kaufman C, Cross M, Dekhne NS, et al. *Favorable outcomes with oncoplastic partial breast reconstruction using BioZorb: an interim registry report on 724 enrolled patients poster presented at the American Society of Breast Surgeons 18th annual meeting,* May 2-5, 2018.

第14章 脂肪填充和肿瘤整形

ALEXANDRE MENDONÇA MUNHOZ

译者：鲁宏峰

利益冲突声明

本章未得到任何外部资金的支持。Alexandre Mendonça Munhoz 博士是 Motiva/Establishment Labs Corporation 的顾问。

贡献者声明

Alexandre Mendonça Munhoz 博士是本研究的主要研究者。主要研究者对本研究的概念和设计做出了重大贡献，并对数据的采集、分析、解释和手稿准备做出了实质性贡献。作者修改了文章的知识内容，最终批准了将要发布的版本，并充分参与了工作，对内容的适当部分承担了公共责任。

简介

用于早期乳腺癌治疗的保乳手术（BCS）仍然是全球最常用肿瘤手术之一[1]。肿瘤整形方法以及新手术技术的普及使保乳术后即刻和延迟重建获得了广泛接纳[23]。

肿瘤整形手术技术的进步降低了手术并发症发生率，从而保持了乳房外形并带来了更好的美学效果[2,4]。虽然大多数部分乳房切除术缺损可以通过一期缝合解决，但最终的外观常不可预测且会导致乳房外形异常[4]。肿瘤整形技术被分为容积替代或容积移位[2,4-6]。对于最佳手术方法，业界并无共识，这取决于外科医生的经验，以及乳房缺损相对于剩余乳房容积的比例[6,7]。肿瘤整形乳房重建术的优点应包括可重复性、对肿瘤治疗的低干扰性和可接受的长期结果。手术计划应包括对患者偏好的评估，解决个体重建要求，并个性化定制重建方案[7]。

尽管脂肪填充或脂肪塑形（具体而言即自体脂肪移植，AFG）目前已经被广泛使用，但它却是一个久远的概念[8]。AFG确实在肿瘤整形方面有所助益，但其在重建保乳术缺损中的使用仍存争议，特别是在美学结果和肿瘤学结果方面。截至本文撰写之时，鲜有临床研究评估脂肪填充至受体部位后的不良结局[8-14]，同样缺乏保乳术后即刻AFG的研究结果[8-15]。一些作者认为，这是因为AFG通常由整形外科医生执行，而肿瘤/乳腺外科医生实施乳腺癌保乳手术[9]。如今，新一代的肿瘤整形外科医生正在出现，他们接受了乳腺外科和整形外科的培训，预计未来几年有关该主题的研究数量将增加[9]。

尽管患者对保乳术后乳房外形满意度比例较高，但仍会存在个别情况需要二次手术修复乳房外形。根据笔者的经验，许多此类再次手术是由于与软组织相关的问题，如局部不规则、植入体可见或波纹征，而不是因为重建失败。与全乳重建一样，在过去十年中，保乳术后行即刻AFG的适应证有所扩大。尽管AFG手术的改进提高了可重复性，但仍然缺乏技术标准，其作为相关技术的重要性未经深入验证。可以假设，如果AFG、保乳术和肿瘤整形性重建具有相同的可重复性，并且涉及相似的风险和手术时间，那么结合上述技术是现实可行的。

本章的目的是对结合肿瘤整形技术和 AFG 技术的保乳重建进行概述。尽管所有这些技术都经过充分研究，但很少有详细的临床报告专门讨论 AFG 手术计划、结局和术后并发症。因此，本章对该手术方法展开了细致的描述，包括对接受一期和二期重建手术患者的术前评估和术中护理，同时也对手术技术及其优点和局限性进行了讨论。本章提供的证据结合临床专业知识，将有助于整形外科医生更好地指导和教育患者，以获得可重复和可预测的美学结果。

患者选择

术前病史和信息

作为一种新型临床研究性质的技术，保乳联合 AFG 手术应在患者获得充分知情同意后进行。迄今为止，大多数临床研究已证明其有效性，但以回顾性研究居多，证据水平较低。首次咨询时应该明确患者的病史和期望值。医生应详尽地告知每位患者此类技术的优缺点以及潜在的早晚期并发症。在笔者的实践中，主要强调三个方面：①脂肪吸收可能性；②可能需要多次脂肪移植手术；③患者体重会影响美学效果。与患者共同探讨局部复发风险及再次重申局部复发风险与 AFG 无关联性是至关重要的。虽然供区并发症不常见，但也必须告知患者供区可能发生瘀斑、血肿、长期肿胀和轻微瘢痕等并发症。

患者评估和注意事项

患者均应在 AFG 术前接受超声、乳房 X 线检查和乳房磁共振成像（MRI）检查。同时，患者应在 AFG 术后 6 个月进行乳房超声和乳房 X 线检查。在手术前，患者需进行站立体位的标准体格检查，将患侧乳房与对侧乳房进行比较，以便在需要修复的区域中进行规划。主要是评估对称性、形状、体积、乳头-乳晕复合体（NAC）的位置，以及局部放疗反应，包括纤维化和可延展性瘢痕。对整个乳房和象限区域进行查体准备，可以计算需要采集的脂肪体积，并计划相关手术，如经皮筋膜切开术和对侧对称化。腹部通常是首选的供体部位，因为它不需要改变患者的位置，且往往含有足够的脂肪体积；另一种选择是大腿外侧或内侧。

适应证和禁忌证

适应证和手术时机

对于需要立即重建的患者，由于切除和重建在同一手术中进行，因此手术过程更加便利。没有前期手术带来的瘢痕或纤维化，乳房整形会相对简单，美学效果通常会更好[6, 7]。Kronowitz 等人的研究表明：部分乳房切除术后立即修复优于延迟手术，其并发症的发生率通常会更低[6]。笔者的经验表明，与不行术后放疗的重建手术相比，放疗（延迟保乳术重建）后的并发症发生率更高[16, 17]。临床研究表明，乳房较大的患者比乳房体积正常的患者出现的放疗相关并发症更多[7, 18]。另一点是，即刻重建允许更广泛的局部肿瘤切除，并可能降低切缘阳性率[7, 19]。

尽管即刻重建有上述诸多优点，但也会延长手术时间，并且需要专科培训来学习和正确应用这些手术操作[11, 17]。因此，对于某些特定的患者群体，应考虑延迟重建。我们知道放疗通常会导致一定程度的乳房纤维化，所以在某些情况下，一期保乳整形手术无法预测最终的乳房轮廓[17]。延迟方法允许整形外科医生等待至乳房术后变化稳定后再行评估。笔者的经验表明，在大多数即刻重建的病例中，AFG 的空间不足，主要是由于皮瓣受损影响了脂肪浸润。

尽管存在这些局限性，目前已然有研究展示了通过 AFG 注射到切缘以外的组织中进行即刻保乳术重建[9, 13, 15]。Khan 等人评估了保乳术伴即刻 AFG 后重建与仅行保乳术患者的美学结局[9]。在 71 例患者中（中位随访时间为 36 个月），AFG 组的美学结果明显优于仅行保乳术组（$P < 0.001$），局部症状较少（$P=0.004\ 5$）。也有其他研究者在未设对

照组的研究中也观察到了即刻 AFG 重建后满意的结局[13, 15]。

禁忌证和局限性

AFG 作为肿瘤整形重建的辅助手段没有绝对禁忌证。理想的适应人群是正常体重或超重、乳房缺损轻中度的患者。偏瘦的患者由于缺乏足够的脂肪供区，有时会面临挑战；然而，这部分患者可以从臀部和侧腹壁采集足够体积的脂肪[20]。必须强调的是，必须采集比重建 BCS 所需多 70% 的脂肪体积，以补偿分离、过滤过程中损失的脂肪部分（表 14.1）。

由于放疗的影响，包括皮肤回缩、严重纤维化和 NAC 变形，放疗后的自体脂肪移植可能具有一定挑战性。在某些情况下，根据畸形的严重程度，AFG 并不作为优选，可能需要另外的选项。此外，照射区域的组织缺乏弹性，这可能限制可以注射的脂肪体积，这种情况下应告知患者，建议手术间隔 4~6 个月。当放疗反应严重时，应考虑替代方案，如局部或远处皮瓣。乳房切除术有时是难治性病例的最佳选择。

表 14.1 自体脂肪移植乳房再造术的适应证和禁忌证

适应证	禁忌证
轻/中度乳房缺损	重度乳房缺损/严重畸形
正常体重/超重患者	瘦弱患者/既往吸脂术*
患者知情/现实期望	不现实期望
正常基线乳腺影像检查（乳房 X 线检查、超声和 MRI）	既往乳腺检查缺失/可疑乳房病变

注：MRI，磁共振成像；*相对禁忌证。

手术方法

乳房缺损分类

目前已开发了几种分类方案来定义乳房畸形和推荐重建技术[2, 5-7]。手术策略包括一期缝合、乳房整形以及局部和远处皮瓣的应用。基于组织缺损和放疗反应的存在，AFG 的作用有时被忽视。大多数文章将这些选项纳入更广泛的复杂乳房缺陷类别，很少有临床研究发表提出一种重建方案。

20 年的肿瘤整形手术经验使笔者能够识别获得性乳房畸形的各种模式，并根据初始乳房体积、腺体组织切除的范围/位置和剩余的可用乳房组织得出即刻和延迟保乳重建的流程。每种缺损都是独特的，并有其特定的重建要求，以实现理想的美学效果。考虑到这一点，部分乳房缺损可以分为以下三种类型（图 14.1）。

- Ⅰ型：小而不下垂的乳房部分切除所致缺损。ⅠA 型缺损为不引起体积变形的最小缺损，切除的组织占总乳房体积的不到 10%~15%。ⅠB 型缺损为导致中等体积变形的中等缺损，切除的组织占总体积的 15%~40%。ⅠC 型缺损较大，会导致显著的体积变形，切除的组织占乳房总体积的 40% 以上。
- Ⅱ型：伴/不伴下垂的中等大小乳房部分切除所致缺损。ⅡA 类为不会引起显著体积变形的小缺损。ⅡB 型缺损为中度，可引起轻微/中度体积改变。ⅡC 型缺损导致乳房形状的中到大的体积变化。
- Ⅲ型下垂型大乳房部分切除所致缺损。ⅢA 型缺损较小，不会造成明显的美学畸形。ⅢB 型为导致轻/中度体积改变的中度缺损。ⅢC 型缺损很大，会引起显著的体积变化（模式图 14.1）。

手术技术：经典肿瘤整形手术和 AFG

从理论上讲，大多数肿瘤整形技术可以辅以 AFG 作为修饰与补充。手术计划应参考乳房体积、肿瘤位置和腺体组织切除的程度，并应特别关注个人重建诉求，为每位患者提供个性化的量身重建。保乳术重建的评估必须考虑以上要点，选择适当的技术或技术组合（AFG+乳房成形术，AFG+局部皮瓣等）。根据笔者的经验，大多数重建技术包含以下六种手术选择之一：乳房组织推进皮瓣（BAF）、胸背外侧皮瓣（LTDF）、双侧乳房固定术（BM）、双侧缩乳成形术（BRM）、背阔肌肌皮瓣（LDMF）和肋间前动脉穿支/肋间动脉外侧穿支（AICAP/LICAP）皮瓣[7, 21]。

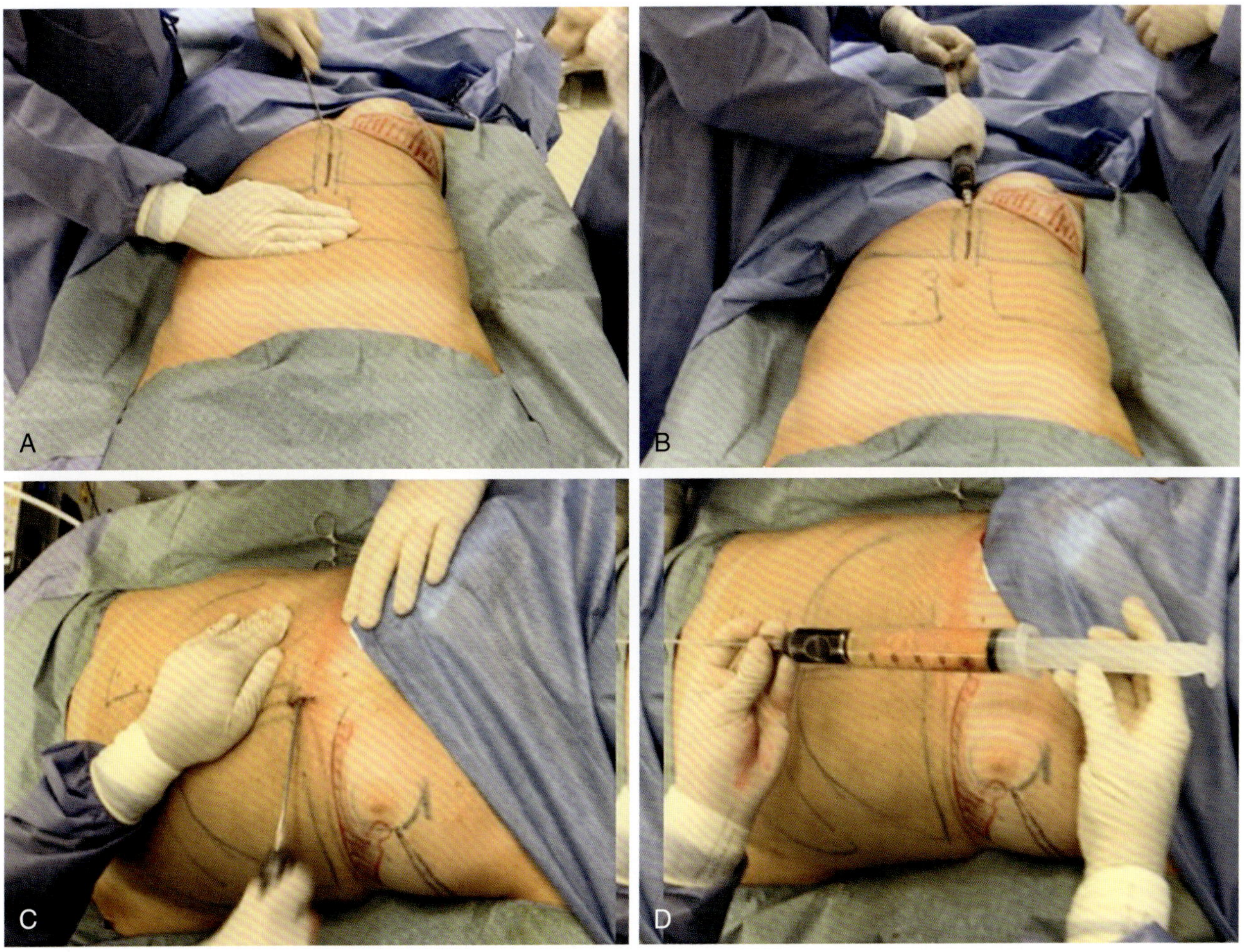

第 14 章 脂肪填充和肿瘤整形

图 14.1 AFG 技术。A. 注射局部麻醉剂（40~100 mL/单位面积的 1% 利多卡因 +1∶80 000 肾上腺素）。B、C. 使用 60 mL 注射器（Byron Medical，Inc.，Tucson，AZ，USA）。D. 通过避免使用机械抽吸来减少 AFG 的手术创伤

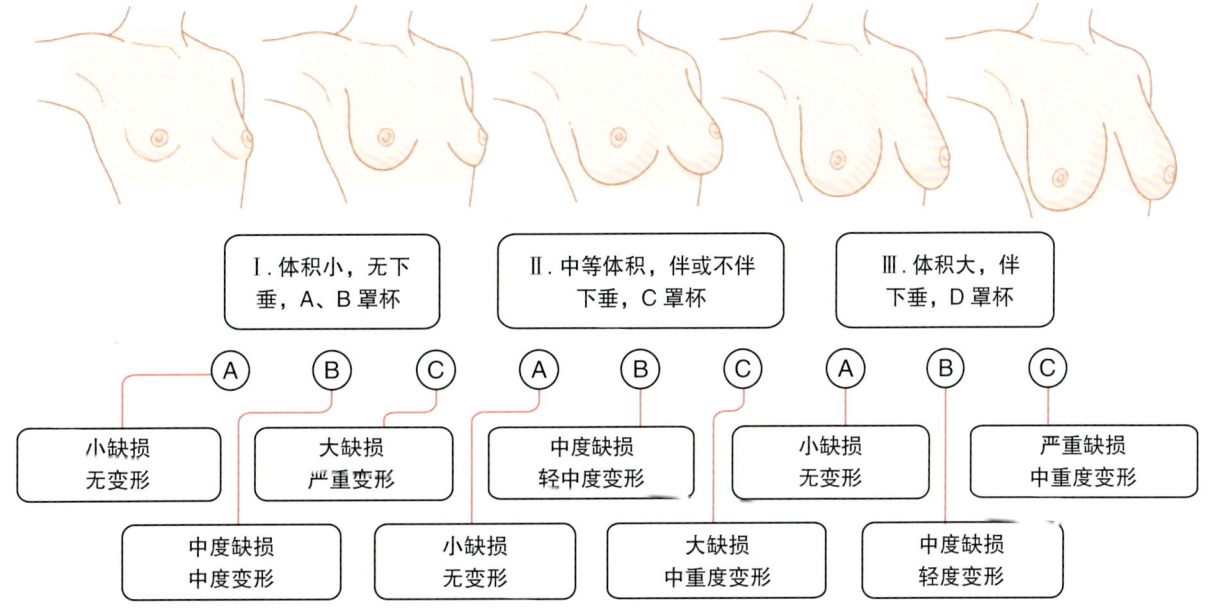

模式图 14.1 乳房缺损类型趋势以及基于初始乳房体积、腺体组织切除的范围/位置和剩余可用乳房组织的即刻和延迟保乳术重建的模式图

- ⅠA、ⅡA 和ⅢA 型：当缺损为球形或矩形时，修复手段通常包括 BAF。乳房组织沿着胸壁或乳房皮瓣下方推进以填充肿瘤缺损。为了达到更好的美学效果而不出现明显的皮肤凹陷，可以在乳房组织和皮瓣之间进行分离，注意同时保留皮肤血供。这部分患者通常不需要行对侧乳房手术。在即刻和延迟重建中，AFG 可作为补充手段。AFG 的主要局限性与牵拉程度和局部纤维化有关，继而可以决定是否需要经皮筋膜切开术和其他各种外科手术。皮肤松弛且无放疗史（除了良性病例，很少观察到）及没有纤维化的患者可以在一期或二期接受治疗。对于有中度纤维化和局部放疗反应的患者，可能需要外部扩张和更多的手术步骤，包括连续经皮筋膜切开术，从而获得满意的结果[22-25]。
- ⅠB 型：对于外侧缺损的患者，可以使用 LTDF。如其他报道所述[26]，这个局部皮瓣计划为完全位于胸廓侧面的楔形三角形，然后将其旋转至外侧乳房缺损。虽然额外的瘢痕不可避免，但这些都在外侧区域，结果令人满意。非常瘦的患者没有足够的皮瓣体积，可以行 AFG，以增加皮瓣体积。在这种情况下，应控制注射量以避免皮瓣缺血和结果丢失。对于中央和内侧肿瘤患者，适用 LDMF[27] 或 AICAP、LICAP 皮瓣[21]。局部皮瓣，特别是 LTDF，是治疗上、下外侧缺损的有效方法。使用位于缺损附近的组织为乳房提供匹配的颜色和纹理，并且当该技术与 AFG 相关联时，可以实现大体积缺损填充。在实践中，笔者使用 LDMF 来替代肿瘤手术中切除的皮肤和腺体组织[27]。这通常适用于没有足够乳房组织进行重建的严重缺损。与 LTDF 一样，AFG 可以谨慎采用，以增加皮瓣的体积并优化重建。LDMF 提供了肌内脂肪移植的可能性，与非肌皮瓣（LTDF 和穿支皮瓣）相比，它可以更安全地转移更大量的脂肪[28]。
- ⅠC 型：缺损被转换为保留皮肤的乳房切除术（SSM），并以适当的技术进行重建。AFG 可作为异体组织（扩张器和植入物）完全重建或自体组织（腹部皮瓣）重建的补充[7]。
- ⅡB 型：当有足够的乳房组织进行重建时，通常使用 BM 技术重建缺损。乳房缩小和对称可以改善术前外观。该技术有助于对剩余乳房组织进行放射治疗，并发症发生率低。通常在对侧乳房进行手术，以获得适当的对称性，特别是在乳房严重下垂的情况下。在训练有素的手术团队的帮助下，手术可以在两侧同时进行，从而缩短手术时间。AFG 通常可用于改善 BM 重建，以治疗辅助放疗后经常观察到的组织不规则性。轻度病例可能仅需要经皮筋膜切开术，可以进行 AFG[22]；在更严重的病例中，可能需要既往扩张（使用 Brava 系统）、连续经皮筋膜切开术和多次手术[22-25]。
- ⅡC 型：根据乳房缺损相对于剩余可用乳房组织的大小，对缺损进行单独分析。在评估过程中，患者直立位以评估剩余腺体组织的量。ⅡC 型缺损可细分为有利缺损和不利缺损；如果有足够的组织来形成足够的乳房隆起，则缺损被归类为有利的。对于侧方缺损，可用扩大 LTDF 或与 AFG 相关的 LTDF。在中央和内侧缺损的患者中，可以使用扩大 LDMF 或穿支皮瓣。当乳房组织残留不足时，乳房缺损被归类为不利的，并建议 SSM 和全乳重建，AFG 可作为全乳重建的补充[7]。
- ⅢB 型：常用 BRM 技术重建。最有利的肿瘤位置是在乳房下极，在那里可以使用传统的上蒂或上内侧蒂技术。在中央型肿瘤患者中，使用下蒂将实质和皮肤带入中央缺损。
- ⅢC 型：乳房缺损被单独分析。当缺损为有利型时，最常见的重建方法是 BRM。然后用可用的组织对乳房进行整形，并进行类似的对侧缩乳术。当缺损不利时，可以使用适当的技术进行 SSM 和全乳房重建。如前所述，对于ⅠC 型和ⅡC 型，AFG 可用于改善异体或自体组织的全乳重建。

手术技术：AFG 手术

AFG 广泛应用于重建手术，以恢复体积和轮廓缺损。在脂肪采集、准备和移植等方面采用的技术不尽相同[29-32]。尽管已经有了对各种手术程序的详细描述，包括清洗、离心、移注和先前的扩张，但在脂肪提取、美学效果、并发症和长期结果等方面仍然值得讨论[29-32]。何为最佳 AFG 技术、受体部位的准备方案等也仍在探讨中[10, 24]。一些作者主张术前使用负压系统[23, 25, 33]；基本上，外部乳房皮肤逐步扩张带来局部血管化增加、压力降低和更多自由空间。Mirzabeigi 等人在 20 例患者的 27 次 AFG 治疗中评价了保乳术后乳房外部扩张和 AFG 的安全性和结局，平均随访时间为 2.3 年[33]。作者发现 AFG 后没有局部复发病例，使用和不使用外部扩张的患者之间的并发症发生率没有显著差异。外部扩张允许的初始填充体积显著大于未经外部扩张的初始填充体积（219 mL vs 51 mL）。尽管如此，其他研究也提出：在大多数患者中，一次或两次 AFG 治疗就足以在保乳术重建后获得满意的结局，而无须预先扩张皮肤[10]。截至本文撰写时，未有随机对照研究对 AFG 联合预先扩张皮肤与单独 AFG 进行详细比较。此外，使用外部负压系统治疗保乳术缺损的临床数据有限，因此需要对外部扩张的作用、负压的局部效应以及该疗法是否对血管生成刺激和细胞增殖产生影响进行更多研究[33]。

关于 AFG 的采集和制备，Coleman 和 Sabobaly 引入了"结构脂肪移植"概念，并指出了离心法提取无活性成分的重要性[34]。本技术已获得临床应用，并在许多其他研究中描述的各种手术中发挥了重要作用[29-31]。尽管它是我们目前首选的技术（改良的 Coleman 技术联合封闭系统），但该技术在文献中存在争议[29-31]。Khater 等人观察到，在未离心的脂肪组织中保持了更活跃的前脂肪细胞，这可能导致脂肪存活率提高[35]。同样，Rohrich 等人对离心和获取部位的作用进行了定量分析，发现离心后的脂肪存活率并不比过滤后好[36]。

最近有几种脂肪处理技术可用于提高 AFG 的可预测性。一些新的技术提供了更快的脂肪处理，这对于大体积脂肪移植特别有效。有一种类似的系统使用 PureGraft 装置（Cytori Therapeutics，San Diego，CA，USA），使用洗涤和过滤脂肪以制备移植物[37, 38]。

AFG 技术

保乳术重建后应用的 AFG 手术源自全乳重建和医美隆乳的技术。通常从确认最佳供体部位开始，患者直立位行术前标记。可能的供体部位包括腹部、侧腹、大腿内侧、转子区和大腿远端。对于大多数患者而言，腹壁是首选的供体部位，其次是大腿外侧和侧腹区域。腹部脂肪通过脐周或耻骨上单个切口采集，而髂上切口用于侧腹（每侧一个）和转子区域。笔者使用改良的 Coleman 技术来采集 AFG。在注射局部麻醉剂（40~100 mL/单位面积的 1% 利多卡因和 1：80 000 肾上腺素）后，使用连接到 60 mL 注射器的钝头 3 mm 套管（Byron Medical，Inc.，Tucson，AZ，USA）。为了减少 AFG 带来的创伤，避免使用机械抽吸（见图 14.1）。自 2016 年以来，笔者一直在使用 PureGraft（Cytori Therapeutics，San Diego，CA，USA）等封闭式脂肪过滤系统，该系统被认为比简单的倾析或离心更具优势。第二个优点是加工时间加快，因为仅需要约 10 分钟即可获得 300 cm³ 的 AFG。在此步骤之后，将纯化的脂肪转移到 3 mL 注射器中，通过钝套管进行注射。过程中保持严格的无菌，并避免长时间暴露于空气中（图 14.2）。在每个乳房上取 2~4 个小切口，将脂肪注入皮瓣缺损区域附近的皮下组织。笔者建议使用连接到 1.9~2.1 mm 套管的 3 mL 注射器，其允许每厘米套管移动移植 0.1~0.5 mL 脂肪所需的受控精度。根据笔者的经验，大套管和注射器不能提供这种操作所需的精度。AFG 技术依赖于术前局部解剖标记，通过多通道沿多个平面从深部到皮下组织移植少量脂肪；该过程需要在皮下区域使用钝套管。在某些情况下，在此阶段之前使用钝套管，这取决于观察到的纤维组织的程度（图 14.3）。遵循"意大利

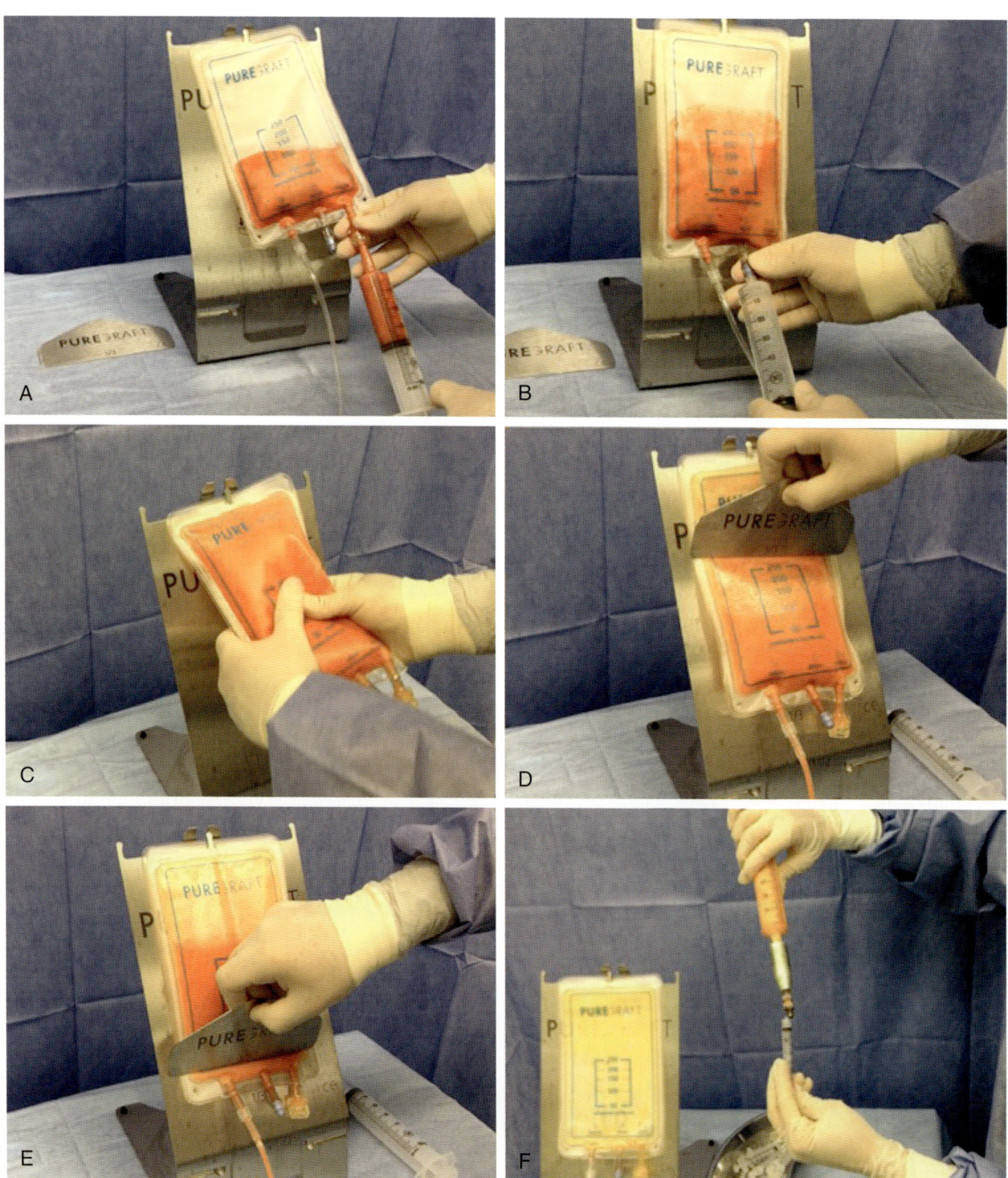

图 14.2 通过封闭系统（PureGraft™ 250，Cytori Therapeutics，San Diego，CA，USA）进行倾析-过滤。A. 将充满 AFG 的注射器连接至 PureGraft™ 250，转移脂肪并重复，直至达到 50~250 mL 的总所需移植物体积。B. 通过注射器注入清洗液（乳酸林格液）。C. 手动搅拌充满组织的 PureGraft™ 250 约 15 秒，确保均匀混合。D、E. 用滑块将组织引导至端口，同时将剩余的多余液体过滤至废物袋中。F. 通过缓慢拉动注射器柱塞直至注射器充满，从 PureGraft™ 250 中提取纯化的 AFG

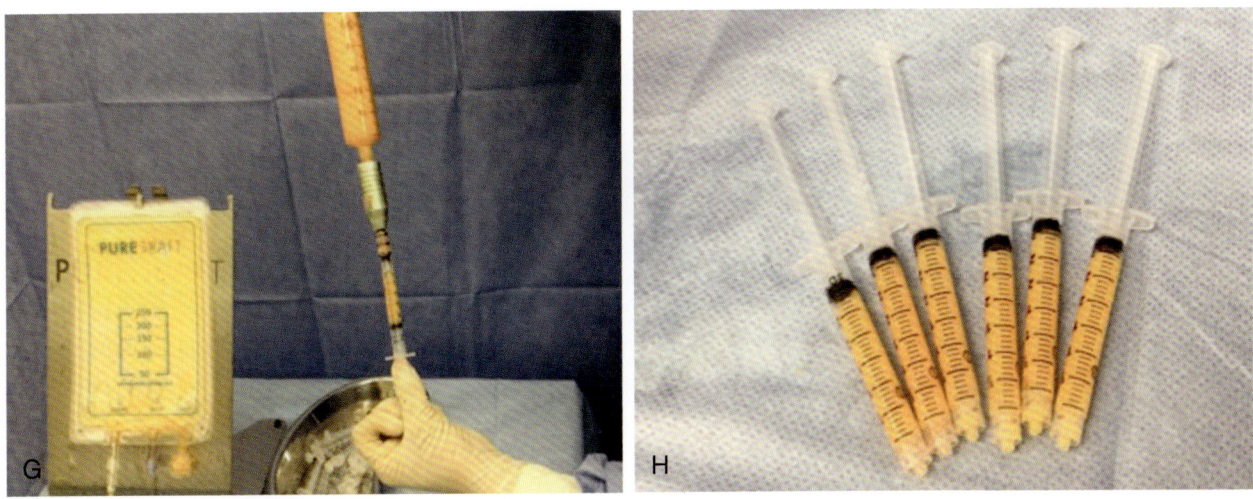

图 14.2 （续）G. 通过缓慢拉动注射器柱塞直至注射器充满，从 PureGraft™ 250 中提取纯化的 AFG。H. 在该步骤之后，将 AFG 转移到 3 mL 注射器中以通过钝套管注射

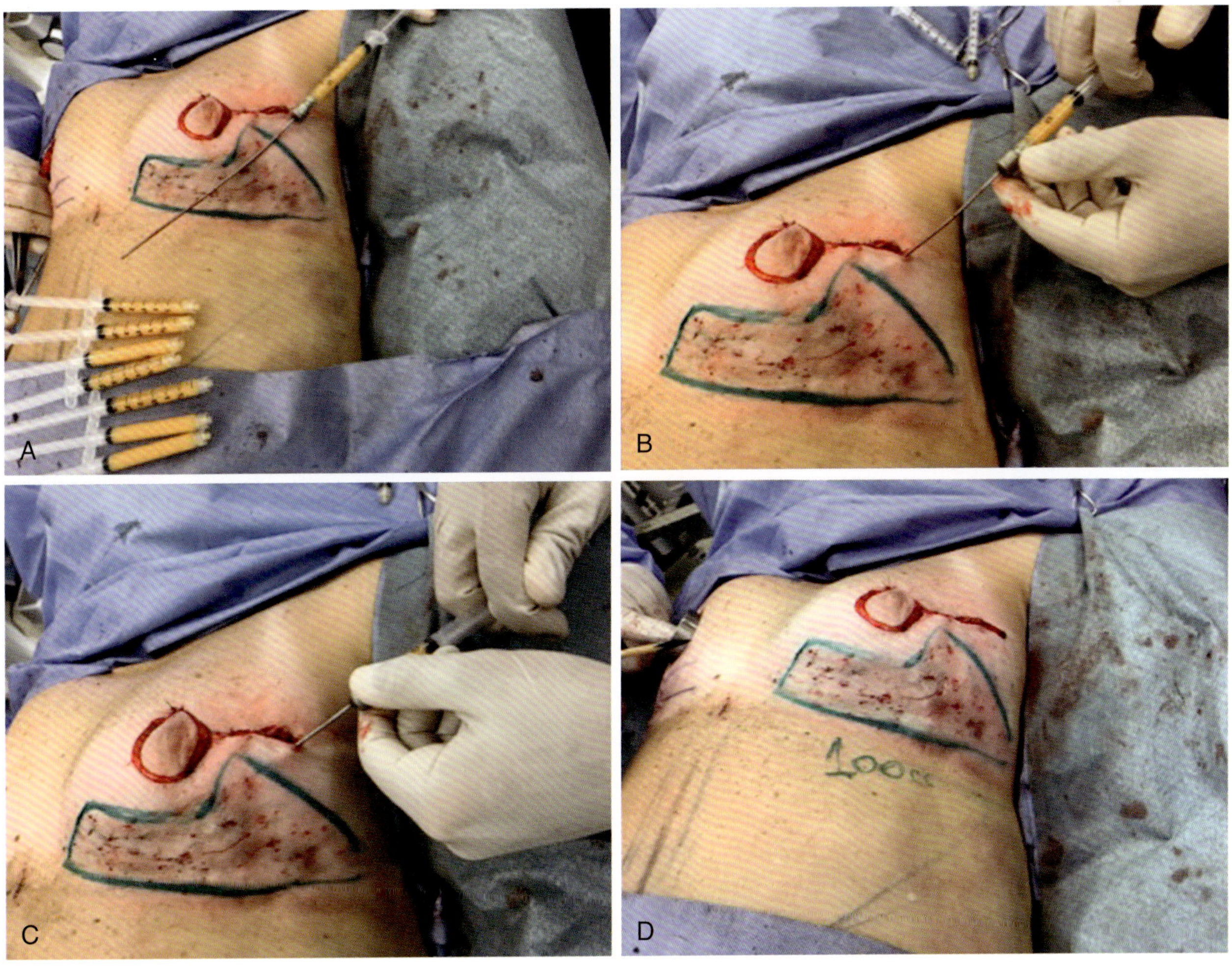

图 14.3 AFG 手术。A. 利用先前的切口，将 AFG 注射到缺损区域附近的皮下组织中。B. 使用连接到 1.9~2.1 mm 套管的 3 mL 注射器，满足移植所需的受控精度。C. 注射 AFG 的技术是基于术前标记，少量脂肪沿着多个平面从深部到皮下组织进行移植。D. 左乳下极注射 100 mL AFG 后的最终术后外观

面"技术的原理,脂肪通过边退边注射的方式以小体积缓慢注入,而不会对注射器施加太大压力。要避免过度填充 AFG 以减少缺血和坏死。考虑到这一点,必须注意与放疗局部效应相关的严重纤维化病例,这会导致顺应性差,组织变硬,弹性变差(模式图 14.2)。在这些情况下,随着脂肪移植,组织顺应性变得紧张,并且较小体积的脂肪可能导致压力的大幅增加。这一点非常重要,因为向一个小区域注射过多脂肪("脂肪湖")可能导致缺血,因为血管重建不能为大体积脂肪团提供足够血供。在既往接受过放疗的患者中,保乳术缺损通常不太符合要求,对大量 AFG 的耐受性也差得多。因此,为了改善血管形成和 AFG 摄入,笔者强烈建议使用喷头原理将脂肪小心地分散为小液滴的细雾,避免较高的组织压力(模式图 14.3)。必要时使用 18 号针进行经皮筋膜切除术是释放瘢痕组织的重要方法。在经皮筋膜切除术中必须注意避免广泛的皮下破坏。这种操作的目的是在纤维组织内形成网格,而不是形成开放空间或湖泊状效果。脂肪注射用于仔细重塑注射区域,以获得表面轮廓的填充(图 14.4 和图 14.5)。

预后

AFG 后结果可靠,并发症发生率低;当然,经常需要再次手术修正。在笔者的患者中,至少术后 6 个月评估一次满意度。这个时期很重要,因为乳房形状不断变化,水肿是体积扭曲变形的潜在原因。在撰写本文时,大多数患者对他们的结果非常满意或满意,未观察到中度至重度脂肪坏死和其他严重并发症。最终结果总体良好,在大多数病例中观察到皮下组织和保乳术边缘之间过渡平缓(图 14.6)。

肿瘤学安全性

尽管 AFG 技术有其积极的方面,但用于保乳术重建的 AFG 技术仍存在争议[8, 29-31]。事实上,一些作者强调 AFG 可能导致扭曲和微钙化,从而增加不必要的活组织检查次数,也影响了乳腺癌筛

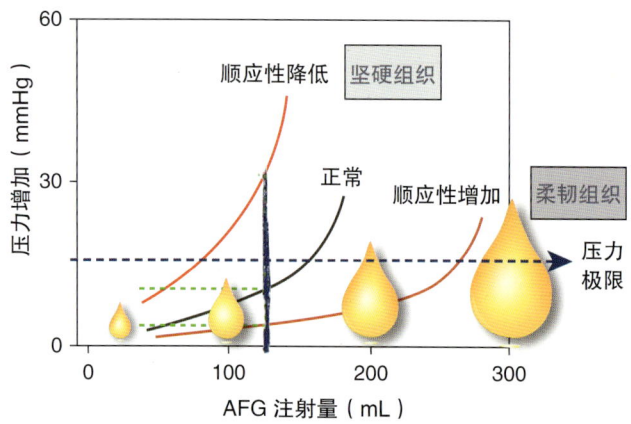

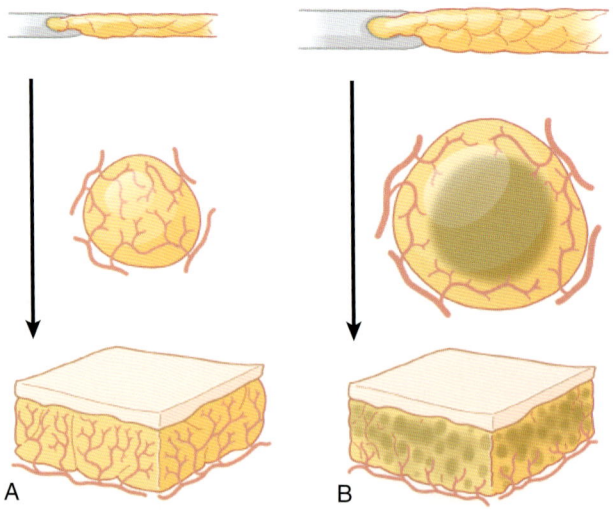

模式图 14.2 不同组织受体床的压力顺应性曲线。压力-容积(PV)曲线即一种在 AFG 和不同受体区域用于监测目的的生理学工具。坚硬组织(既往手术、放疗局部效应、严重纤维化)表现出降低的顺应性,即使是小/中等体积的 AFG 也可能导致较高的组织压力(左曲线)。相反,柔韧组织(保留皮肤的乳房切除术,无纤维化,既往无放疗,既往外部扩张)的局部顺应性较高,大量 AFG 可造成最小的组织压力增加(右曲线)

模式图 14.3 脂肪滴体积、大小和脂肪摄入与新生血管形成的关系。A. 对于小脂肪滴,移植物-受体界面增加,脂肪细胞充分暴露并血管化,故脂肪健康移植。B. 随着大量 AFG 进入受体床,可以观察到间质压力增加,导致组织灌注减少和健康存活的脂肪减少

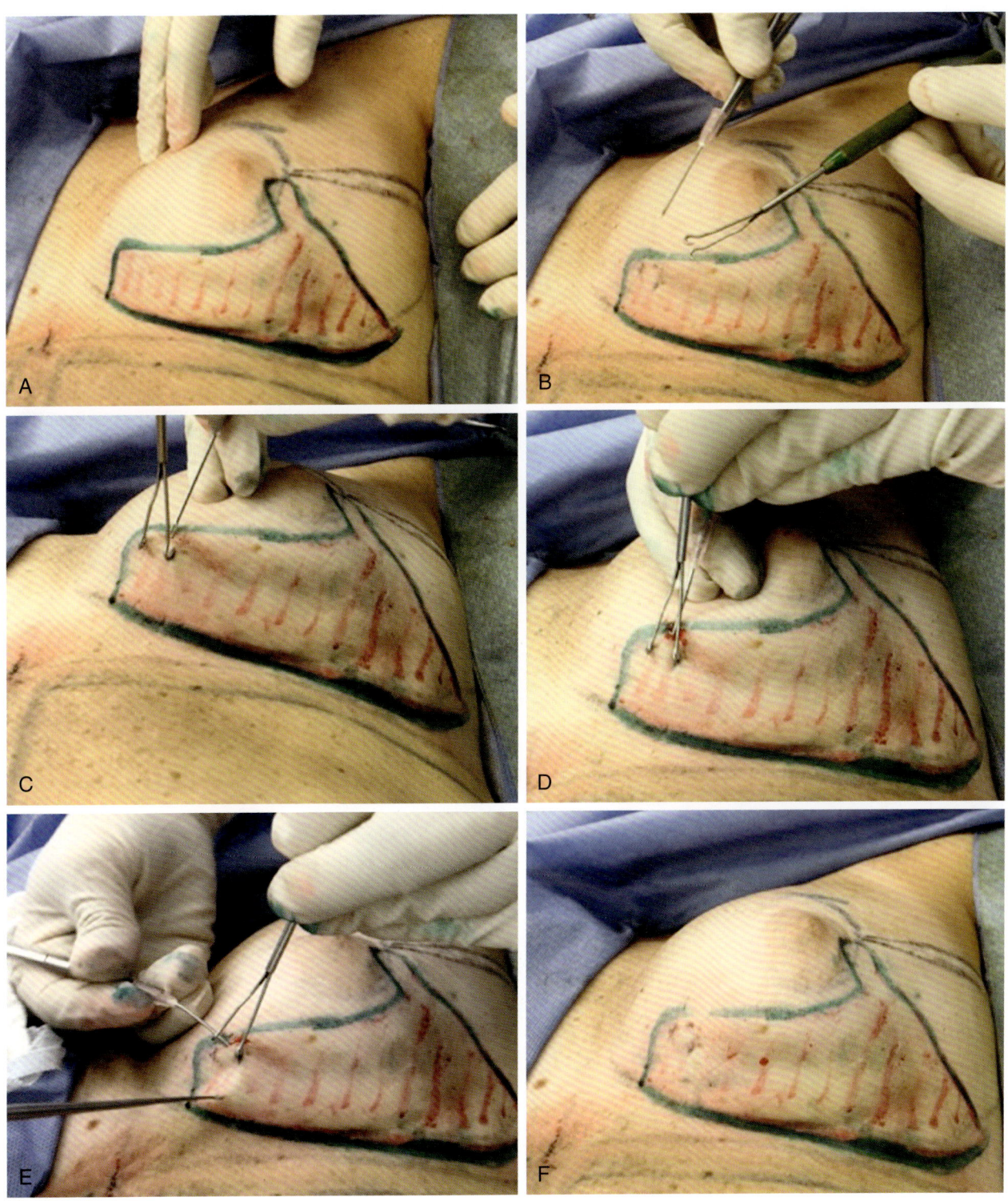

图 14.4 使用 18 号针进行连续经皮筋膜切开术。A. 左乳保乳术重建后,可见乳房下极和外侧象限的皮肤挛缩和局部纤维化。B. 通过 18 号针进行韧带松解 / 经皮筋膜切开术。C~E. 收缩带通过在每个穿刺点处的轻微横向运动在多个平面中逐渐释放,从而形成更易接收 AFG 的基质。F. 下内侧经皮筋膜切开术后即刻图像

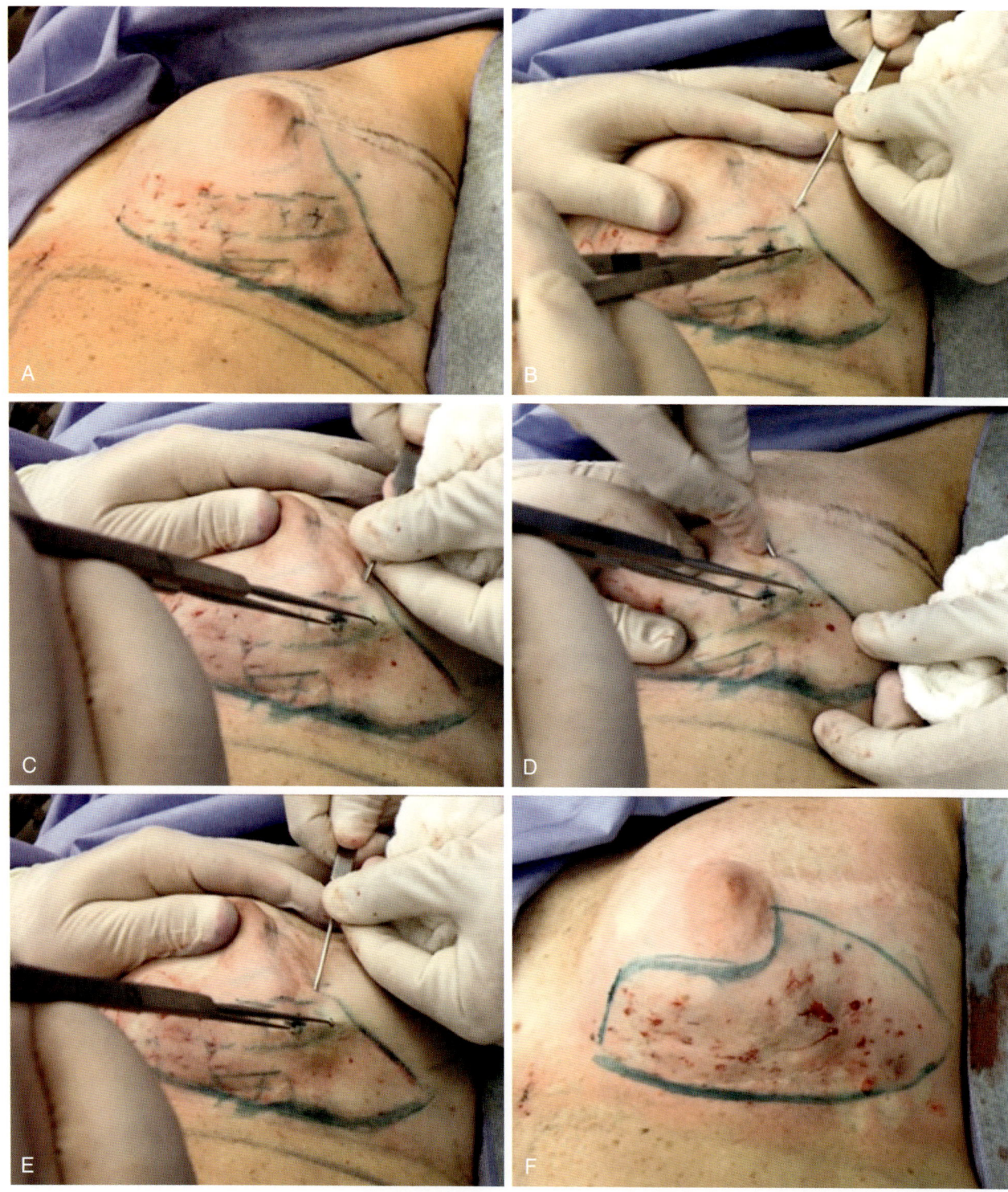

图 14.5 连续经皮小切口筋膜切开术。A. 左乳保乳术重建，术前外侧象限的皮肤挛缩和局部纤维化视图。B. 图示经皮筋膜切开术是利用一个小的柳叶刀。C~E. 收缩带通过在每个穿刺点处的轻微横向运动在多个平面中逐渐释放，从而形成更易接收 AFG 的基质。F. 下内侧经皮筋膜切开术后即刻视图

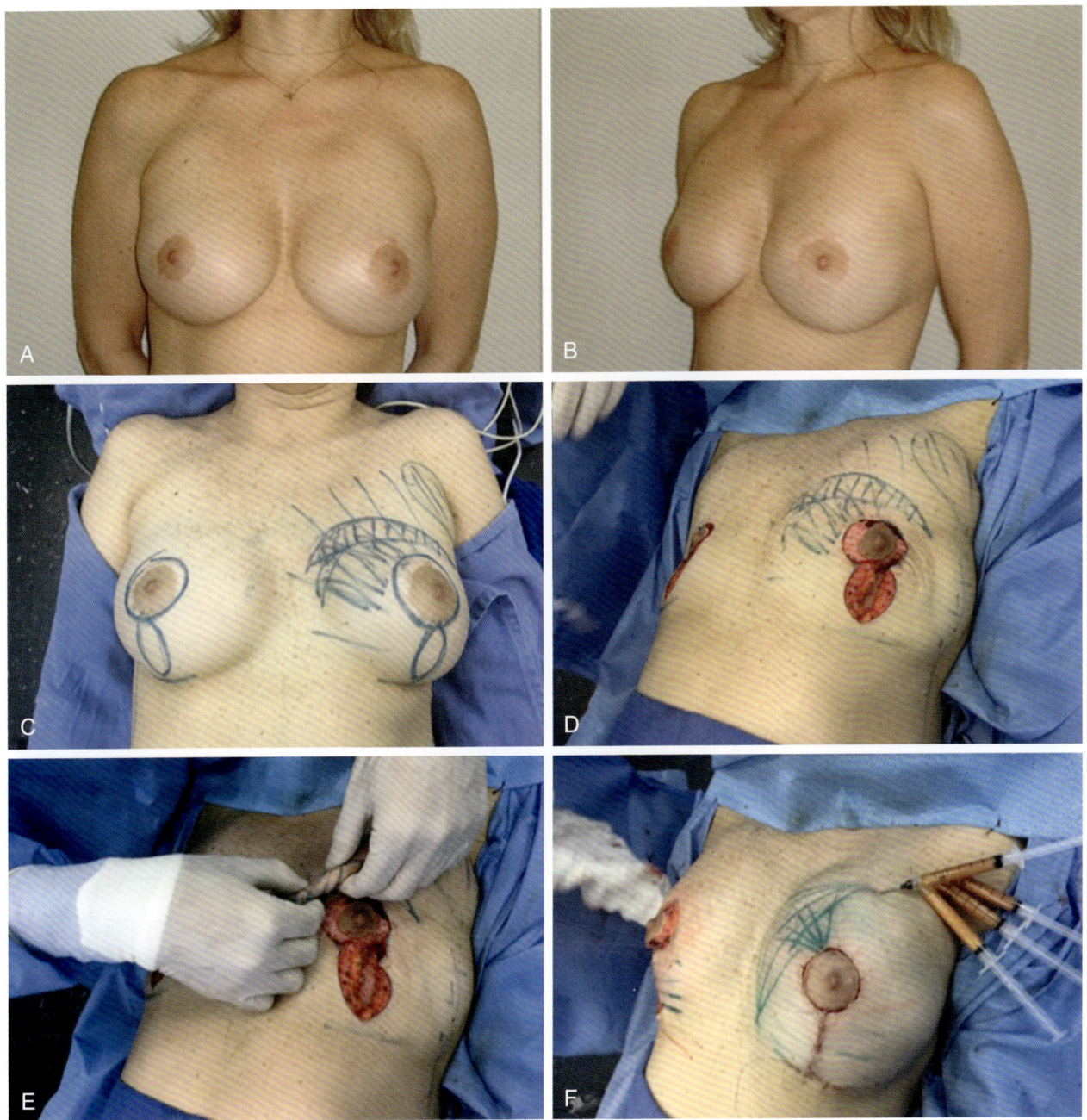

图14.6 临床病例1。A、B. 术前正面视图、左斜位视图，患者43岁，既往接受过左乳上极象限切除术，并通过环乳晕入路立即使用胸肌后植入物和乳房推进皮瓣进行重建。C. 展示乳房固定术计划、AFG区域和对侧手术的术前标记。D~F. 患者接受了延迟保乳术重建、双侧乳房固定术、植入体更换和左乳房上极AFG

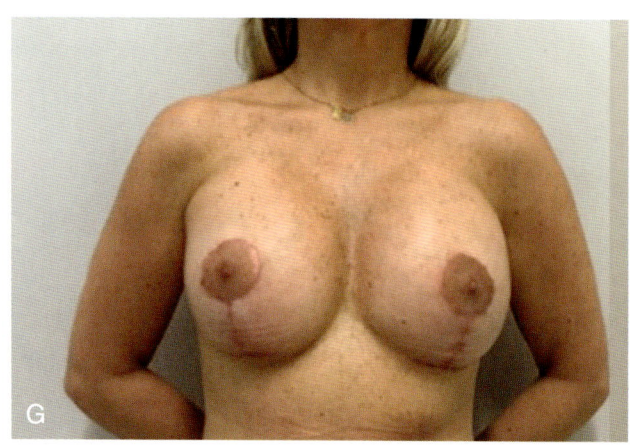 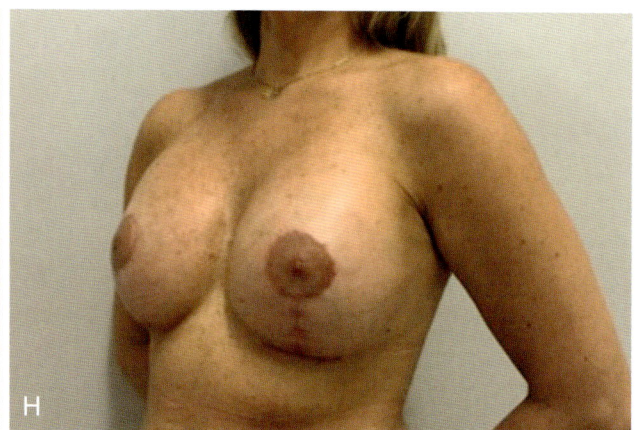

图 14.6 （续）G、H. 术后 1 年，采用保乳术重建并联合 AFG、双侧乳房固定术后的正面视图、左斜位视图，美学效果非常好

查[29-31]。由于尚未进行安全性临床研究，美国整形外科医师协会（ASPS）新手术特别委员会报告称，任何组织瘢痕都可能影响乳腺癌的早期检出，并指出 AFG 可能导致钙化的发生，从而可能影响乳腺癌筛查[39]。2008 年，ASPS 成立了脂肪移植工作组，该工作组指出，AFG 可用于矫正与美容和肿瘤情况相关的乳房缺损[40]。该委员会得出结论，临床研究并未表明对乳腺癌诊断有任何干扰，并且由于其发病率低，AFG 可被视为乳房手术（美容和重建）的手术选择[29-31, 40]。

从理论上讲，可以推测保乳术联合 AFG 术后局部复发的风险可能更高，因为大部分乳房组织被保留下来。幸运的是，最近的临床研究指出 AFG 不会增加乳腺癌复发的风险。当然，也有实验和体外研究表明 AFG 可能会诱导肿瘤复发。理论上，注射脂肪来源的干细胞（ADSC）可以激活沉默的肿瘤细胞复制并影响保乳术后的局部复发。体内外实验表明，乳腺癌增殖与 AFG 之间存在相关性。临床研究尚未证实在接受 AFG 治疗保乳术后缺损的患者中局部复发风险增加，也没有显示在接受 AFG 的患者中乳腺癌的临床风险有所增加。Delay 等人发表了一份关于 880 例脂肪移植手术的大型报告，其中包括 42 例保乳治疗后的病例，并没有观察到复发率增加。Brenelli 等人在一系列 75 次 AFG 手术中观察到保乳术后 4% 的局部复发率，这与先前的研究类似，先前的研究显示每年 1%~1.5% 的复发率。患者的选择以及缺乏与结果相匹配的对照组导致了偏倚；大多数患者预后良好，最初的癌症分期为 0、Ⅰ 和 ⅡA，提示研究选择了保乳术后复发风险较低的患者（表 14.2）。

尽管本系列研究证实了 AFG 的肿瘤学安全性，但在既往导管原位癌患者中，特别是接受保乳术的患者中，关于 AFG 仍存在争议[47]。然而，最近的研究表明，在浸润性乳腺癌或原位癌亚组中，使用和不使用 AFG 重建乳房之间的局部复发风险无显著差异[48, 49]。此外，其他研究也发现在联合 AFG 治疗时，保乳术与全乳房切除之间的局部复发风险不存在显著差异[48]。最近，一些荟萃分析在使用和不使用 AFG 重建的患者组之间的安全性和局部复发方面得出了相同的结论[52-54]。

尽管在笔者的样本中观察到了安全性结局，但 AFG 治疗保乳术的长期结果仍未在大型系列研究中报道或有确定性结论。该领域的现有数据仅限于病例研究和回顾性研究[9, 10, 13-15, 24, 33, 42, 45-51]。尽管如此，笔者的印象是保乳术后联合 AFG 的局部复发率可能与不联合 AFG 的保乳术相似。然而，笔者强烈建议在使用 AFG 重建保乳术之前，明确告知患者 AFG 治疗保乳术缺损有益处的同时也告知其存在局部复发的风险[10]。同样重要的是在 AFG 重建之前进行影像学筛查，并根据乳房手术团队的建议继续进行影像学监测。

表 14.2　应用自体脂肪移植进行乳房保乳手术重建的临床研究

作者	年份	患者数量	平均年龄（年）	重建类型	随访时间（月）	局部复发率（%）
Petit 等[14]	2011	143	NR	延迟/即刻	18	13
Petit 等[48]	2013	12	NR	延迟/即刻	63	2
Rietjens 等[46]	2011	62	NR	延迟	19	1
Delay 等[10]	2007	42	51	延迟	19	2
Semprini 等[30]	2014	151	NR	延迟	45	0
Brenelli 等[42]	2014	59	50	延迟	34	3
Gale 等[49]	2015	35	NR	延迟	34	2
Kronowitz 等[48]	2016	69	NR	延迟	60	1
Garcia 等[15]	2016	37	55	即刻	12	0
Mestak 等[51]	2015	32	53	延迟	19	2
Biazus 等[13]	2015	20	55	延迟/即刻	18	0
Turnhout 等[24]	2017	109	55	延迟	26	0.7
Khan 等[9]	2017	35	49	即刻	36	0
Mirzabeigi 等[33]	2017	20	53	延迟	25	0
Munhoz 等	2018	53	49	延迟	56	0.5

注：NR，未报道。

并发症和不良反应

在笔者的研究中，大多数并发症发生在手术后期；所有这些都是轻微的、可预测的，并且不影响最终的美学结果。尽管有美学上的优势，但 AFG 联合保乳术重建可能会出现局部并发症。前期的培训和手术技巧是获得满意结果的关键。据报道，经济限制、手术时间较长也被认为是一个相对的缺点。虽然后一个方面是相对正确的，然而从逻辑上说，一旦有了经验，手术时间就能缩短。

短期的局部并发症是很少出现的。在供区和再造乳房中可观察到水肿、瘀斑和小血肿。这些并发症往往在 1~2 周内消失，这取决于患者自身和供体部位，在手术后 1~2 个月可以观察到最终效果。在术侧乳房，特别是有放疗反应的区域，瘀斑大约在 3~4 周后消失，水肿症状约在 2~4 个月后消失，4 个月后可以观察到最终结果；偶尔可能并发局部感染，但并不常见。供区和乳房的感染使用全身或局部抗生素通常可以取得令人满意的效果。在笔者的临床经验中，没有观察到中重度血肿、气胸和脂肪栓塞的病例。长期并发症包括微钙化、脂肪坏死、囊肿和供区轮廓不规则。当注射大量 AFG 时，这些并发症更常见，并且在学习曲线期间或使用大套管时更常见。微钙化通常很容易识别，根据笔者的经验，这些影像学改变的发生率低于缩乳成形术，后者可产生高达 85%[42, 54, 55]。微钙化往往具有圆形、规则的外观，中心明亮，与局部复发相关的钙化完全不同，并被归类为 ACR 2 级（美国放射学会）。大多数与 AFG 相关的乳房图像很容易被有经验的放射科医生识别为良性病变[42, 50, 54]。

激进的 AFG 采集可导致供体区域并发症，如凹陷、结节和外形不规整等。为了避免此类不满意的结果，重要的是要以与传统美容脂肪移植术相同的方式采集脂肪[20]。

术后护理

所有患者均接受静脉注射抗生素，术后继续口服抗生素 48 小时。应使用封闭敷料固定 3 天以改善瘢痕形成。不应在乳房移植区域使用松紧带或绷带，以避免压力和脂肪重吸收。在术后护理方面，应该避免早期按摩或乳房松动至少 3 周。患者在手术后一段时间内避免体力活动至关重要，以尽量减少脂肪坏死和其他并发症的风险。随着乳房水肿的减轻，需要调整胸罩的张力，并在适当的时间间隔观察患者以评估结果。AFG 术后 3~4 个月可观察到最终结果，如果矫正不充分，可以每隔 3~4 个月进行一次补充手术。

小结

AFG 技术的进步使保乳术的美学效果得到了极大改善。该技术最常用于延迟重建和修复部分乳房缺损，其中组织薄弱及不规则导致无法提供足够的容积或覆盖。本系列中大多数并发症都是轻微的，不影响美学效果和正常随访。理想的美学效果须提供自然轮廓并实现适宜的对称性和形状。为了实现这些结果，外科医生越来越多地依赖于相关操作，例如 Coleman 技术、AFG 过滤的封闭系统和部分病例的受体部位预扩张。本章概述了保乳术即刻和延迟 AFG 技术重建的肿瘤整形方法，最终的成功取决于正确的患者选择和细致的术中及术后管理。

参考文献

1. Veronesi U, Cascinelli N, Mariani L, Saccozzi R, Luini A, Aguilar M, et al. Twenty-year follow-up of a randomized study comparing breast-conserving surgery with radical mastectomy for early breast cancer. *N Engl J Med.* 2002;347:1227–1235.
2. Hamdi M, Wolfli J, Van Landuyt K. Partial mastectomy reconstruction. *Clin Plast Surg.* 2007;34(1):51–62.
3. Munhoz AM, Aldrighi C, Ferreira MC. Paradigms in oncoplastic breast surgery: a careful assessment of the oncological need and aesthetic objective. *Breast J.* 2007;13:326–327.
4. Asgeirsson KS, Rasheed T, McCulley SJ, et al. Oncological and cosmetic outcomes of oncoplastic breast conserving surgery. *Eur J Surg Oncol.* 2005;31:817–827.
5. Slavin SA, Halperin T. Reconstruction of the breast conservation deformity. *Sem Plas Surg.* 2004;18:89–100.
6. Kronowitz SJ, Feledy JA, Hunt KK, Kuerer HM, Youssef A, Koutz CA, et al. Determining the optimal approach to breast reconstruction after partial mastectomy. *Plast Reconstr Surg.* 2006;117:1–11.
7. Munhoz AM, Montag E, Arruda E, Pellarin L, Filassi JR, Piato JR, et al. Assessment of immediate conservative breast surgery reconstruction: a classification system of defects revisited and an algorithm for selecting the appropriate technique. *Plast Reconstr Surg.* 2008;121:716–727.
8. Delay E, Guerid S, Meruta AC. Indications and controversies in lipofilling for partial breast reconstruction. *Clin Plast Surg.* 2018;45(1):101–110.
9. Khan LR, Raine CR, Dixon JM. Immediate lipofilling in breast conserving surgery. *Eur J Surg Oncol.* 2017;43(8):1402–1408.
10. Delay E, Gosset J, Toussoun G, Delaporte T, Delbaere M. Efficacy of lipomodelling for the management of sequelae of breast cancer conservative treatment. *Ann Chir Plast Esthet.* 2008;53(2):153–168.
11. Illouz YG. The fat cell "graft": a new technique to fill depressions. *Plast Reconstr Surg.* 1986;78(1):122–123.
12. Johansen J, Overgaard J, Rose C, Engelholm SA, Gadeberg CC, Kjaer M, et al. Cosmetic outcome and breast morbidity in breast-conserving treatment results from the Danish DBCG-82TM national randomized trial in breast cancer. *Acta Oncol.* 2002;41(4):369–380.
13. Biazus JV, Falcao CC, Parizotto AC, Stumpf CC, Cavalheiro JA, Schuh F, et al. Immediate reconstruction with autologous fat transfer following breast-conserving surgery. *Breast J.* 2015;21(3):268–275.
14. Petit JY, Lohsiriwat V, Clough KB, Sarfati I, Ihrai T, Rietjens M, et al. The oncologic outcome and immediate surgical complications of lipofilling in breast cancer patients: a multicenter study Milan-Paris-Lyon experience of 646 lipofilling procedures. *Plast Reconstr Surg.* 2011;128(2):341–346.
15. Molto Garcıa R, Gonzalez Alonso V, Villaverde Domenech ME. Fat grafting in immediate breast reconstruction. Avoiding breast sequelae. *Breast Cancer.* 2016;23(1):134–140.
16. Munhoz AM, Montag E, Arruda E, Aldrighi C, Gemperli R, Aldrighi JM, et al. Critical analysis of reduction mammaplasty techniques in combination with conservative breast surgery for early breast cancer treatment. *Plast Reconstr Surg.* 2006;117:1091–1103.
17. Munhoz AM, Aldrighi CM, Montag E, Arruda E, Brasil JA, Filassi JR, et al. Outcome analysis of immediate and delayed conservative breast surgery reconstruction with mastopexy and reduction mammaplasty techniques. *Ann Plast Surg.* 2011;67(3):220–225.
18. Brierley JD, Paterson IC, Lallemand RC, et al. The influence of breast size on late radiation reaction following excision and radiotherapy for early breast cancer. *Clin Oncol.* 1991;3:6–12.
19. Kaur N, Petit JY, Rietjens M, Maffini F, Luini A, Gatti G, et al. Comparative study of surgical margins in oncoplastic surgery and quadrantectomy in breast cancer. *Ann Surg Oncol.* 2005;12:539–549.
20. Sampaio Goes JC, Munhoz AM, Gemperli R. The subfascial approach to primary and secondary breast augmentation with autologous fat grafting and form-stable implants. *Clin Plast Surg.* 2015;42(4):551–564.
21. Munhoz AM, Montag E, Arruda E, Brasil JA, Aldrighi JM, Gemperli R, et al. Immediate conservative breast surgery reconstruction with perforator flaps: new challenges in the era of partial mastectomy reconstruction? *Breast.* 2011;20(3):233–240.
22. Ho Quoc C, Sinna R, Gourari A, La Marca S, Toussoun G, Delay E. Percutaneous fasciotomies and fat grafting: indications for breast surgery. *Aesthet Surg J.* 2013;1(7):995–1001. 33.
23. Ho Quoc C, Piat JM, Carrabin N, Meruta A, Faure C, Delay E. Breast reconstruction with fat grafting and BRAVA® pre-expansion: efficacy evaluation in 45 cases. *Ann Chir Plast Esthet.* 2016;61(3):183–189.
24. Van Turnhout AA, Fuchs S, Lisabeth-Broné K, Vriens-Nieuwenhuis EJC, van der

Sluis WB. Surgical outcome and cosmetic results of autologous fat grafting after breast conserving surgery and radiotherapy for breast cancer: a retrospective cohort study of 222 fat grafting sessions in 109 patients. *Aesthetic Plast Surg*. 2017;41(6):1334–1341.

25. Khouri RK, Rigotti G, Khouri Jr RK, Cardoso E, Marchi A, Rotemberg SC, et al. Tissue-engineered breast reconstruction with Brava-assisted fat grafting: a 7-year, 488-patient, multicenter experience. *Plast Reconstr Surg*. 2015;135:643–658.

26. Munhoz AM, Montag E, Arruda E, Aldrighi C, Gemperli R, Aldrighi JM, et al. The role of the lateral thoracodorsal fasciocutaneous flap in immediate conservative breast surgery reconstruction. *Plast Reconstr Surg*. 2006; 117:1699–1709.

27. Munhoz AM, Montag E, Arruda E, Arruda EG, Sturtz GP, Aldrighi C, et al. Outcome analysis of breast-conservation surgery and immediate latissimus dorsi flap reconstruction in patients with T1 to T2 breast cancer. *Plast Reconstr Surg*. 2005;116:741–750.

28. Zhu L, Mohan AT, Vijayasekaran A, Hou C, Sur YJ, Morsy M, et al. Maximizing the volume of latissimus dorsi flap in autologous breast reconstruction with simultaneous multisite fat grafting. *Aesthet Surg J*. 2016; 36(2):169–178.

29. Largo RD, Tchang LA, Mele V, Scherberich A, Harder Y, Wettstein R, et al. Efficacy, safety and complications of autologous fat grafting to healthy breast tissue: a systematic review. *J Plast Recons Surg*. 2014;67:437–448.

30. Gir P, Brown SA, Oni G, Kashefi N, Mojallal A, Rohrich R. Fat grafting: evidence-based review on autologous fat harvesting, processing, reinjection, and storage. *Plast Reconstr Surg*. 2012;130:249–260.

31. Saint-Cyr M, Rojas K, Colohan S, Brown S. The role of fat grafting in reconstructive and cosmetic breast surgery: a review of the literature. *J Reconstr Microsurg*. 2012;28(2):98–107.

32. Rosing JH, Wong G, Wong MS, Sahar D, Stevenson TR, Pu LL. Autologous fat grafting for primary breast augmentation: A systematic review. *Aesth Plast Surg*. 2011; 35:882–890.

33. Mirzabeigi MN, Lanni M, Chang CS, Stark RY, Kovach SJ, Wu LC, et al. Treating breast conservation therapy defects with brava and fat grafting: technique, outcomes, and safety profile. *Plast Reconstr Surg*. 2017; 140(3):372–381.

34. Coleman SR, Saboeiro A. Fat grafting to the breast revisited: safety and efficacy. *Plast Reconstr Surg*. 2007;119:775–785.

35. Khater R, Atanassova P, Anastassov Y, Pellerin P, Martinot-Duquennoy V, et al. Clinical and experimental study of autologous fat grafting after processing by centrifugation and serum lavage. *Aesthetic Plast Surg*. 2009;33:37–43.

36. Rohrich RJ, Sorokin ES, Brown SA. In search of improved fat transfer viability: a quantitative analysis of the role of centrifugation and harvest site. *Plast Reconstr Surg*. 2004;113:391–395.

37. Mestak O, Sukop A, Hsueh YS, Molitor M, Mestak J, Matejovska J, et al. Centrifugation versus PureGraft for fat grafting to the breast after breast-conserving therapy. *World J Surg Oncol*. 2014;5(12):178.

38. Zhu M, Cohen SR, Hicok KC, Shanahan RK, Strem BM, Yu JC, et al. Comparison of three different fat graft preparation methods: gravity separation, centrifugation, and simultaneous washing with filtration in a closed system. *Plast Reconstr Surg*. 2013;131(4):873–880.

39. ASPRS Ad-Hoc Committee on New Procedures. Report on autologous fat transplantation. *Plast Surg Nurs*. 1987;7:140–141.

40. Gutowski KA, ASPS Fat Graft Task Force. Current applications and safety of autologous fat grafts: a report of the ASPS fat graft task force. *Plast Reconstr Surg*. 2009;124: 272–278.

41. Gennari R, Griguolo G, Dieci MV, Guarneri V, Tavaniello B, Sibilio A, et al. Fat grafting for breast cancer patients from basic science to clinical studies. *Eur J Surg Oncol*. 2016; 42:1088–1102.

42. Brenelli F, Rietjens M, De Lorenzi F, Pinto-Neto A, Rossetto F, Martella S, et al. Oncological safety of autologous fat grafting after breast conservative treatment: a prospective evaluation. *Breast J*. 2014;20(2):159–165.

43. Schaffler A, Scholmerich J, Buechler C. Mechanisms of disease: adipokines and breast cancer-endocrine and paracrine mechanisms that connect adiposity and breast cancer. *Nat Clin Pract Endocrinol Metab*. 2007;3:345–354.

44. Dieudonne MN, Machinal-Quelin F, Serazin-Leroy V, Leneveu MC, Pecquery R, Giudicelli Y, et al. Leptin mediates a proliferative response in human MCF7 breast cancer cells. *Biochem Biophys Res Commun*. 2002;293:622–628.

45. Delay E, Garson S, Tousson G, Sinna R. Fat injection to the breast: technique, results, and indications based on 880 procedures over 10 years. *Aesthet Surg J*. 2009;29:360–376.

46. Rietjens M, De Lorenzi F, Rossetto F, Brenelli F, Manconi A, Martella S, et al. Safety of fat grafting in secondary breast reconstruction after cancer. *J Plast Reconstr Aesthet Surg*. 2011;64:477–483.

47. Petit JY, Rietjens M, Botteri E, Rotmensz N, Bertolini F, Curigliano G, et al. Evaluation of fat grafting safety in patients with intraepithelial neoplasia: a matched-cohort study. *Ann Oncol*. 2013;24(6):1479–1484.

48. Kronowitz SJ, Mandujano CC, Liu J, Kuerer HM, Smith B, Garvey P, et al. Lipofilling of the breast does not increase the risk of recurrence of breast cancer: a matched controlled study. *Plast Reconstr Surg*. 2016; 137:385–393.

49. Gale KL, Rakha EA, Ball G, Tan VK, McCulley SJ, Macmillan RD, et al. A case-controlled study of the oncologic safety of fat grafting. *Plast Reconstr Surg*. 2015;135: 1263–1275.

50. Semprini G, Cattin F, Zanin C, Lazzaro L, Cedolini C, Vaienti L, et al. About locoregional recurrence risk after lipofilling in breast cancer patients: our experience. *Minerva Chir*. 2014;69(2):91e6.

51. Mestak O, Hromadkova V, Fajfrova M, Molitor M, Mestak J. Evaluation of oncological safety of fat grafting after breast-conserving therapy: a prospective study. *Ann Surg Oncol*. 2015:776–781.

52. Waked K, Colle J, Doornaert M, Cocquyt V, Blondeel P. Systematic review: the oncological safety of adipose fat transfer after breast cancer surgery. *Breast*. 2017;31: 128–136.

53. De Decker M, De Schrijver L, Thiessen F, Tondu T, Van Goethem M, Tjalma WA. Breast cancer and fat grafting: efficacy, safety and complications-a systematic review. *Eur J Obstet Gynecol Reprod Biol*. 2016;207:100–108.

54. Rubin JP, Coon D, Zuley M, Toy J, Asano Y, Kurita M, et al. Mammographic changes after fat transfer to the breast compared with changes after breast reduction: a blinded study. *Plast Reconstr Surg*. 2012;129:1029–1038.

55. Chala LF, de Barros N, de Camargo Moraes P, Endo E, Kim SJ, Pincerato KM, et al. Fat necrosis of the breast: mammographic, sonographic, computed tomography, and magnetic resonance imaging findings. *Curr Probl Diagn Radiol*. 2004;33:106–126.

第 15 章 极致肿瘤整形

NIRAV B. SAVALIA, SADIA KHAN, AND MELVIN J. SILVERSTEIN

译者：潘赟昊　唐益清　牛瑞洁

简介

乳腺癌的外科治疗模式已从根治性切除转变为最大限度的保留。从 19 世纪晚期的乳腺癌标准根治术逐渐发展到 1975 年保留肌肉、淋巴结和皮肤，直至现代保留乳头-乳晕的乳房切除术。20 世纪 70、80 年代的前瞻性随机试验支持 ≤ 5 cm 的肿瘤行保乳治疗作为乳房切除手术可行的替代方案。保乳治疗被广泛采用，并从需要大范围切缘的象限切除术发展到仅需肿瘤切缘处无墨染的导丝定位下局部切除术。保乳治疗的这些进展使患者在不牺牲肿瘤安全性的情况下在美学上有所获益。不幸的是，许多患者在乳房肿块切除术后留下了畸形，影响了手术的美学目标。肿瘤整形外科的出现正是由于意识到了肿块切除术后产生的这些畸形，并逐渐接受了此观念，即最佳的肿瘤治疗和乳房美学并不相互排斥。因此，我们不认为肿块切除术后畸形是必然的或难以避免的结果，并鼓励采取积极措施降低畸形率。肿瘤整形外科进一步推动了保乳手术的发展，允许切除更大范围的同时仍然保持乳房的美观轮廓。

随着内分泌治疗和化疗的进步，放疗新技术、新方案的涌现，以及对乳腺癌生物学的更深的理解，现代医学治疗方法提高了乳腺癌总生存率和特异生存率。无论是乳房切除还是保乳手术，局部复发率自然都有所改善。最近的前瞻性随机试验表明，接受局部切除加全乳放疗的患者 5 年局部复发率低于 1.5%[1, 2]。然而，关于保乳的前瞻性随机试验仅针对 ≤ 5 cm 的肿瘤。因此，肿瘤 > 5 cm 或多中心、多灶性疾病的女性，通常不能保乳，只能退而求其次接受乳房切除联合辅助放疗。

肿瘤整形外科提供了一个重新审视这种"标准处理"的机会。肿瘤整形术后成功的美学效果很大程度上取决于良好的肿瘤-乳房体积比和适当的组织重排方法的应用[3, 4]。最简单的一种情况是大乳房下部的小肿瘤，可以通过标准 Wise 模式或垂直法乳房成形术轻松解决。然而，当肿瘤位置不佳、靠近皮肤或累及皮肤时，我们可通过改进这些标准术式来得以完成肿瘤整形重建，当然，新术式需要不同以往的切口选择。循序渐进，我们不断发展、不断突破这些技术的极限，并将其应用于肿瘤-乳房体积比不理想的患者。随着经验的积累，显而易见的是：即使是肿瘤 > 5 cm，或多灶性、多中心性疾病的患者，也可以在保留乳房的同时获得良好美学效果。将这种重建方法与乳房切除术后重建进行比较，其优势更加显著。大肿瘤或局部晚期肿瘤患者在乳房切除术后通常需要辅助放疗。植入物重建的放疗结局并不理想，且并发症发生率较高。自体重建虽可避免这一问题，但通常需要多次手术和长时间的恢复。目前的数据显示乳腺癌术后局部复发率较低，因此选择乳房切除的趋势正在降低。虽然不太可能收集到保乳治疗应用于 > 5 cm 肿瘤的随机的前瞻性数据，但人们对这一做法很有兴趣，越来越多专门关于此课题文献的不断涌现也印证了这一点[5-10]。

在笔者医院，只要技术可行，所有患者都可接受肿瘤整形重建。"极致肿瘤整形手术"是应用于保乳手术的专业概念术语，在大多数医生认为需要乳房切除的患者中使用肿瘤整形术。极致肿瘤整形手术是指对病灶较大的患者以缩乳整形方式进行保乳，以获得阴性的手术切缘为目标，同时保持或改善美学外观。此类病变是通常较大、> 5 cm、多灶性或多中心的肿瘤。患者可能处于局部晚期，并且部分会有阳性的淋巴结。这些患者中大多数即便接受了乳房切除仍需要放疗[10, 11]。肿瘤整形术的美学效果通常优于乳房切除术 + 即刻重建和放疗。极致肿瘤整形术的术中和术后并发症发生率较低，所需的手术次数也较少。最后，与乳房切除重建相比，保乳更耐受放疗[10, 11]。

患者选择

理想的极致肿瘤整形术患者是乳房较大、希望缩小乳房、有强烈的保乳意愿、疾病局限于单一象限、合并症较少的女性。当然，并不是所有的患者都符合每一条标准，许多决策根据具体情况而定。新辅助化疗常用来降低肿瘤分期，将被迫的乳房切除转化为潜在的保乳可能。最重要的主旨在于：无论上述标准如何，假如有可能使用容积移位技术进行重建，那么该患者就属于适应人群。极致肿瘤整形术的价值在于它能够压缩外科治疗。患者将在门诊 3 小时内接受切除手术、即刻重建和即刻对侧乳房手术。通常恢复过程快，类似于缩乳成形术，并且不需要额外的重建步骤。虽然大多数患者接受了容积移位的肿瘤整形手术，但偶尔也可使用涉及局部筋膜皮瓣的容积替代技术（如 LICAP 皮瓣）。考虑到重建时切缘状态的不确定性，肿瘤整形重建通常不转移局部或远处组织。延期自体乳房部分再造是另一种选择；然而，如果患者对重建的复杂操作有顾虑，她们可能更适合乳房切除术。

术前病史与考量

肿瘤整形外科需要多学科合作和缜密的术前规划。至少需要与肿瘤外科医生、放射科医生和整形外科医生进行多学科讨论，当然，参与人员不仅限于此。肿瘤整形外科需要一种理念：肿瘤切除后乳房的外观很重要。所有术前影像学检查必须仔细评估，并与以下信息相结合：病理亚型、肿瘤大小、与乳头的关系、皮肤质量和患者偏好。其他考量包括浸润性小叶癌在显微镜下可能比初始影像学检查预期的更大，广泛的原位癌成分在影像学检查中被低估。此外，与接受对称手术的健侧乳房相比，必须考虑辐射对患侧乳房大小和形状的影响。

一个常见的错误观念是：乳房重建的目标是创造"完美的乳房"。目标应该是考虑治疗癌症为主，同时追求最适合患者期望值和最终乳房外观的结局。制订重建方案需要分析肿瘤大小、位置，术前乳房形态、大小、下垂程度，以及理解患者治疗肿瘤和重建的期望。理想的目标是尽量减少手术次数、缩短恢复时间、降低并发症风险和手术失败率，同时最大限度地获得理想的美学和肿瘤学结局[12]。

在笔者医院，乳腺外科医生承担"领导者"的角色——指导团队，并确保所有团队成员之间的良好沟通。在初诊时，我们制订了一个手术计划，称为"飞行计划"，总结了诊断，包括患者胸部的照片和相关的影像学检查，并列出了在手术之前的诊疗计划（图 15.1）。将手术计划发给患者，并分发给所有团队成员，并在会诊过程时进行更新。

术前检查应包括完整的病史和体格检查，密切关注乳房既往手术史和切口位置。乳房影像学检查应包括乳房 X 线摄片、超声和乳房磁共振成像（MRI）的联合检查。MRI 通常可以更好地判定乳房 X 线摄片不易确定的病灶范围，并提高了对浸润性小叶癌的敏感性[13]。

适应证与禁忌证

以往的女性患者在乳腺癌手术后通常存在形体缺陷感，因为肿块切除后的空腔形成血清肿，之后被吸收导致了放疗后变形（图 15.2）。在传统的乳房肿块切除术中，在肿瘤表面做一个切口切除肿瘤，不额外尝试用剩余的乳腺组织来填充缺损。即

医生姓名　　　　　　　　　　　　　　　日期
　　　　　　　　　　　　　　　　　　　患者姓名
　　　　　　　　　　　　　　　　　　　患者磁共振成像编号

诊断：61 岁，MRI 显示左乳肿块，2 点钟方向距乳头 6 cm，大小 30 mm × 34 mm × 20 mm，浸润性导管癌 3 级，SBR 评分 8/9，ER+100%，PR+100%，HER-2 阴性，Ki-67 10%。家族史：姐姐和姨妈患乳腺癌。

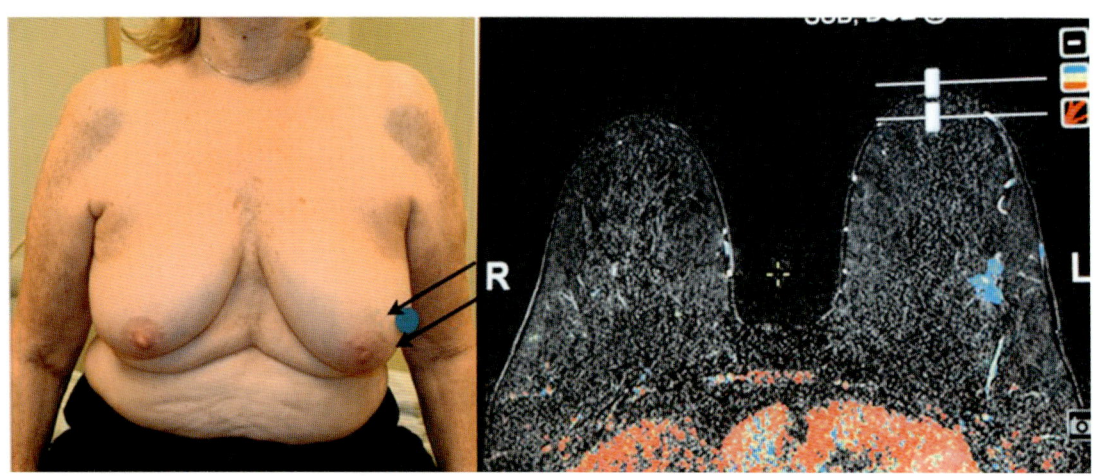

左乳浸润性导管癌：临床分期 cT2N0，ⅡA 期

计划：
1. 基因检测：待定
2. 肿瘤内科会诊
3. 放疗科会诊
4. 左乳整形外科会诊
5. 手术方案：左乳导丝引导下区段切除；左腋窝前哨淋巴结活检，若前哨阳性行腋窝淋巴结清扫

图 15.1　手术计划书包括病理和影像学检查结果的汇总，涉及的会诊和提出的手术方案。该计划伴随着患者治疗的整个过程，当治疗方案变化时可以根据需要进行调整

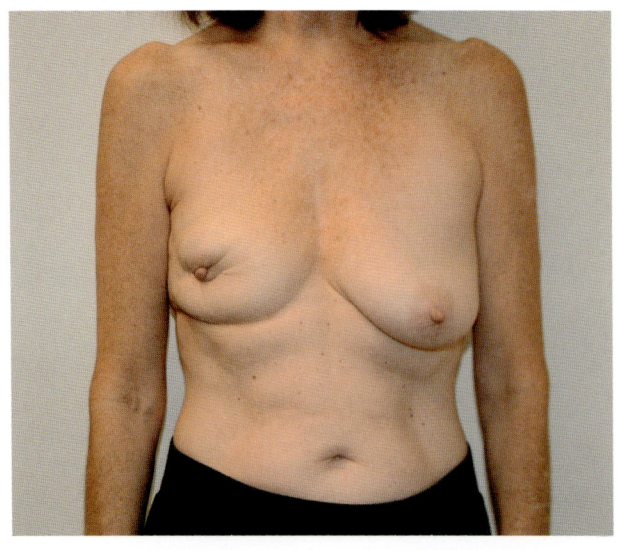

图 15.2　一名 5 年前行乳房肿块切除术和放疗的 60 岁女性，因右侧乳房外观而担忧

使周围的乳腺组织被小的局部组织瓣推进来填充，当患者不在仰卧位，而是坐着或站着时，仍然会导致皱褶或凹陷。不幸的是，多达 36% 的单纯切除无法在一次手术中就达到足够的切缘，不得不再次切除、影响美观或转为乳房切除[14]。肿瘤整形手术，通过缩乳成形，既可以切除肿瘤，又可以用剩余的乳腺组织填充缺损，从而防止乳房过度扭曲。

在大多数肿瘤 ≤ 5 cm 的病例中，肿瘤整形手术可以与肿块切除术同时进行。当肿瘤 > 5 cm 的女性在肿瘤学上可行的情况下寻求乳房切除术以外的替代方案时，可以考虑极致肿瘤整形术。在这两种情况下，肿瘤整形手术使得保乳治疗具有更好的美学效果[15, 16]。对于所有适合接受手术治疗的乳腺癌患者，都应考虑进行肿瘤整形手术。

手术方法

在笔者医院,肿瘤整形外科手术的主流采用倒T形或Wise模式切口作为乳房整形术的首选切口[17]。这种通用手术方法是大乳房女性的理想选择[18-20]。根据肿瘤位置,术前设计皮肤模型和乳头-乳晕复合体(NAC)蒂,以便切除肿瘤,并用剩余的乳腺组织填充手术缺损。通过组织移位和旋转,该技术也可用于不在Wise模式范围内的肿瘤[21]。广泛切除的皮肤可以矫正乳房下垂,暴露整个乳房,能够从任何象限广泛切除组织,并显著减少乳房总体积,有助于放疗辐射剂量的均匀分布。一旦确定了同侧需要切除的组织量,对侧乳房就会缩小到与之匹配的对称程度[22]。

为了确保肿瘤的表面切缘阴性,笔者的团队开创了分部缩乳法。Wise模式的主要优势是皮肤切除和实质切除的独立性。乳腺实质的减容不受制于皮肤;最终的目标是创造一个可以重新覆盖皮肤的乳房隆起。为了缩乳的美观性,最好将瘢痕置于最不可见的区域。因此,Wise模式的设计是为了将瘢痕限制在乳晕环周、乳房的垂直中线和乳房下皱襞。对于乳房整形手术,不必局限于这种理想的皮肤模式。由于对清除肿瘤的需求超过了这种美学理想,笔者团队可能会改变传统的Wise模式,将乳房下皱襞内侧或外侧的隐藏瘢痕转移到乳房上可见之处,直接就在肿瘤表面,从而有利于清除靠近皮肤的表面切缘。这种改良技术被称为分部缩乳法,可以确保不符合标准Wise模式病变的表面(皮肤)切缘阴性。最终将相当数量的皮肤以传统的Wise模式切除,并保持相似的圆锥形皮肤覆盖,但瘢痕更明显。在笔者团队看来,因为可以避免因表面切缘太近或受累而进行乳房切除术,这种妥协是可以接受的(图15.3)。

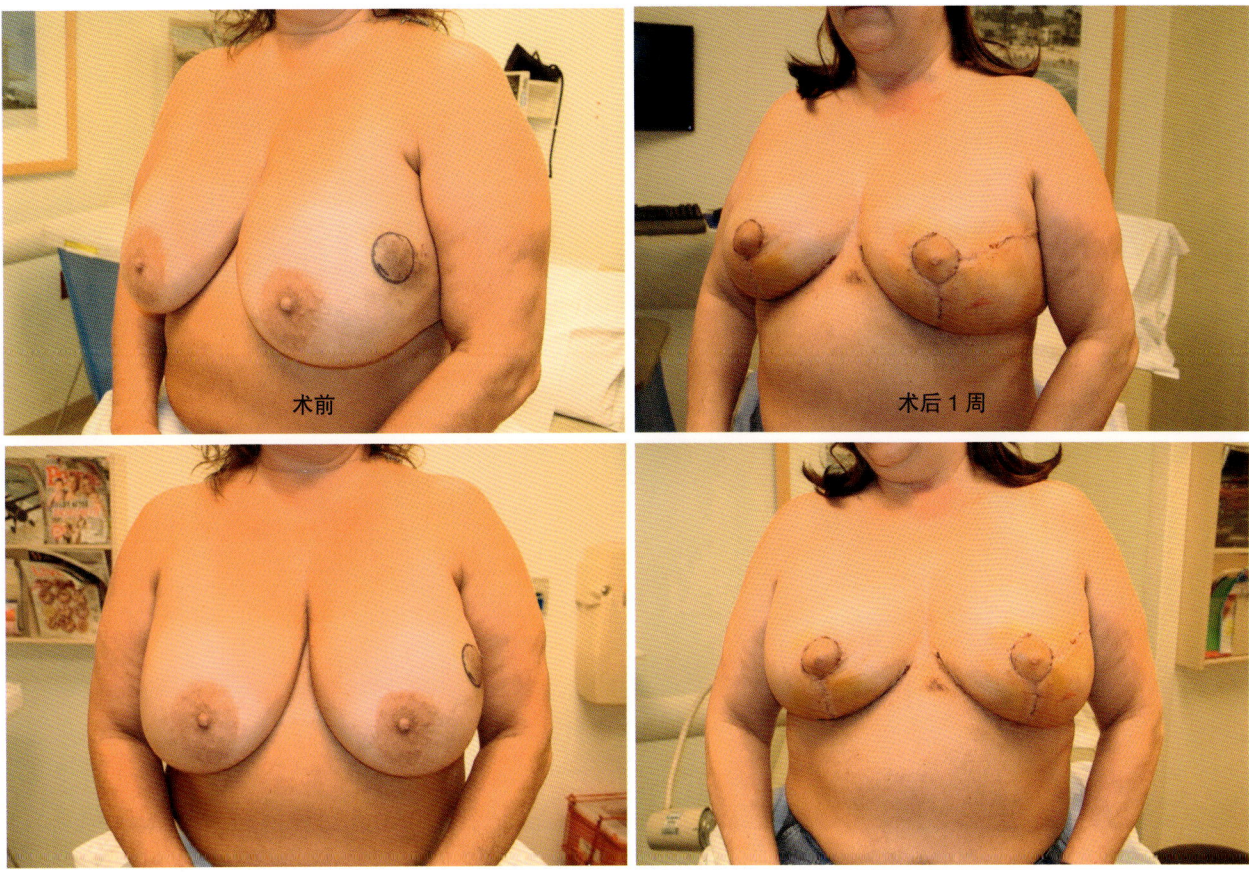

图15.3 48岁女性,术前影像学检查显示左侧乳腺浸润性导管癌,大小30 mm,贴近侧面皮肤。手术方案为左乳导丝引导下区段切除及左腋窝前哨淋巴结活检。左侧为术前照片。右侧为术后1周的照片——左乳房外上象限放射状切口,"分部"或Z形切口。右乳可见标准Wise模式的倒T形瘢痕

Wise 模式乳房整形术需要创建三个三角形——垂直、内侧、外侧三角。三个三角形的下缘都纳入了乳房下皱襞切口，将瘢痕限制在乳晕环周、乳房的垂直中线和乳房下皱襞（图 15.4）。NAC 蒂可根据肿瘤位置选择：上、下、内、外、中央区。肿瘤位于下极的话可以很容易地通过标准的 Wise 模式将其与表面皮肤一并切除。然后将垂直的蒂部折叠起来，NAC 置入锁孔状皮肤切口中。如果 NAC 不能保留，可以即刻或延期重建乳头。这种方法可以使下极和中央区肿瘤很容易与其表面皮肤一起切除，以免出现前切缘过近或阳性。当肿瘤不在标准 Wise 模式的范围内时，有两种选择。一种是采用标准的 Wise 模式手术，并将皮瓣提拉到远处的肿瘤位置处。如果肿瘤较深、无须担心前切缘时，这方法是可行的。然而，对于大多数病例，当肿瘤位于 Wise 模式范围之外时，笔者的首选是切除肿瘤及其表面皮肤，以减少因切缘过近或阳性切缘需要再次扩切甚至行全乳房切除的风险。对于位于外上或内上象限的肿瘤，可以重新构建 Wise 模式，使得肿瘤及其表面皮肤在分部缩乳法的切除范围之内。

　　当肿瘤位于乳房中上时，应在皮肤锁孔状切口的顶点切开组织，而不是沿着垂直切口（图 15.5）。如果肿瘤累及 NAC，则将切除中央区乳腺组织与倒 T 法结合进行乳房整形，并即刻行 NAC 重建。在分部缩乳中，Wise 模式的外侧三角或内侧三角不在乳房的底部，而是向头侧推进，直接覆盖于瘤床之上

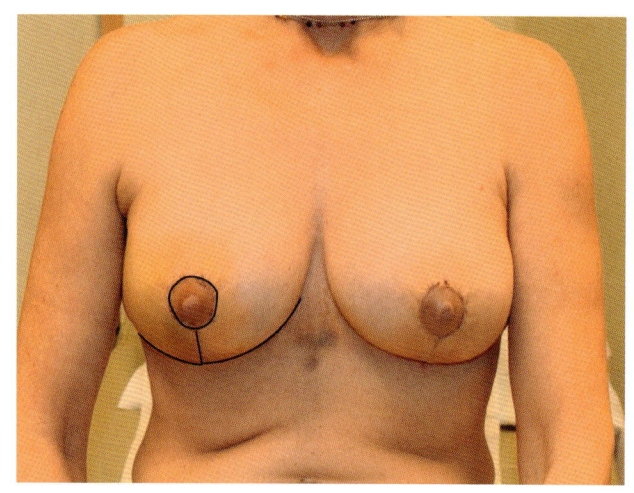

图 15.4　照片为标准 Wise 模式缩乳的典型切口。可见乳房下皱襞、乳晕环周边和垂直中线处的手术瘢痕

（图 15.6）。在瘤床旁边切开倒 T 的内侧或外侧垂直缘，以适应内侧或外侧三角的较高位置。在重建过程中，也可采用二级和三级蒂，以最大限度地保留容积和重建切除的缺损。视频 15.1~ 视频 15.4（详见视频目录）展示了作者行标准和极致肿瘤整形术的各种方法。

预后

　　保乳治疗的论据来自 20 世纪 70 年代进行的一批前瞻性随机试验[24-27]。在这些试验中，允许的最大肿瘤大小为 5 cm。当对肿瘤 > 5 cm 的患者实施保乳手术时，尚无前瞻性随机数据支持。然而，在

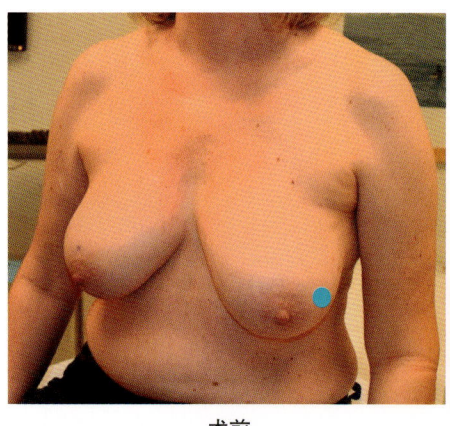
术前

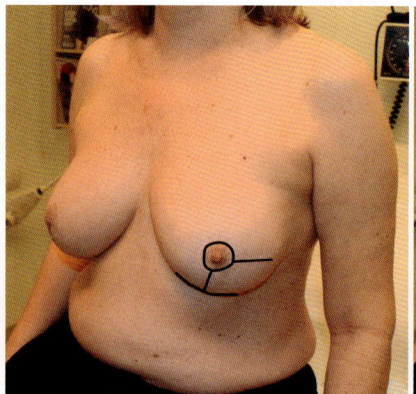
术后 2 年

图 15.5　56 岁女性，术前影像学显示左乳腺导管原位癌，大小 18 mm，靠近皮肤。手术方案为左乳导丝引导下区段切除 + 术中放疗，左乳分部缩乳（从锁孔区切开），对侧乳房对称性悬吊术。左图为术前照片，标记了大致的肿瘤位置。中图和右图为术后 2 年的照片，显示了从锁孔区放射状去除病灶表面皮肤的分部缩乳术瘢痕

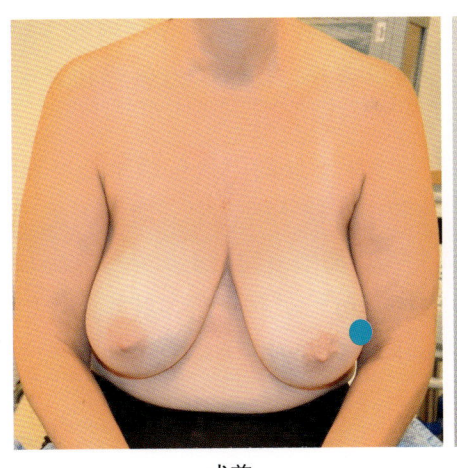 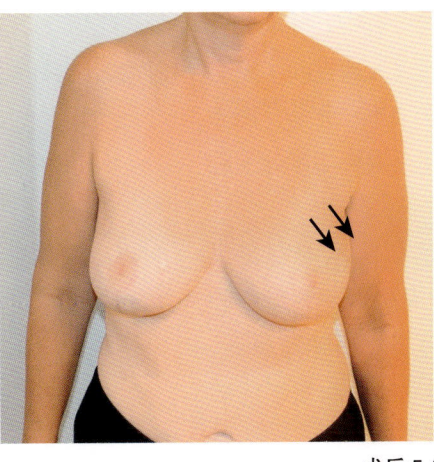 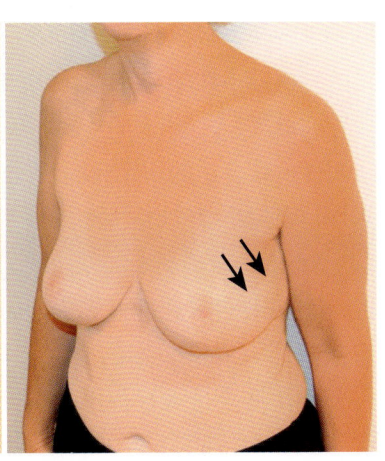

术前　　　　　　　　　　　　　　　　　　　　　　　　术后 5 年

图 15.6　分部缩乳：58 岁女性，左乳腺浸润性导管癌，大小 36 mm。手术方案为左乳导丝引导下区段切除，左乳分部缩乳，对侧乳房对称性悬吊术。左图为术前照片，标记了大致的肿瘤位置。中图和右图为术后 5 年，全乳放射治疗后，箭头所指为外上象限去除病灶表面皮肤的分部缩乳术切口

临床实践中，这是常见的做法。初始采用保乳术时，被随机分配接受保乳术的患者复发率高于乳房切除术。尽管局部复发率较高，但两组的 20 年生存率相似[28, 29]。长期以来，外科医生和患者一直接受较高的局部复发率，以换取更好的美学和感觉结果，以及更有幸福感、生存率并未降低的生活状态。

表 15.1 列出了笔者医院在极致肿瘤整形术和标准肿瘤整形术方面的经验。在极致病例系列中，88% 平均大小为 74 mm 的肿瘤被切除，墨染切缘处无肿瘤。在 200 例被建议行乳房切除术的患者中，只有 6 例（3%）在最终病理检查后转为乳房切除术，所有 6 例患者均有多个阳性切缘或切缘较近。

表 15.1　包括分部缩乳术在内的 Wise 模式缩乳成形术（标准乳房整形术）与极致乳房整形术的比较

变量	标准乳房整形术	极致乳房整形术
数量	500	200
平均样本重量	141 g	201 g
平均肿瘤宽度	22 mm	74 mm
墨染切缘无肿瘤	97%	88%
切缘 ≥ 1 mm	90%	70%
再次切除	3%	8%
乳房切除术	1%	3%
平均随访	28 个月	20 个月
任意局部复发	3%	4.1%

另外 16 例患者（8%）接受了再次扩切，然后继续接受保乳和放疗。8 例患者（4%）出现局部复发。

保乳手术通常可作为门诊手术在一次手术中完成，不需要放置引流；术后疼痛更少，而且由于避免了多次手术和操作，对患者来说费用更低；无异物，无供区。与乳房切除术相比，它的功能性更强，可以让患者保持乳房的自然形状和感觉。患者通常对身体形象有较好的感觉[30, 31]。此外，大乳房的乳腺癌患者给计划全乳放疗的放疗科医生带来了挑战。一个更大、更下垂的乳房通常需要更高剂量的照射，以确保能传递到更深的组织深度。这会导致辐射热点，并对皮肤和组织产生显著毒性[32]。因此，在技术上可行、肿瘤学上合理的情况下，我们应将保乳治疗作为患者的第一选择。

无论对于标准病例还是极致病例，保持多学科讨论很重要。有许多患者被认定乳房切除术是其唯一的选择，仅仅是因为手术者错误地认为保留乳房必然会导致畸形。因为已经有了乳房切除术的计划，这些患者被转诊接受整形外科会诊。整形外科医生随后会就乳房切除术后的重建向患者提供咨询，而肿瘤整形手术可能永远不会被提及。改善沟通，以及在整形外科会诊前不应排除保乳的理念模式，可能会让许多女性避免默认的乳房切除。

极致肿瘤整形手术推动了肿瘤整形外科的发展。寻求乳房切除术替代方案的患者正在转向现代乳房整

形手术。在大多数寻求保乳治疗的患者中，标准和改良的乳房缩小切除和肿瘤整形重建极大地提高了完全切除的概率，并获得可接受的美学结果。此外，由于浸润性疾病合适的切缘标准已放宽至墨染切缘处无肿瘤[33]，因此获得成功结局的概率增加了。

对于根据现行标准需要乳房切除术的特定患者，例如大的多灶性或多中心肿瘤患者，相对于肿瘤范围而言乳房较小的患者，局部晚期肿瘤患者，或者既往接受过放疗但出现局部复发或新发癌症的患者，其中一些患者的替代方案可以是极致肿瘤整形术（图 15.7~ 图 15.9）。

并发症和不良反应

当进行肿瘤整形时，未接受过整形外科培训的乳腺外科医生应与整形外科医生合作，以熟练操作基本技术。随着时间的推移，通过合作和实践，乳腺外科医生可以逐步扩展他们的手术装备。当使用分部缩乳术和极致肿瘤整形术时，并发症通常与整形的乳房悬吊术和缩乳术相关，包括伤口感染、血肿、脂肪坏死、伤口裂开、伤口延迟愈合和乳头坏死[34]。

保乳术后美学效果不佳的因素包括年龄 > 60 岁、T2 或更大的肿瘤、较小的乳房、切缘不足后的再次切除、不恰当的瘢痕方向（不论乳房大小）、乳腺组织切除 > 100 cm³、乳房下垂、肿瘤位于中央区或中下象限，以及辐射剂量不均匀[22, 35-38]。

小结

由于缺乏保乳的支持性数据，肿瘤 > 5 cm 或局部晚期乳腺癌患者的标准治疗是乳房切除术。确认这些女性保乳有效性的盲法、前瞻性随机试验尚未开展，而且很可能永远不会进行。尽管如此，对于仍希望避免乳房切除的患者，应在缜密思考后可以考虑极致肿瘤整形。极致肿瘤整形术提供了一种平衡的解决方案，既允许对肿瘤和覆盖皮肤进行积极的清除，又能以最小的手术获得最佳的美学效果。

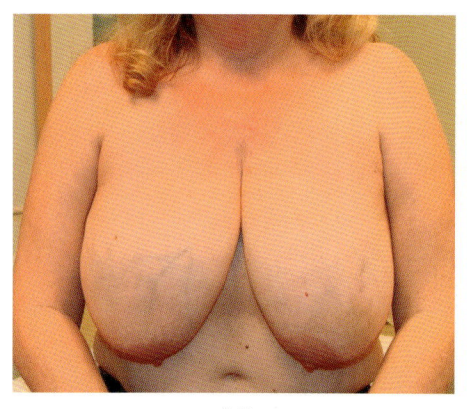
术前

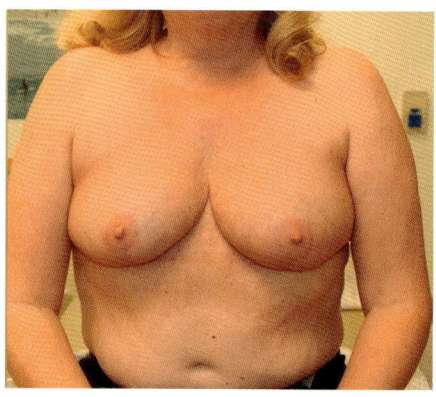
术后 1.5 年

图 15.7 极致肿瘤整形术：55 岁女性，左乳浸润性导管癌伴导管原位癌，大小 85 mm，右乳导管原位癌大小 20 mm。手术方案为左、右乳腺导丝引导下区段切除，左乳分部缩乳（极致肿瘤整形术）和右乳标准缩乳。左图为术前照片。右图为双侧全乳放疗后 1.5 年的照片

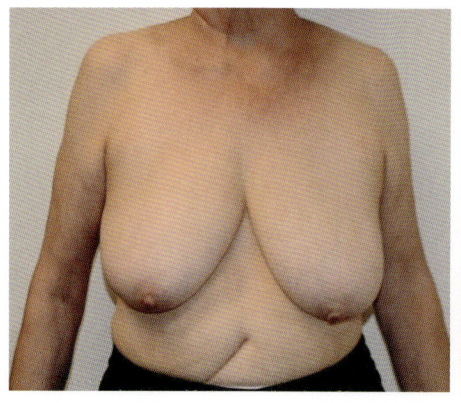
术前

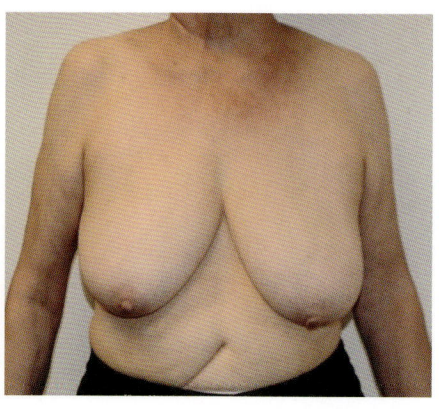
术后 1 年

图 15.8 极致肿瘤整形术：69 岁，左乳浸润性导管癌，局部晚期，6 点钟方向，距离乳头 7 cm。患者在影像学上对新辅助化疗有极佳的应答，并接受了左侧肿瘤整形术（Wise 模式极致肿瘤整形术）和即刻对侧缩乳术。最终病理显示无残留病变。完成辅助放疗，美学效果非常好

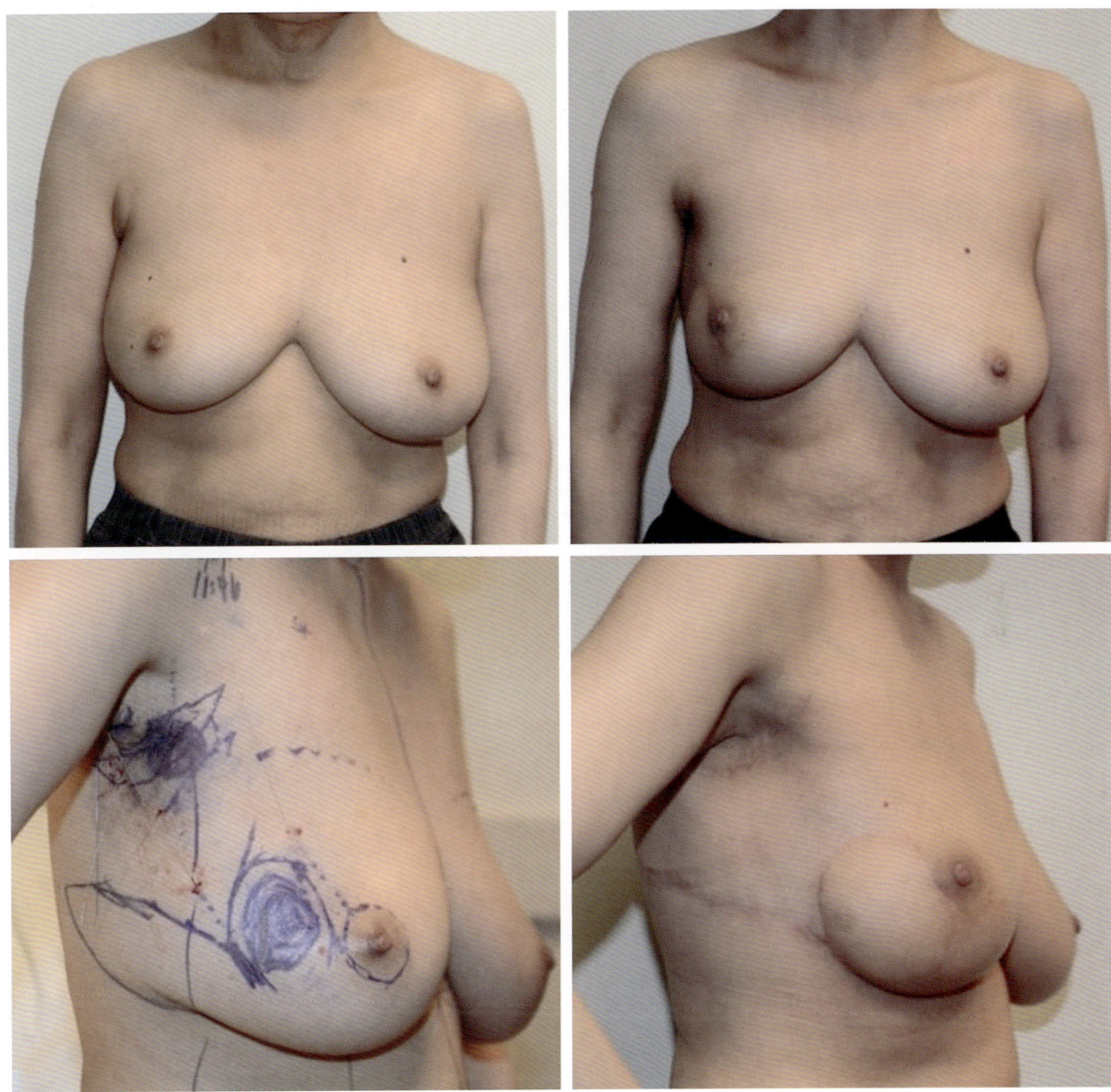

术前　　　术后 6 个月

图 15.9　56 岁女性，右乳可触及 60 mm 大小的多灶性浸润性导管癌。接受了新辅助化疗，影像学部分缓解，随后进行了右乳区段切除术，并立即使用 LICAP 皮瓣进行了肿瘤整形重建

参考文献

1. Vaidya JS, Wenz F, Bulsara M, Tobias JS, Joseph DJ, Keshtgar M, et al. Risk-adapted targeted intraoperative radiotherapy versus whole-breast radiotherapy for breast cancer: 5-year results for local control and overall survival from the TARGIT-A randomised trial. Lancet. 2014;383(9917):603–613.
2. Veronesi U, Orecchia R, Maisonneuve P, Viale G, Rotmensz N, Sangalli C, et al. Intraoperative radiotherapy versus external radiotherapy for early breast cancer (ELIOT): a randomised controlled equivalence trial. Lancet Oncol. 2013;14(13):1269–1277.
3. Santos G, Urban C, Edelweiss MI, Zucca-Matthes G, de Oliveira VM, Arana GH, et al. Long-term comparison of aesthetical outcomes after oncoplastic surgery and lumpectomy in breast cancer patients. Ann Surg Oncol. 2015;22(8):2500–2508.
4. Savalia NB, Silverstein MJ. Oncoplastic breast reconstruction: patient selection and surgical techniques. J Surg Oncol. 2016;113(8):875–882.
5. Bleicher RJ, Ruth K, Sigurdson ER, Daly JM, Boraas M, Anderson PR, et al. Breast conservation versus mastectomy for patients with T3 primary tumors (>5 cm): a review of 5685 Medicare patients. Cancer. 2016;122(1):42–49.
6. Zucca Matthes AG, Uemura G, Kerr L,

Matthes AC, Michelli RA, Folgueira MA, et al. Feasibility of oncoplastic techniques in the surgical management of locally advanced breast cancer. *Int J Surg*. 2012;10(9):500–505.

7. Bogusevicius A, Cepuliene D, Sepetauskiene E. The integrated evaluation of the results of oncoplastic surgery for locally advanced breast cancer. *Breast J*. 2014;20(1):53–60.

8. Emiroglu M, Sert I, Karaali C, Aksoy SO, Ugurlu L, Aydin C. The effectiveness of simultaneous oncoplastic breast surgery in patients with locally advanced breast cancer. *Breast Cancer*. 2015.

9. Vieira RA, Carrara GF, Scapulatempo Neto C, Morini MA, Brentani MM, Folgueira MA. The role of oncoplastic breast conserving treatment for locally advanced breast tumors. A matching case-control study. *Ann Med Surg (Lond)*. 2016;10:61–68.

10. Silverstein MJ, Savalia N, Khan S, Ryan J. Extreme oncoplasty: breast conservation for patients who need mastectomy. *Breast J*. 2015;21(1):52–59.

11. Silverstein MJ. Radical mastectomy to radical conservation (extreme oncoplasty): a revolutionary change. *J Am Coll Surg*. 2016;222(1):1–9.

12. Macmillan RD, McCulley SJ. Oncoplastic breast surgery: what, when and for whom? *Curr Breast Cancer Rep*. 2016;8(2):112–117.

13. Boetes C, Veltman J, van Die L, Bult P, Wobbes T, Barentsz JO. The role of MRI in invasive lobular carcinoma. *Breast Cancer Res Treat*. 2004;86(1):31–37.

14. Chagpar AB, Killelea BK, Tsangaris TN, Butler M, Stavris K, Li F, et al. A randomized, controlled trial of cavity shave margins in breast cancer. *N Engl J Med*. 2015;373(6):503–510.

15. Silverstein MJ, Mai T, Savalia N, Vaince F, Guerra L. Oncoplastic breast conservation surgery: the new paradigm. *J Surg Oncol*. 2014;110(1):82–89.

16. Piper M, Peled AW, Sbitany H. Oncoplastic breast surgery: current strategies. *Gland Surg*. 2015;4(2):154–163.

17. Wise RJ. A preliminary report on a method of planning the mammaplasty. *Plast Reconstr Surg (1946)*. 1956;17(5):367–375.

18. Chang E, Johnson N, Webber B, Booth J, Rahhal D, Gannett D, et al. Bilateral reduction mammoplasty in combination with lumpectomy for treatment of breast cancer in patients with macromastia. *Am J Surg*. 2004;187(5):647–651.

19. Newman LA, Kuerer HM, McNeese MD, Hunt KK, Gurtner GC, Vlastos GS, et al. Reduction mammoplasty improves breast conservation therapy in patients with macromastia. *Am J Surg*. 2001;181(3):215–220.

20. Spear SL, Pelletiere CV, Wolfe AJ, Tsangaris TN, Pennanen MF. Experience with reduction mammaplasty combined with breast conservation therapy in the treatment of breast cancer. *Plast Reconstr Surg*. 2003;111(3):1102–1109.

21. Hudson DA. A modified excision for combined reduction mammoplasty and breast conservation therapy in the treatment of breast cancer. *Aesthetic Plast Surg*. 2007;31(1):71–75.

22. Foersterling E, Golatta M, Hennigs A, Schulz S, Rauch G, Schott S, et al. Predictors of early poor aesthetic outcome after breast-conserving surgery in patients with breast cancer: initial results of a prospective cohort study at a single institution. *J Surg Oncol*. 2014;110(7):801–806.

23. Silverstein MJ, Savalia NB, Khan S, Ryan J, Epstein M, DeLeon C, et al. Oncoplastic split reduction with intraoperative radiation therapy. *Ann Surg Oncol*. 2015;22(10):3405–3406.

24. Bartelink H, Fentiman I, Lerut T, Mignolet F, Olthuis G, Sylvester R, et al. Randomized clinical trial to assess the value of breast-conserving therapy in stage I and II breast cancer, EORTC 10801 trial. *J Natl Cancer Inst Monogr*. 1992;(11):15–18.

25. Veronesi U, Saccozzi R, Del Vecchio M, Banfi A, Clemente C, De Lena M, et al. Comparing radical mastectomy with quadrantectomy, axillary dissection, and radiotherapy in patients with small cancers of the breast. *N Engl J Med*. 1981;305(1):6–11.

26. Lichter AS, Lippman ME, Danforth Jr DN, d'Angelo T, Steinberg SM, DeMoss E, et al. Mastectomy versus breast-conserving therapy in the treatment of stage I and II carcinoma of the breast: a randomized trial at the national cancer institute. *J Clin Oncol*. 1992;10(6):976–983.

27. Fisher B, Bauer M, Margolese R, Poisson R, Pilch Y, Redmond C, et al. Five-year results of a randomized clinical trial comparing total mastectomy and segmental mastectomy with or without radiation in the treatment of breast cancer. *N Engl J Med*. 1985;312(11):665–673.

28. Fisher B, Anderson S, Bryant J, Margolese RG, Deutsch M, Fisher ER, et al. Twenty-year follow-up of a randomized trial comparing total mastectomy, lumpectomy, and lumpectomy plus irradiation for the treatment of invasive breast cancer. *N Engl J Med*. 2002;347(16):1233–1241.

29. Veronesi U, Cascinelli N, Mariani L, Greco M, Saccozzi R, Luini A, et al. Twenty-year follow-up of a randomized study comparing breast-conserving surgery with radical mastectomy for early breast cancer. *N Engl J Med*. 2002;347(16):1227–1232.

30. Cochrane R, Valasiadou P, Wilson A, Al-Ghazal S, Macmillan R. Cosmesis and satisfaction after breast-conserving surgery correlates with the percentage of breast volume excised. *BJS*. 2003;90(12):1505–1509.

31. Al-Ghazal S, Blamey R, Stewart J, Morgan A. The cosmetic outcome in early breast cancer treated with breast conservation. *Eur J Surg Oncol*. 1999;25(6):566–570.

32. Moody A, Mayles W, Bliss J, A'Hern R, Owen J, Regan J, et al. The influence of breast size on late radiation effects and association with radiotherapy dose inhomogeneity. *Radiother Oncol*. 1994;33(2):106–112.

33. Moran MS, Schnitt SJ, Giuliano AE, Harris JR, Khan SA, Horton J, et al. Society of Surgical Oncology–American Society for Radiation Oncology consensus guideline on margins for breast-conserving surgery with whole-breast irradiation in stages I and II invasive breast cancer. *Int J Radiat Oncol Biol Phys*. 2014;88(3):553–564.

34. Iwuagwu O. Additional considerations in the application of oncoplastic approaches. *Lancet Oncol*. 2005;6(6):356.

35. Munshi A, Kakkar S, Bhutani R, Jalali R, Budrukkar A, Dinshaw KA. Factors influencing cosmetic outcome in breast conservation. *Clin Oncol (R Coll Radiol)*. 2009;21(4):285–293.

36. Taylor ME, Perez CA, Halverson KJ, Kuske RR, Philpott GW, Garcia DM, et al. Factors influencing cosmetic results after conservation therapy for breast cancer. *Int J Radiat Oncol Biol Phys*. 1995;31(4):753–764.

37. Hennigs A, Hartmann B, Rauch G, Golatta M, Tabatabai P, Domschke C, et al. Long-term objective esthetic outcome after breast-conserving therapy. *Breast Cancer Res Treat*. 2015;153(2):345–351.

38. Waljee JF, Hu ES, Newman LA, Alderman AK. Predictors of breast asymmetry after breast-conserving operation for breast cancer. *J Am Coll Surg*. 2008;206(2):274–280.

第 16 章 不同位置肿瘤的肿瘤整形方法

ALBERT LOSKEN

译者：李占文　钟镇铧

简介

乳房部分切除术后缺陷重建的类型取决于以下几个方面：①切除范围的大小；②乳房的大小；③肿瘤的位置。肿瘤在乳房上的位置和肿瘤相对于乳头-乳晕复合体的位置是至关重要的。最近一项纳入 350 名患者的研究表明，常规保乳后不会导致不可接受的美学效果和功能障碍或生活质量下降的可切除乳房体积最大百分比为：外上象限 18%~19%，下象限 14%~15%，内上象限 8%~9%，内下象限 9%~10%[1]。肿瘤的位置不仅可以预测乳房重建后美学畸形的可能性，而且还可以帮助确定修复部分乳房切除术后缺陷所需的重建类型。乳房较小的女性更容易接受皮瓣类容积替代重建，而乳房较大或下垂明显的女性则更适合容积移位技术。遵循一个严格的标准化流程来进行乳房重建是困难的，因为每个病例情况都是不同的。熟悉各种重建方式就有可能重建几乎任何部分乳房切除术后缺损。肿瘤整形技术和乳房固定技术可以应对任何位置的乳房重建[2-4]。虽然修复任何乳房缺损的原则基本上是相同的，但根据肿瘤位置不同，蒂的类型和皮肤的类型也可能不同。理论上，皮瓣也可以应用到任何肿瘤部位；然而某些皮瓣更适合用于特定位置。

肿瘤整形重建中的问题

部分重建在乳房下象限效果良好。这些区域毗邻适当体积的乳腺实质，这些实质可转移或旋转到附近的缺损处[5]。乳房的上侧和内上侧象限容量相对不足，并且通常附近没有合适的可用作容量填充的组织瓣。从腋窝前皱褶到胸骨柄区域的重建往往具有挑战性，该区域通常需要局部皮瓣或自体隆胸技术来修复缺陷。乳房中央区缺陷也很具有挑战性，因为它们可能会影响乳头-乳晕复合体的血供，如果填充不当，将导致乳头内缩和畸形。一定要谨记：当缺损广泛且残留的乳腺组织很少时，全乳切除术和即刻乳房重建往往是更合适的选择。

容积移位技术

任何乳房整形手术基本上都依赖于乳房局部区域的推进、旋转或移位填补小至中等大小的缺损，此举会损失乳房容量从而得到一个略小的乳房。最简单的整形模式需要运用皮瓣推进技术中从缺陷周围的区域中动员组织瓣[6]。此类手术适用于中小型乳房的女性，肿瘤切除后不会导致乳房不对称的显著体积变化，通常不需要对侧行对称手术。

也许最流行和通用的乳房重建选择是乳房固定术或缩乳术[7]。理想的患者是那些拥有中到大乳房或乳房下垂的患者，在预期缩乳切除部分内包含肿瘤，切除后还能够保留足够的乳腺实质以重塑乳房。这意味着在标准 Wise 模式切除范围内，任何位置的肿瘤都可以选择使用这种方法。Kronowitz 等把乳房分为 7 个象限，以便确定蒂的位置[3]。最难修复的是乳房内上象限缺陷，那里缺乏邻近组织，往往限制重建的选择；下极较大和乳沟较深的女性在这个区域更容易驾驭。肿瘤位于上极边缘也容易出现重建问题,除非将一块乳房组织瓣合并到下蒂作为一个三角皮瓣从下面旋转到缺损处。

对乳房较大的女性而言,下象限的肿瘤非常适合肿瘤整形技术[5]。某些肿瘤整形技术最初描述的就是肿瘤位于下象限。可以进行象限切除,从下象限切除皮肤和乳腺,使用上蒂或内上蒂重建乳房(图16.4)。在小到中等大小的乳房中,乳房下半部分的肿瘤可以用垂直切口重建。上蒂可以用来重新定位乳头,这就导致了一个非常常见的缺损,因为这里的组织是以乳房缩小或乳房固定术的垂直切口切除的。然后将内侧和外侧组织折叠缝合以填补缺陷并将乳房隆起,并在另一侧乳房进行类似的对称性手术。乳腺外科医生通常可以在切除肿瘤的同时轻松切除部分皮肤,前提是在术前标记的切除范围内(图16.1)。

如果计划用倒T形或Wise模式进行乳房重建或乳房悬吊术,则技术相似。切除在Wise模式标记线内进行,皮肤切除或不切除都可以。然后将乳头向上移动到上蒂上,从下极周围切除剩余的皮肤和乳腺实质,完成肿瘤整形。如果从肿瘤缺损周围切除其他组织,标记样本同样重要,因为这将成为新的切缘。如果存在明显的乳房下垂,并且肿瘤位于下极,而无法使用上蒂,那么这就变得更具挑战

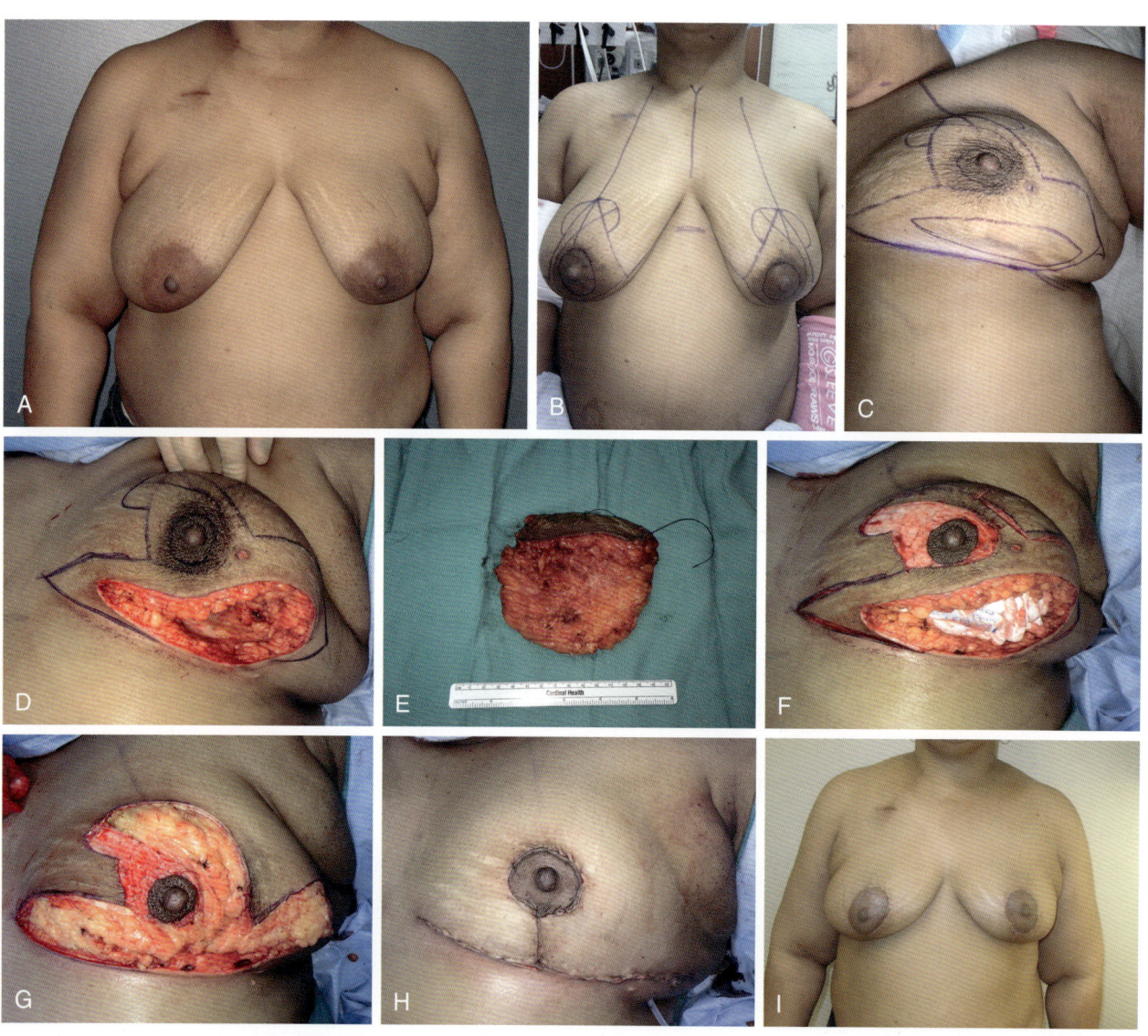

图 16.1 A~I. 50岁女性,左乳下极乳腺癌,总切除量为120 g,包括乳腺组织和皮肤。她的下极缺损符合Wise切除模式。对上内侧蒂进行全切除,左侧切除320 g,右侧切除360 g。最后图示术后5个月放疗前情况

性。中央区下方缺损通常不需要自体组织隆胸技术，因为通常会有足够的剩余乳腺组织来填补缺损，而无需重排乳腺组织[8]。

下方肿瘤最好用内上蒂合并中央区皮腺蒂修复，如有需要，可旋转到外侧缺损。如果由于乳房下垂而不能使用上蒂，则可以使用下蒂或中央蒂向内侧移位以增强乳头的血液灌注。真正的下外侧缺损通常不需要自体组织隆胸技术，但当需要时，可以用将延长的上内侧蒂旋转到缺损区域。乳头蒂扩大，腺体组织去表皮化并向外侧旋转。

下方肿瘤也可以使用上蒂或上内侧蒂。缺损通常位于 Wise 模式标记内，完成修复并重塑乳丘。如果需要一个下蒂，它也可以横向移动，用来移动乳头和填补缺损。同样，通常不需要自体组织隆胸技术，但如果有必要，可以使用延长的上外侧蒂进行修复。

上象限肿瘤导致的缺损更难以修复，这些缺损在 Wise 模式的标记线之外，这使得皮肤和实质的切除变得困难。绝大多数是乳房肿瘤切除术后通常用下蒂或中央蒂填充的（图 16.2）。当在乳头-乳晕复合体上保留足够的乳腺组织时，这可以用来填补中央上部缺损。如果没有，重要的是要动员一些上极组织来填补缺陷，并使上极丰满。肿瘤在胸壁的位置越高，患者越瘦，这就越困难。如果缺乏可用组织，可以动员来自外侧和内侧上象限的实质腺体"翅膀"来帮助修复缺陷，随后使用自体组织隆胸技术来消灭死腔并保持乳房外形，但这通常是非常困难的。对于中等乳房和乳房下垂以及上方或外上象限缺损的女性，延长内侧上蒂通常可以提供良好的重建。运用垂直复位技术，创建内侧组织瓣和外侧组织瓣。下极乳腺组织作为内上侧蒂的延伸保留，并转移以填补上方或外上象限的缺陷。然后通过关闭下面的腺体来塑形。对于内上象限缺损可以使用类似的延长上外侧蒂的技术来修复。

对于乳房肥大女性的外上象限缺损，接受 Wise 模式切除的患者也可以使用次级腺皮瓣进行填充。如果使用上内侧蒂重新定位乳头，并且需要填充上外侧缺损，则可以创建一个次级腺皮瓣来填充缺陷。根据需要，蒂的形状可以根据缺损面积，做适当缩小或扩大。这通常比扩大的主蒂更安全，因为它可以更好地保留乳腺组织的血供，脂肪坏死的风险更小。

较大的象限切除缺损，尤其是乳头上方的缺损，可以使用蝙蝠翼固定术或椭圆形切口，在切除肿瘤的同时保留或改善下垂乳房的形状和隆起。为了对称，通常在另一侧进行类似的对称性手术。对于保乳整形手术，还有其他的乳房切除术式选择[6]。双环法乳房提升术允许通过乳晕周围切口切除乳腺区段，对于乳房上部或外侧的节段性分布的癌症是有益的。蝙蝠翼乳房切除术包括一个完整的乳房中央区深部或乳头-乳晕复合体附近病变的全层切除。乳晕两侧有两个类似的半圆形切口和有角度的"翅膀"，允许纤维腺组织向前推进以闭合缺损。因为这样可以去除足够的乳腺组织和皮肤来改变乳房的大小和乳头的位置，所以有时需要对侧进行类似的提升以达到对称。此外，如果需要切除多个区域的保乳（BCT）患者，只要有足够的组织残留，就可以使用类似的方式来进行重建。

肿瘤位于中央区过去被认为是 BCT 的相对禁忌证；然而，对于巨乳症的女性而言，肿瘤和乳头-乳晕复合体可以广泛切除和重建[9]。随后使用倒 T 技术重建乳丘，类似缩乳技术，再选择合适的重建技术重建乳头（图 16.3）。如果肿瘤位于更上方或外侧，另一种选择是中央椭圆形切除皮肤、乳头和腺体，并行对侧缩乳以保持对称。第三种选择包括在腺体瓣上创建一个皮岛，将其旋转至中央区缺损处，以便保持乳房外形和进行乳头重建（图 16.7）。根据乳房大小，术前在乳房上标记倒 T 或垂直入路，皮岛标记在乳房下方或内侧（图 16.4）。

在中央区切除的情况下，乳头-乳晕复合体可以保留，可以动员其他腺体组织，为乳头后方提供支撑。例如，切除大量组织的乳房可以用一个去表皮的下蒂，将内侧和外侧组织以类似的方式旋转到缺损处（图 16.5）。

乳房内侧和外侧缺损的治疗方法相似。如果容量足够，内侧和内上象限的缺损通常可以用宽的下蒂填充（图 16.6）。对于乳房较小的女性，如果内侧或外侧有小或中等大小的缺损，周围的没有足够乳

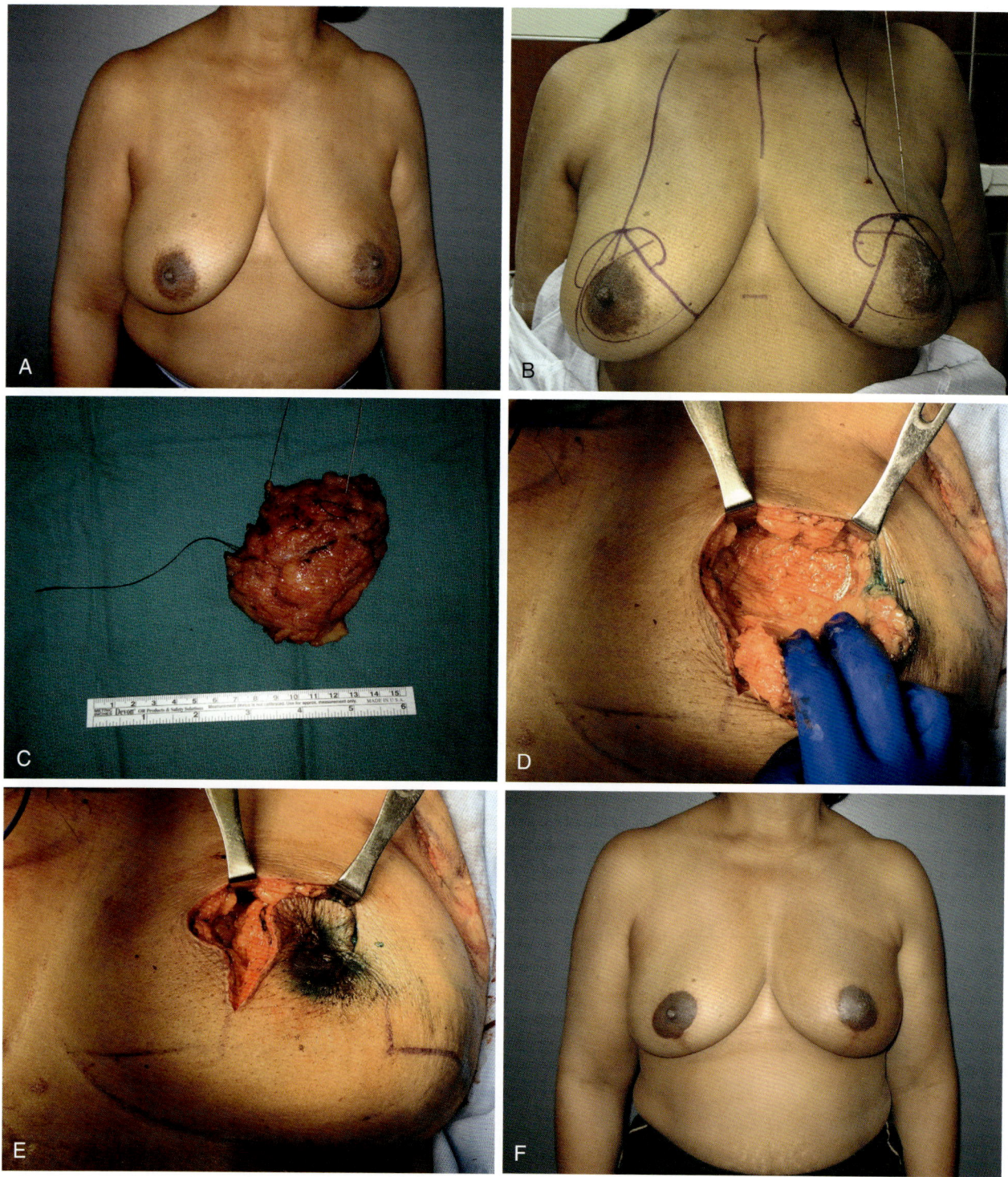

图 16.2 A~F. 65 岁女性,左乳上方导管原位癌(DCIS)。放置导丝后的术前标记显示了计划进行上内侧切除。在切除 100 g 组织后,考虑到肿瘤切除的程度,原计划改为进行下蒂缩乳。在左下蒂周围额外切除 200 g,右乳房也进行了类似的下蒂缩乳(350 g)。结果显示放疗 2 年后,上极形状和对称性良好

第 16 章 不同位置肿瘤的肿瘤整形方法 135

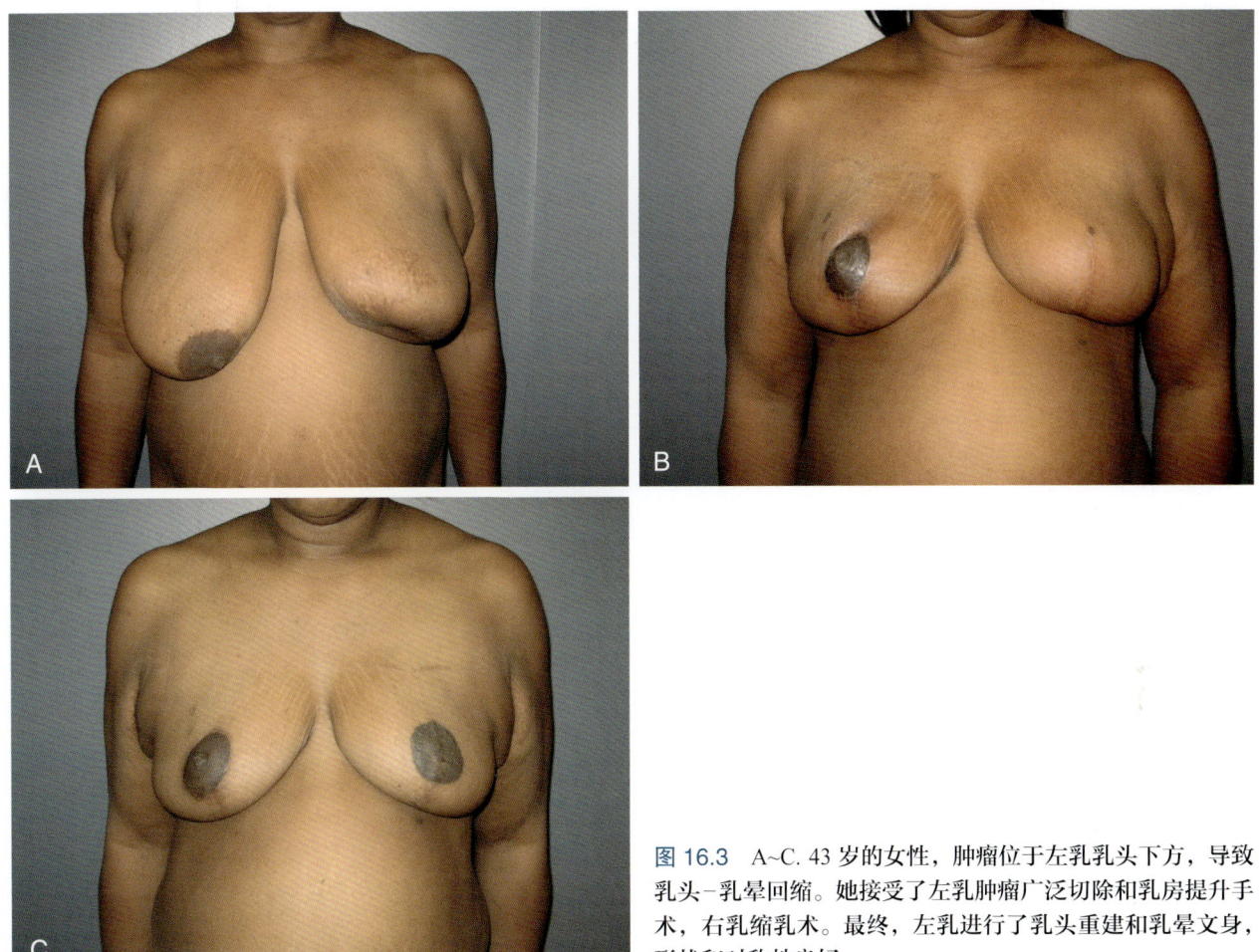

图 16.3 A~C. 43 岁的女性，肿瘤位于左乳乳头下方，导致乳头-乳晕回缩。她接受了左乳肿瘤广泛切除和乳房提升手术，右乳缩乳术。最终，左乳进行了乳头重建和乳晕文身，形状和对称性良好

图 16.4 A~F. 该患者肿瘤位于乳晕下方，不愿意接受保留皮肤的乳房切除术和乳房重建术，而是选择了保乳术。考虑到距离乳头较近，她在部分乳房切除术的同时切除了乳头-乳晕复合体。形成了一个下蒂，在适当位置保留皮肤岛，用于替代乳头-乳晕。最后是她完成放疗后的照片

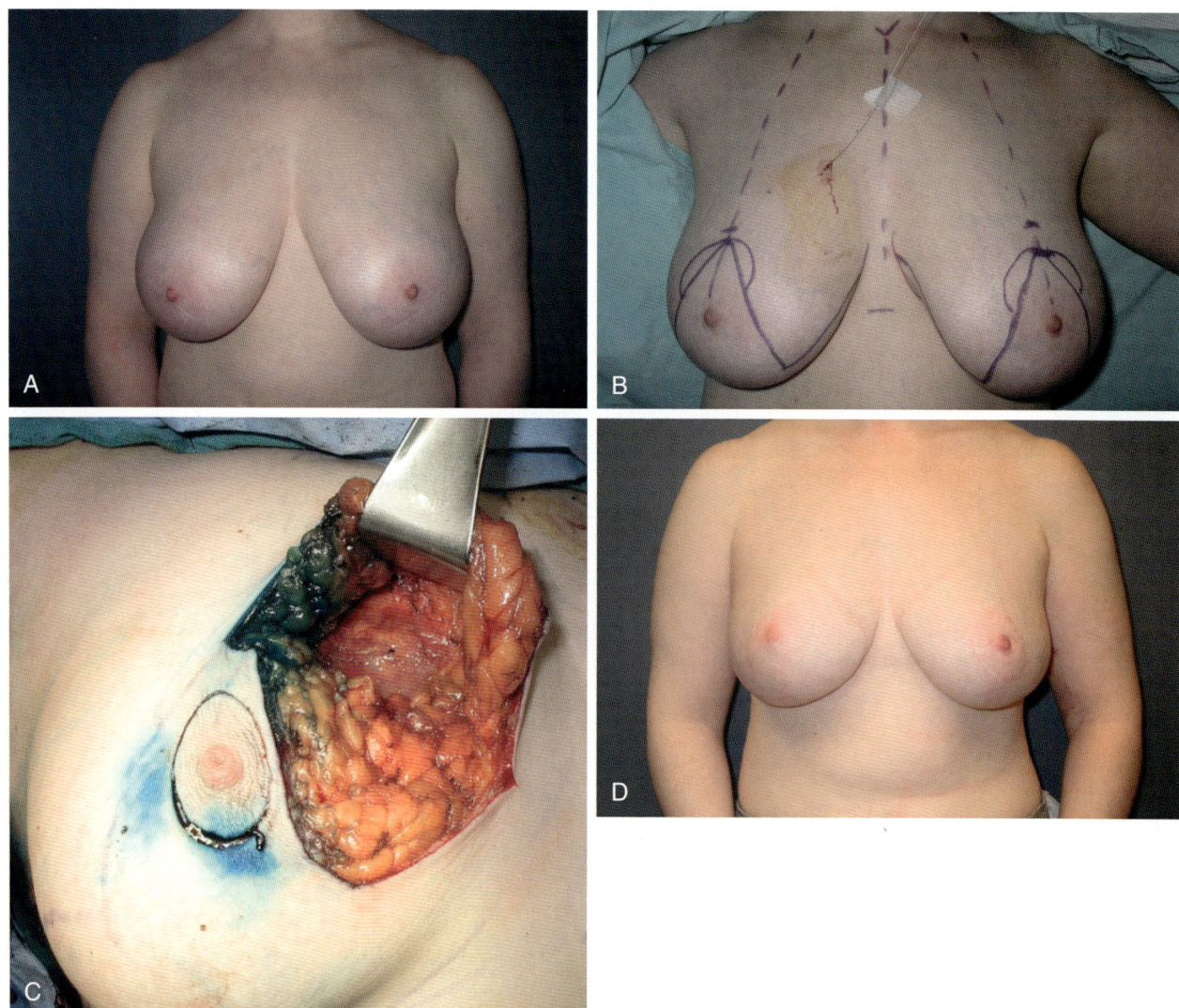

图 16.5　A. 这名 33 岁 Ⅲ 期乳腺癌患者对术前新辅助化疗疗效较好，并希望保留乳房。B、C. 为了最大限度地减少上极缺陷导致的美学效果不佳，她接受了右乳导丝引导的肿块切除术（100 g），同时进行双侧乳房缩小术（切除总量：左侧 250 g，右侧 150 g）。乳头-乳晕复合体完整保留在下蒂上，部分用于填补乳房上极缺损。D. 图示完成右乳放疗 1 年后

房组织填充，最好使用延长的蒂填充。在垂直乳房缩小术或乳房悬吊术中，创建内侧和外侧蒂时通常会将原应切除的组织保留下来，作为上蒂的延伸。将其与乳头一起旋转到合适的位置，并用于填充缺损（图 16.7）。然后，以常规的方式对内侧和外侧腺体进行折叠。这种组织也可用于填充上部的缺损，或者必要时使用 Wise 模式。当然，对于乳房较大的女性来说，较大的、横向的或上外侧象限的缺陷可能需要两个蒂。检查完缺陷后，创建上内侧蒂，将乳头旋转到所需位置。根据预计填充缺陷的量，去除下侧皮瓣的表皮，并创建侧皮瓣。然后切除残留的皮瓣组织，并以常规方式塑形使乳房隆起。然后，可以独立地将二级蒂切割成合适的尺寸，并将其放置在缺损部位（图 16.8）。上外侧蒂也适用于内侧缺损（图 16.9）。这可以延伸并用自体皮瓣的方式填充缺损部位，而不需要足够的局部组织来填充缺损部位。内侧象限缺损在美学上很敏感，缺乏足够的体积填充会导致保乳术后乳房畸形。

容积替代技术

对于拥有中等大小甚至更小乳房的女性来说，乳房部分切除后的缺损重建通常很难[10]。对于此类女性，如果肿瘤-乳房体积比大，局部切除后没有

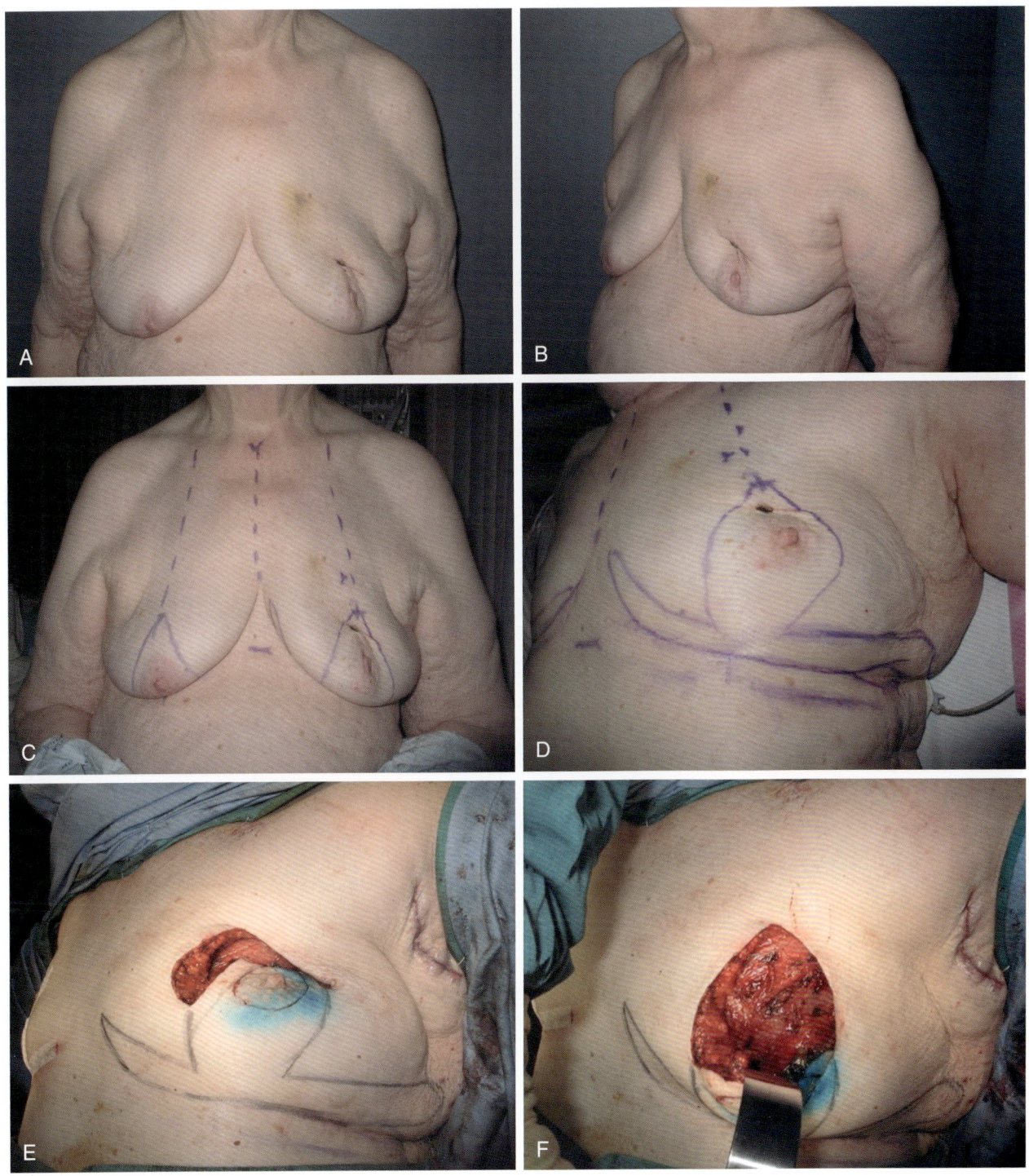

图 16.6 A~D. 80岁女性，小乳房伴乳房下垂，左侧腺肌上皮瘤所致乳腺癌。乳房肿瘤切除术后切缘阳性，乳头上方有畸形。考虑到她的年龄和乳房形状，全乳房切除和重建都是很困难的。E、F. 再次切除了60g的组织，在乳头上方和下方留下了一个缺损。切除后，乳头基本平铺在胸壁上，没有任何组织来填充缺损

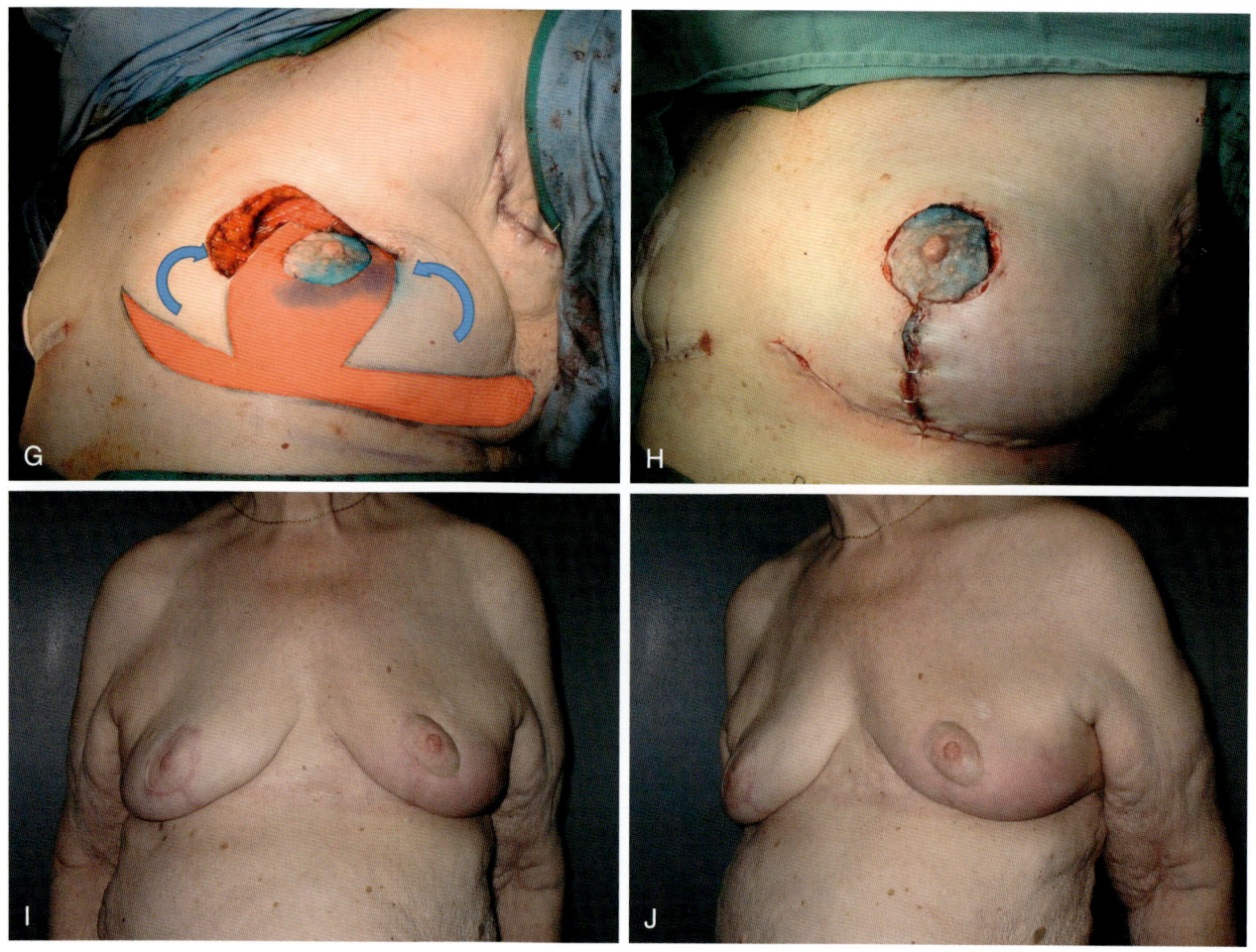

图 16.6 （续）G、H. 该病例使用内侧和外侧腺皮瓣旋转后放置在乳头下方和上方，术毕显示出良好的乳房外形和突出的乳头，并进行了右乳缩乳手术。I、J. 完成左乳放疗 6 个月后外观

足够的残余组织进行乳房组织重排，就需要使用非乳房的局部或远处皮瓣进行部分重建。这在乳腺癌手术的发展过程中已被广泛接受，并可以不进行对侧乳房对称性手术。

局部皮瓣通常适用于小或中等体积乳房，切除后的残留组织不足以用容积移位技术进行修复。常用的技术包括：①菱形瓣；②腋下瓣；③上蒂胸外侧皮瓣；④下蒂胸外侧皮瓣；⑤扩大的背阔肌皮瓣（见图 16.8）。小的外侧缺陷（小于乳房大小的 10%）可以用局部皮瓣闭合修复。Clough[11] 描述了使用腋下皮瓣转位作为供区皮瓣的方法；Munhoz 最近认为胸外侧皮瓣（LTDF）是外侧缺损的理想选择，特别是在肥胖患者中[12]。这些皮瓣本质上将皮肤和腋下脂肪或皮肤和乳腺实质转移到缺损部位。如前所述从乳房外部切取的局部皮瓣，或者甚至从乳房内部切取的局部皮瓣（容积替代技术）可以应用相同的原理。注意皮瓣的设计非常重要，以确保皮瓣存活、美观，以及必要时转换为全乳房切除术。背阔肌（LD）皮瓣是治疗乳房外侧、中央、下方甚至内侧缺损的常用选择[13]（见图 16.9），它有良好的血液供应，并提供修复腺体缺损所需的肌肉和修补缺损的皮肤。通过乳房外侧切口，可以在不剥离皮肤的情况下，单纯获取背阔肌，这样可以避免背部出现瘢痕，使用内镜有助于切取肌肉[14]。失神经和放疗可能导致背阔肌在术后出现萎缩。为了弥补预期的肌肉体积损失，应该切除一个比缺损大得多的皮瓣，并在肌肉上保留更多的皮下脂肪组织。与标准切取背阔肌肌皮瓣的方法类似，可以切取来自胸背血管或肋间血管的带蒂穿支皮瓣。保留皮下肌肉或

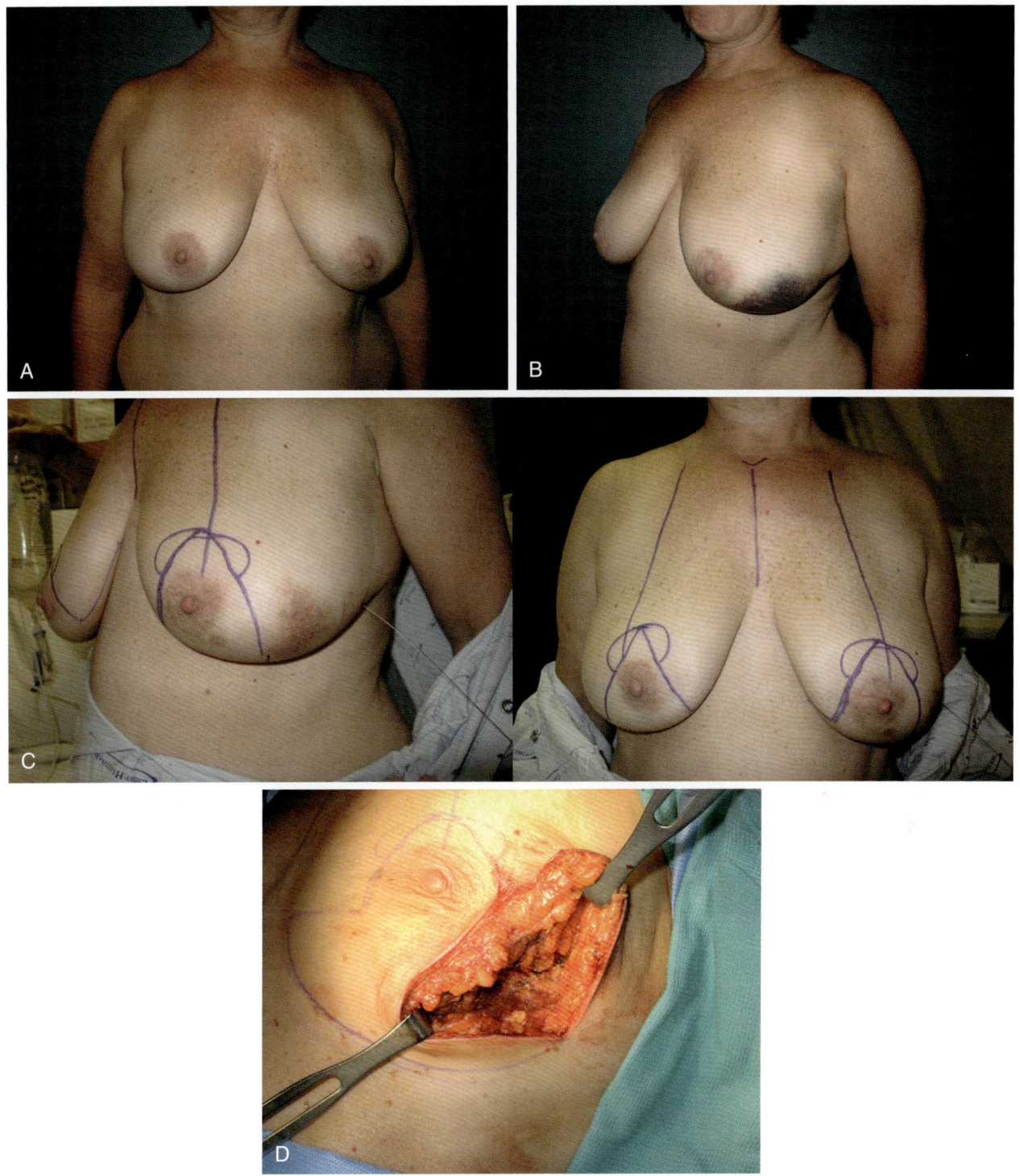

图 16.7　A、B. 51 岁女性，左乳外侧 DCIS 合并左乳外下象限 DCIS。C、D. 导丝定位，并行 Wise 模式的术前标记

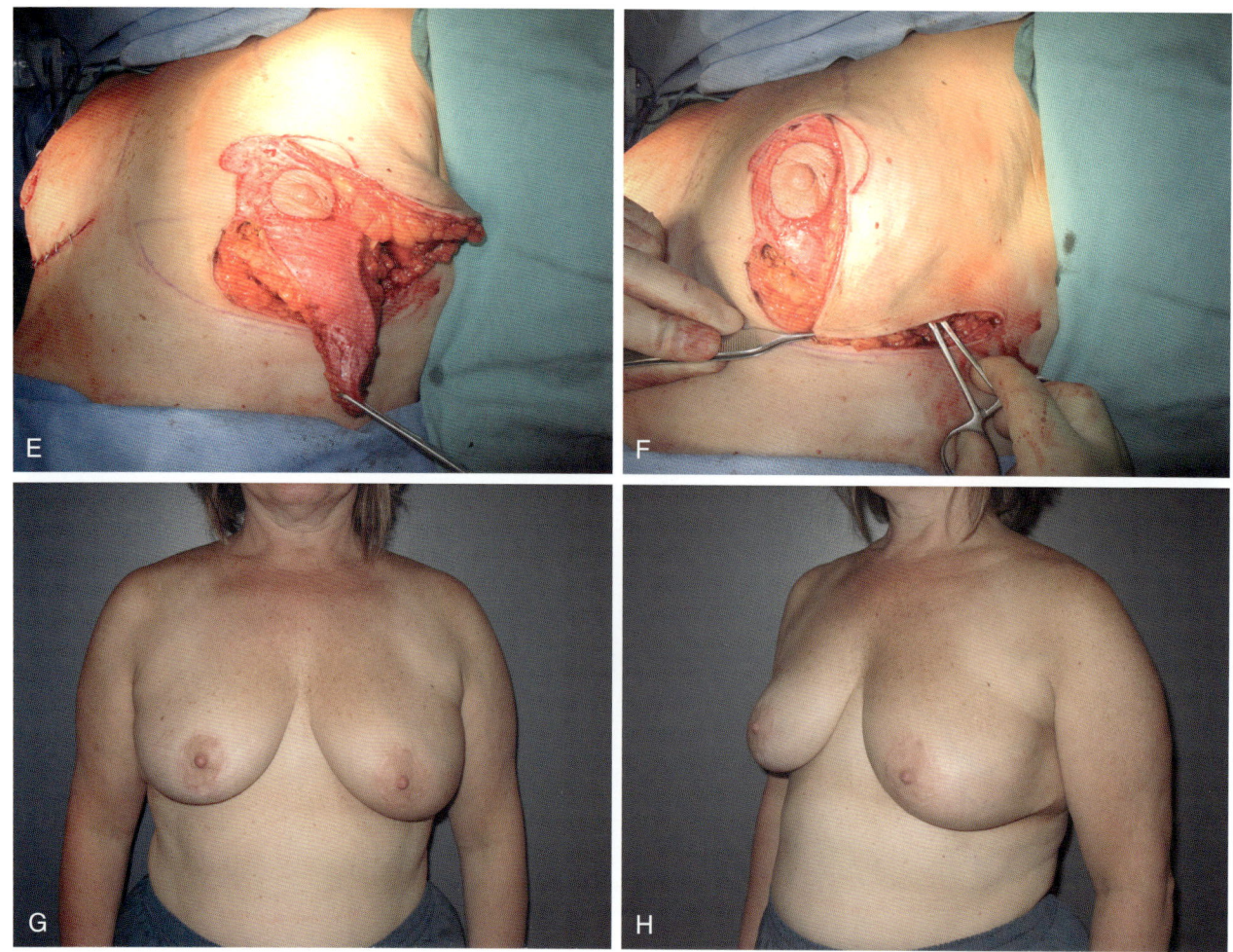

图 16.7 （续）E. 在 60 g 乳房部分切除术后，留下了一个大的外侧缺损。F、G. 通过延长内上蒂和从左乳额外切除 30 g 重建。右侧切除 120 g。H. 左乳放疗完成后 1 年

使用穿支皮瓣可以将供区并发症发生率降至最低，避免供区血清肿形成[15]。

胸背动脉穿支（TDAP）皮瓣可以很轻松地到达乳房外侧、上外侧和中央区的缺损部位。如果没有找到合适的穿支血管，皮瓣可容易地转化为保留肌肉的 TDAP 皮瓣或保留肌肉的 LD 皮瓣。肋间动脉外侧穿支（LICAP）皮瓣是 TDAP 皮瓣的另一种替代方案，用于修复外侧和下方的乳房缺损。LICAP 位于距背阔肌前缘 2.7~3.5 cm 处。肋间前动脉穿支（AICAP）皮瓣与随机设计的胸腹壁皮瓣相似，因为后者可以作为 AICAP 皮瓣进行切取。AICAP 皮瓣是基于腹直肌或腹外斜肌的肋间血管穿支制备的皮瓣，由于其血管蒂短，AICAP 皮瓣适用于覆盖乳房下方或内侧象限的缺损。腹壁上方动脉穿支（SEAP）皮瓣基于腹壁上方动脉或其浅支发出的穿支。它与 AICAP 皮瓣具有相同的适应证；然而，SEAP 皮瓣具有较长的蒂，因此它可以覆盖乳房较远的缺损。

乳房内侧大面积缺损是更难重建的区域之一。腹壁浅动脉游离皮瓣可用于该修复部位缺损[16]。在这种情况下，如果部分乳房切除术后缺损严重，残留乳腺组织很少，则需要结合美学和肿瘤学因素进行综合考虑，决定是否行乳房切除术和乳房重建。

还有其他多种技术用于修复部分乳房切除术后缺损，当然，部分技术目前应用不多，包括腹部脂肪筋膜皮瓣、大网膜瓣和自体脂肪注射[17-20]。

第 16 章 不同位置肿瘤的肿瘤整形方法 141

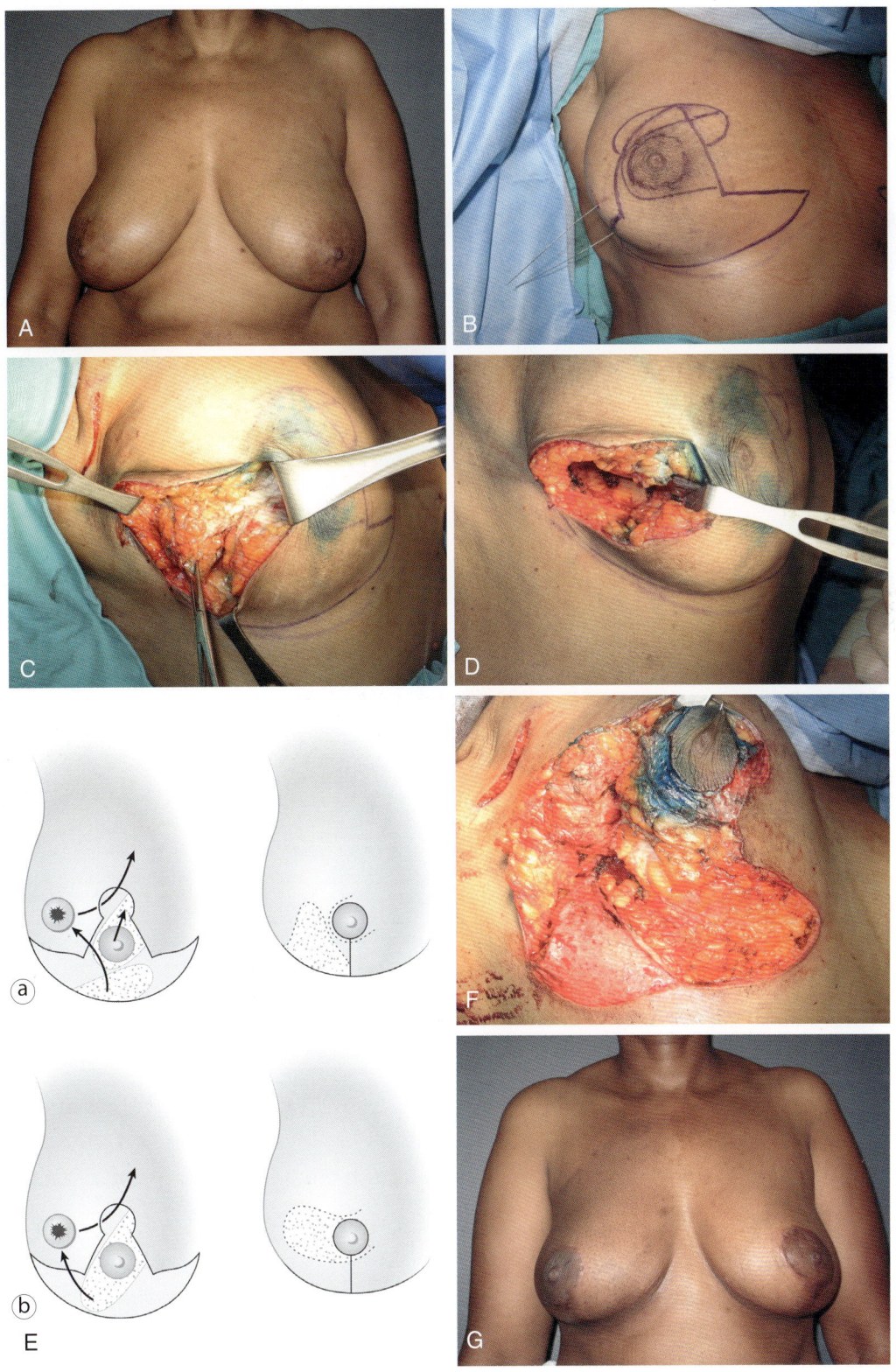

图 16.8 A. 这是一位 48 岁的右侧浸润性导管癌女性患者，乳房大小中等，乳房下垂。B、C. 她接受了金属丝定位（B）和 55 g 乳房部分切除术（C）。D. 缺损位于乳头外侧，一直延伸到胸壁。E. 标准的中央蒂或下蒂复位可能不能提供足够的组织来填补缺陷。笔者决定使用乳腺的下极组织来创造一个次级的下极蒂来填补缺损。建立了一个上内侧蒂，以独立地将乳头移动到合适的位置。F. 包括乳房肿瘤切除标本，从右侧切除的总体积为 175 g。使用上内侧蒂对侧乳房切除 190 g。G. 放射治疗完成后 1 年，体积和乳房外形保持良好

小结

综上所述，肿瘤的位置在乳房肿瘤重建的术前规划和术中操作中起着关键作用。根据部分乳房切除术缺损的大小和位置，有多种重建选择。本章提出了基本框架和程序，所有外科医生在实施肿瘤整形手术时都可以将其作为参考。

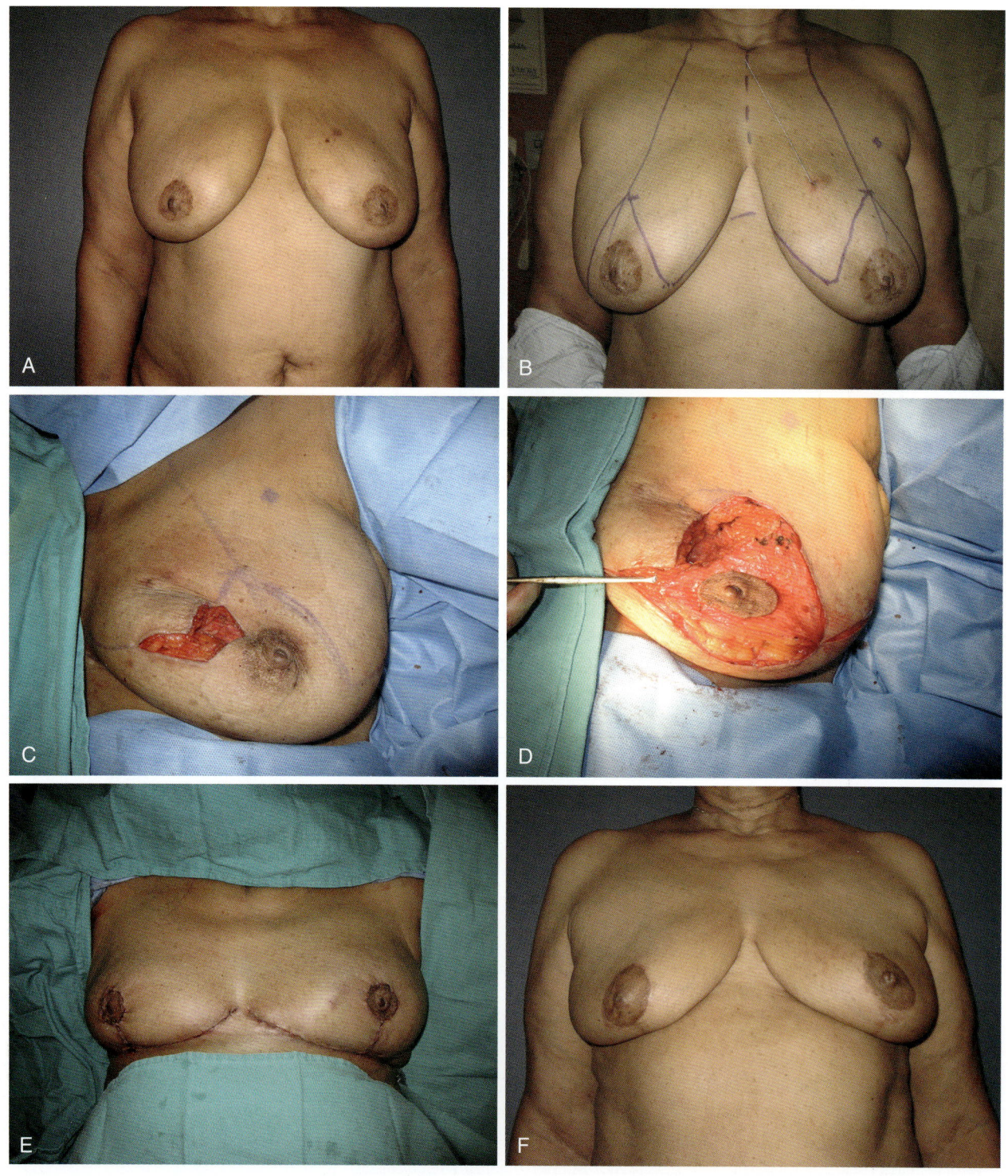

图 16.9 A~F. 1 名 65 岁 DCIS 患者接受左侧部分乳房切除术，共切除 60 g。计划行上外侧蒂修补缺损。从左侧共切除 242 g 组织。对侧缩乳切除 340 g。图示因左乳考虑放疗而预留更大。术后 1 年的双乳形状和对称性有所改善

参考文献

1. Pukancsik D, Kelemen P, Újhelyi M, et al. Objective decision making between conventional and oncoplastic breast-conserving surgery or mastectomy: an aesthetic and functional prospective cohort study. *Eur J Surg Oncol.* 43(2):303–310.
2. Losken A, Hart AM, Broeker JS, Styblo TM, Carlson GW. Oncoplastic breast reduction technique and outcomes: an evolution over 20 years. *Plast Reconstr Surg.* 2017;139(4):824e.
3. Kronowitz SJ, Kuerer HM, Buchholz TA, et al. A management algorithm and practical oncoplastic surgical techniques for repairing partial mastectomy defects. *Plast Reconstr Surg.* 2008;122:1631.
4. Anderson BO, Masetti R, Silverstein MJ. Oncoplastic approaches to partial mastectomy: an overview of volume replacement techniques. *Lancet Oncol.* 2005;6(3):145–157.
5. Losken A, Hart AM, Chatterjee A. Updated evidence on the oncoplastic approach to partial breast reconstruction. *Plast Reconstr Surg.* 2017:14S–22S.
6. Losken A, Hart AM, Dutton JW, Broecker JS, Styblo TM, Carlson GW. The expanded use of auto-augmentation techniques in oncoplastic breast surgery. *Plast Reconstr Surg.* 2018;141(1):10–19.
7. McCulley SJ, Dourani P, Macmillan RD. Therapeutic mammaplasty for centrally located breast tumors. *Plast Reconstr Surg.* 2006;117(2):366–373.
8. Berrino P, Campora E, Santi P. Postquadrantectomy breast deformities: classification and techniques of surgical correction. *Plast Reconstr Surg.* 1987;79(4):567–572.
9. Clough KB, Kroll SS, Audretsch W. An Approach to the repair of partial mastectomy defects. *Plast Reconstr Surg.* 1999;104(2):409.
10. Munhoz AM, Montag E, Arruda EG, et al. The role of the lateral thoracodorsal fasciocutaneous flap in immediate conservative breast surgery reconstruction. *Plast Reconstr Surg.* 2006;117:1699.
11. Munhoz A, Montag E, Fels KW, et al. Outcome analysis of breast-conservation surgery and immediate latissimus dorsi flap reconstruction in patients with T1 to T2 breast cancer. *Plast Reconstr Surg.* 2005;116(3):741–752.
12. Losken A, Schaefer TG, Carlson GW, Jones GE, Styblo TM, Bostwick J 3rd. Immediate endoscopic latissimus dorsi flap: risk or benefit in reconstructing partial mastectomy defects. *Ann Plast Surg.* 2004;53(1):1–5.
13. Hamdi M, Van Landuyt K, Monstrey S, Blondeel P. Pedicled perforator flaps in breast reconstruction: a new concept. *Br J Plast Surg.* 2004;57(6):531–539.
14. Spiegel AJ, Khan FN. An intraoperative algorithm of use of the SIEA flap for breast reconstruction. *Plast Reconstr Surg.* 2007;120(6):1450–1459.
15. Zaha H, Inamine S, Naito T, et al. Laparoscopically harvested omental flap for immediate breast reconstruction. *Am J Surg.* 2007;192:789–791.
16. Ogawa T, Hanamura N, Yamashita M, et al. Usefulness of breast volume replacement using an inframammary adipofascial flap after breast conservation therapy. *Am J Surg.* 2007;193:514–518.
17. Kitamura K, et al. Stem cell augmented reconstruction: a new hope for reconstruction after breast conservation therapy. *Breast Cancer Res Treat.* 2007;106(supp1). Abstract 4071.
18. Rageth CJ, Tausch C. Intramammarian flap reconstruction (IFR) technique in breast conserving surgery. *Breast.* 2009;18:387.
19. Munhoz AM, Montag E, Arruda E, et al. Assessment of immediate conservative breast reconstruction: A classification system of defects revisited and an algorithm for selecting the appropriate technique. *Plast Reconstr Surg.* 2008;121:716–727.
20. Clough KB, Nos C, Salmon RJ, Soussaline M, Durand JC. Conservative treatment of breast cancer by mammaplasty and irradiation: a new approach to lower quadrant tumors. *Plat Recon Surg.* 1995;96(2):363–370.

乳房肿瘤整形外科学
Oncoplastic Surgery of the Breast
Second Edition

第3篇

乳房肿瘤整形外科学：预后
Oncoplastic Breast Surgery–Outcomes

第17章　乳房肿瘤整形手术的并发症 / 146

第18章　乳房肿瘤整形术后的局部复发与重建选择 / 154

第19章　乳房肿瘤整形术后的影像随访 / 162

第20章　放疗的考量和乳房肿瘤整形手术 / 171

第21章　乳房肿瘤整形术后患者的满意度及结局 / 183

第17章 乳房肿瘤整形手术的并发症

HANI SBITANY

译者：郭宇

近年来，乳腺癌的手术治疗有了长足的进步，手术理念从更激进、更大范围的手术向更小范围的手术发展。这种手术理念的形成还伴随着对乳房重建的进一步重视，在保证肿瘤治疗安全的前提下，改善患者因手术导致的不良外观，提升患者的生活质量[1, 2]。

目前已报道了多种乳腺癌相关乳房重建技术，包括通过局部组织重排、缩乳术或乳房固定术进行重建，以及行局部皮瓣转移术[3]。对于患者手术的方式需个体化评估，主要根据术前评估的乳房大小及下垂程度、切除乳腺的范围及百分比、乳腺切除的位置及术后患者对于放化疗的需求。近年来，关于乳房重建的文献报道迅速增多，其中报道了乳房重建的许多优势，包括改善了术后的美观程度、更好地控制了肿瘤的切缘、提升了患者满意度以及能够为之前认为存在保乳禁忌的患者进行保乳治疗[4, 5]。

在上述的技术背景之下，整形外科医生必须考虑潜在的并发症，并在术前与患者及肿瘤外科医生进行充分的讨论。所有的乳腺癌相关整形手术有一些共同的潜在并发症风险，而有一部分并发症是个别手术方式所特有的。

乳房肿瘤整形手术的急性并发症

肿瘤整形重建的总体并发症发生率为15%~30%[6]。这类手术特有的并发症包括皮肤/皮瓣坏死、乳头-乳晕复合体（NAC）坏死、血清肿、血肿、感染、伤口裂开和脂肪坏死。Wise切口手术中最常见的并发症是倒T形切口三块皮瓣连接部位的愈合延迟。尽管切口愈合相关并发症可能会延迟辅助放疗的时间，但在迄今为止报道的所有文献中都是罕见的。重建手术的手术时间确实比传统的肿瘤根治性切除手术时间长，在评估患者时应考虑这一点，以确保患者适宜接受重建手术。

肿瘤整形重建最常见的并发症是血肿/血清肿（6%）、需要处理的切口不愈合（4%）和需要再次手术的乳房不对称（5%）。在所有类型的重建手术中，上述并发症的发生率接近。与单侧手术相比，双侧肿瘤整形重建尚未显示出更高的并发症发生率。

尽管这些报道的并发症发生率高于未行重建的保乳术，但在考虑风险时，必须将美观因素考虑在内。如果没有肿瘤整形重建，任何轮廓畸形都可能需要在之后进行进一步的矫正手术。此外，如果患者接受辅助放射治疗，术后外形畸形将变得严重，进而导致二期手术选择受到限制。当尝试在保乳和放疗后纠正畸形，而不是一期行重建手术时，总体并发症的发生率会大幅升高至40%~50%[6]。

局部组织重排

局部组织重排是许多乳房肿瘤整形手术的重要组成部分。无论乳房大小，通过利用健康的乳腺实质、皮下脂肪和乳房其他部位的皮肤，将切除肿瘤后的外形缺陷修补至不太明显的程度。这些方法通常包括分离皮肤／皮下脂肪层，以便动员下方的乳腺腺体组织来填充缺损。只要有足够的组织，腺体瓣可以填充乳房所有区域的缺陷，即使是相对难以修复的内上象限缺陷。

局部组织重整后的并发症发生率是所有乳腺癌重建手术方法中最低的，最常见的并发症是血清肿（12%）和局部感染（7%）。尽管这些可能需要进一步的侵袭性治疗，但大多数可以通过抽吸、引流和抗生素使用等成功救治。如果出现血肿，通常需要手术探查，尤其是在急性期。手术中引流管的使用不能预防上述并发症发生，但可以是诊断性的，同时可以防止切口和 NAC 上的过度张力。血清肿的治疗通常通过观察或抽吸来实现。如果血清肿影响了放射治疗，介入科医生可能会进行手术治疗或留置导管。切口延迟愈合通常通过换药等局部伤口护理进行管理；当然，如果延迟愈合的范围广泛，必要时需行手术切除，尤其是当放疗时机受到影响时。局部感染的类型通常是蜂窝织炎或脓肿。蜂窝织炎往往通过静脉或口服抗生素即可有效治疗；脓肿处理则需要行切开引流。

与单纯乳房切除术相比，一期局部组织重排的使用并不是并发症的独立预测因素。在这两个队列中，术后并发症的独立风险因素是体重指数（BMI）、美国麻醉医师协会（ASA）评分 3 级或 4 级、出血性疾病、慢性阻塞性肺疾病和更长的手术时间。

肿瘤整形缩乳成形术

肿瘤整形缩乳成形术是治疗患有巨乳症的女性乳腺癌患者的理想选择。根据肿瘤的位置，术前设计皮肤切口和 NAC 蒂，允许在典型的切除模式下切除肿瘤，采用特异性复位技术，用剩余的乳腺组织填充计划中的肿瘤缺损。一旦确定了患侧所需的组织切除量，也可以对健侧乳房行手术以匹配大小。此外，这项技术可以通过转移组织、旋转皮瓣位置等操作应用于乳腺其他区域的肿瘤。

最常用的肿瘤整形缩乳成形术是带有下蒂的倒 T 形模式。皮瓣的定位取决于肿瘤的位置和切除区域。当肿瘤位于乳房上极时，通过广泛的上极肿瘤切除和腺体切除，随后进行实质重组手术，往往能够改善大型或下垂乳房的美观效果。这类切口在提供局部乳腺切除的术野暴露的同时，保持了皮瓣的活性。需要注意的是，在术中要尽可能地维持 NAC 及皮瓣的血供。

对于这种手术方式，最常见的并发症包括伤口延迟愈合（10%）、感染（5%）和有症状的脂肪坏死（1.4%）[7]。其他不常见并发症包括血清肿（1%）和乳头坏死（1%~2%）。延迟愈合最常见的区域是倒 T 形切口的三叉点（图 17.1）。这是一个血管相对较差且张力较大的区域。通常通过局部伤口护理来治疗延迟愈合；然而，如果延迟愈合影响放疗时间，则应考虑手术清创和二次闭合。NAC 的延迟愈合也是一种风险，通常通过局部伤口护理进行治疗（图 17.2）。NAC 如完全坏死则需行乳头切除（图 17.3）。

脂肪坏死是与肿瘤整形手术相关的另一种潜在并发症，在轻度至中度乳房增大并伴有较大体积部分乳房切除术的女性中问题更大（图 17.4）。实质组织重排可能使腺体血供变差，导致实质组织瓣的灌注减少，从而导致脂肪坏死。当坏死发生时，可选择超声或细针抽吸进行诊断，也可选择观察或手

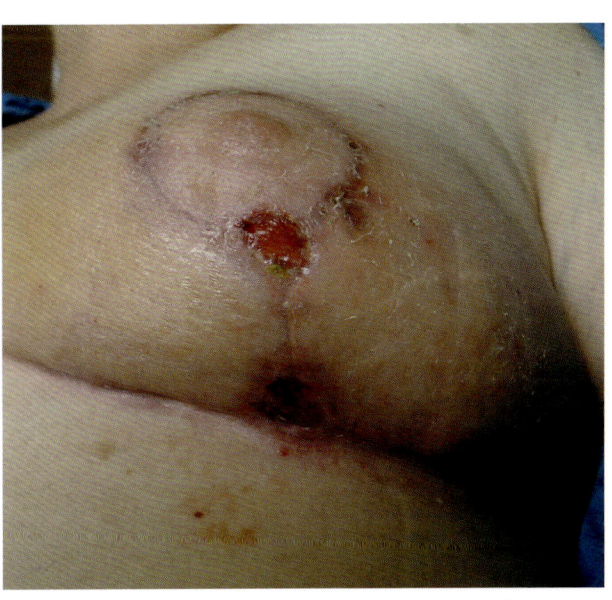

图 17.1 倒 T 形切口肿瘤缩乳切除术后三叉点延迟愈合是一种常见的并发症

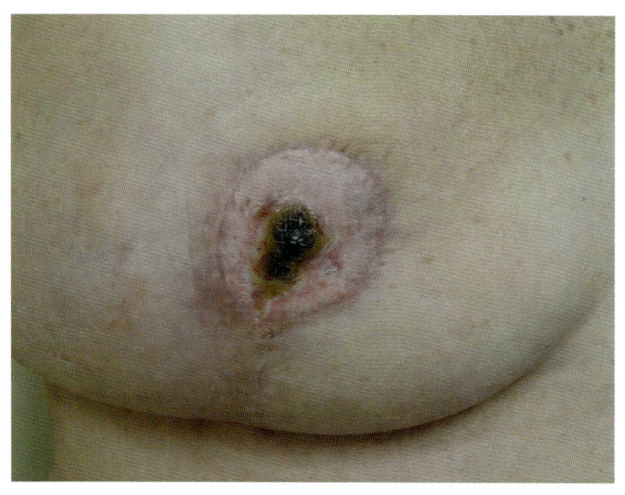

图 17.2　乳头表面坏死是行乳晕周围切口手术的风险之一

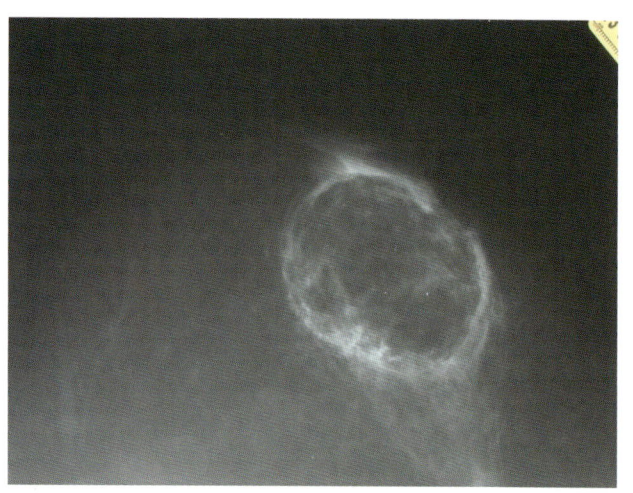

图 17.4　乳腺癌缩乳重建术的脂肪坏死的 CT 表现

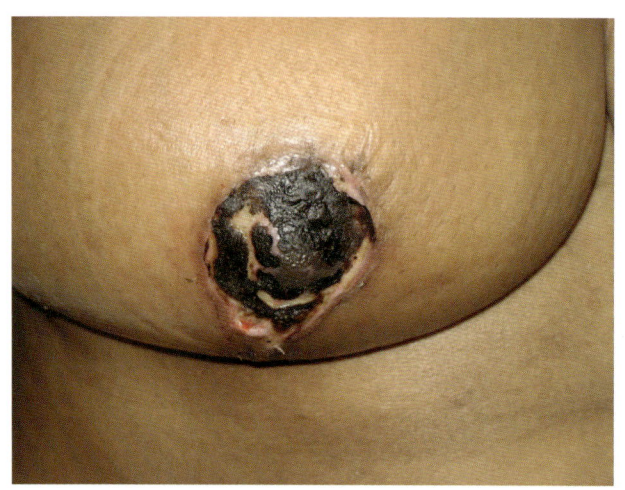

图 17.3　乳头-乳晕复合体全层坏死是一种罕见的并发症，但在广泛的血供破坏后可能发生

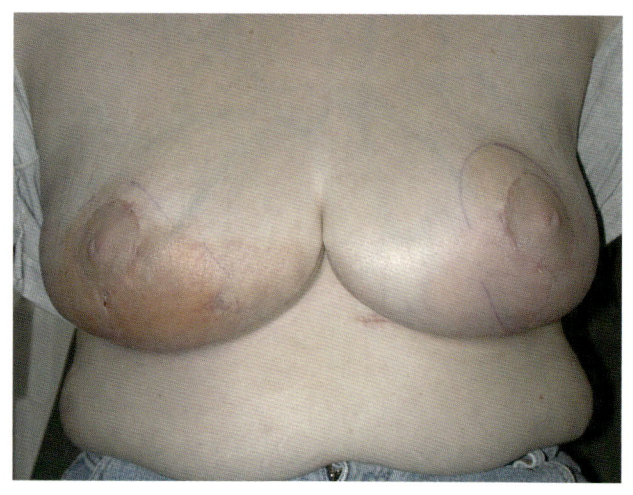

图 17.5　肿瘤整形手术后的蜂窝织炎

术切除。当坏死范围扩大时，并不建议进行再次的腺体重排，而可能需要进行如背阔肌皮瓣容积替代等的再次重建。

乳房肿瘤整形术后的蜂窝织炎和血肿是罕见的并发症，通常可以保守治疗（图 17.5 和图 17.6）。大多数感染都可以通过使用大量的切口冲洗和静脉注射抗生素来预防。对于一些特定患者，可根据自身危险因素考虑使用术后抗生素。血肿不常发生，通常可以通过手术切除和重建部分的良好止血来预防。术后血肿通常需要手术清除，尤其是在出血活跃并伴有严重肿胀的情况下。建议进行术前凝血检查并避免使用阿司匹林等抗血小板药物。

在评估美学结果和患者满意度时，目前的重建技术已被证明具有显著的积极效果，因此对大多数患者而言并发症并不是首先考虑的问题。对患者的满意度调查显示，术后患者评估（相对于术前）在情感健康和术后对患者自身身体的接受方面有了显著改善。此外，全面的患者满意度调查并没有显示患者对任何与乳房相关因素的术后自我评估降低，包括外表、情绪健康、自信和性满意度。

从减少并发症的角度来看，在乳腺癌根治性手术时立即进行肿瘤整形重建也有明显的好处。大型系列研究表明，立即进行肿瘤整形重建的患者总体并发症发生率约为 20%。当肿瘤整形重建延迟时，通常到辅助放射治疗完成后，并发症发生率会上升到 60%（表 17.1）[8]。在比较即刻和延迟肿瘤整

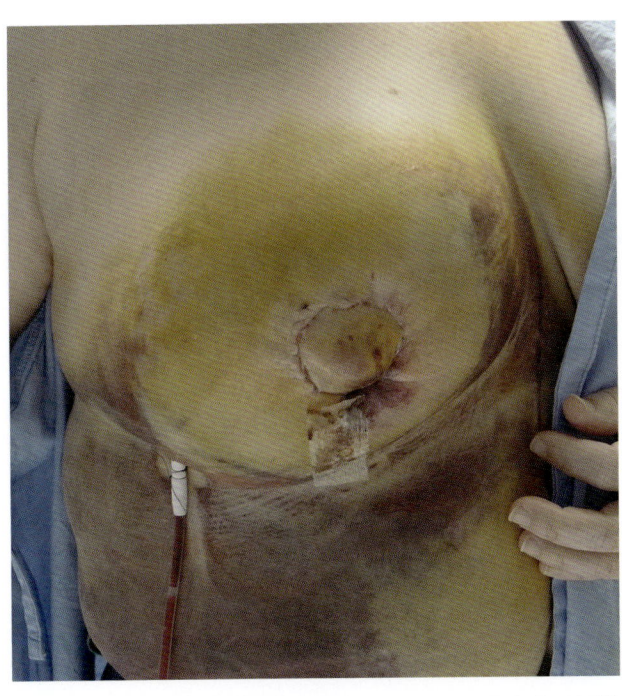

图 17.6　乳腺癌缩乳重建术后发现血肿延伸到乳腺边界以外

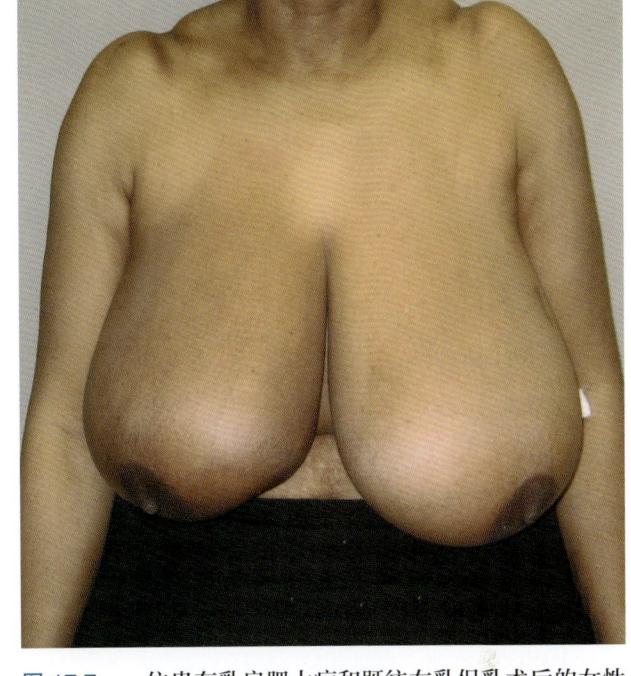

图 17.7　一位患有乳房肥大症和既往右乳保乳术后的女性的术前影像

形重建时，差异最大的并发症是感染（3% vs 16%）、脂肪坏死（0.9% vs 8%）、乳房不对称（8.5% vs 24%）[8]。因此，经验表明，从降低并发症的角度来看，行根治性切除手术时即刻进行乳房重建有明显的益处。

当在保乳手术后要求进行缩乳成形术时，有两种观点。其中一种是，应避免保乳后的二期缩乳成形术，因为并发症发生率很高，所以应考虑乳房切除术。另一种是，进行缩乳成形术是可以接受的，但需要考虑如下几点：首先是对适应证的把握。如果皮肤严重受损，伴有严重的纤维化，应避免行缩乳成形术；然而，如果皮肤相对柔软，则可以考虑行该手术。手术应保证残余腺体存在足够的血供。建议使用锋利的手术刀而不是电刀对薄壁组织进行楔形切除。应考虑游离乳头并进行移植。尽管这不能保证手术不出现并发症，但能够降低并发症的发生率。图 17.7 和图 17.8 显示了一名行右乳保乳术后严重乳腺肥大的患者，在二期行缩乳成形术后，发现在手臂抬高时，乳房外下侧变形。图 17.9～图 17.14 显示了一名患者在接受缩

表 17.1　不同时机下行乳房重建术的并发症发生率

肿瘤整形重建的时机和结果					
	总计	即刻重建	延迟即刻重建	延迟重建	P 值
患者	160	117	18	25	—
并发症	28.1%	20.5%	33.3%	60%	0.001
感染	5%	3.4%	0%	16%	0.019
脂肪坏死	1.9%	0.9%	0%	8%	0.047
平均满意度	69.8%	72.8%	68%	61.8%	无显著性
平均美学结果	62.5%	63.9%	54.6%	58.8%	无显著性

注：引自 Ergo FM, Losken A, et al. The use of reduction mammaplasty with BCT: an analysis of timing and outcomes. Plast Reconstr Surg 2015; 135:963e.

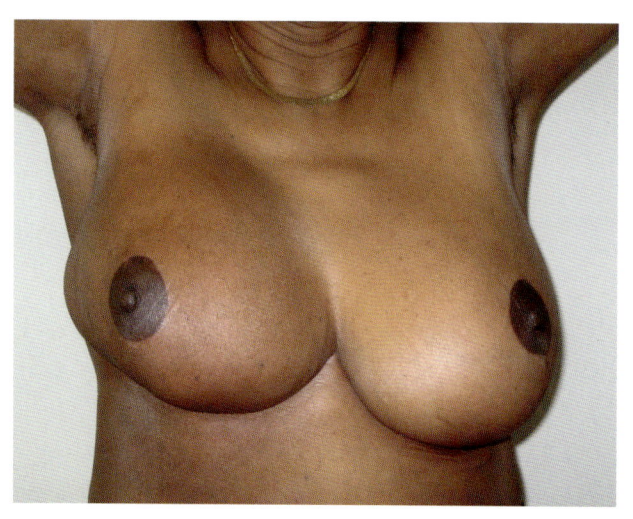

图 17.8　放疗后行乳腺癌缩乳成形术后的图像。手臂抬高时可见软组织明显纤维化

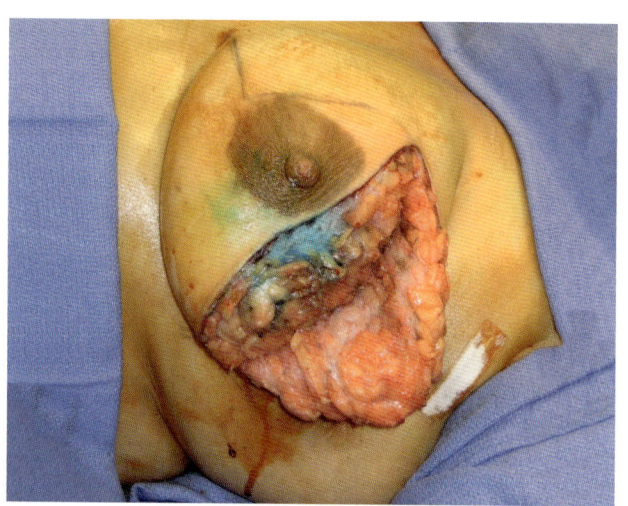

图 17.11　左侧部分乳房切除可见明显的轮廓缺损

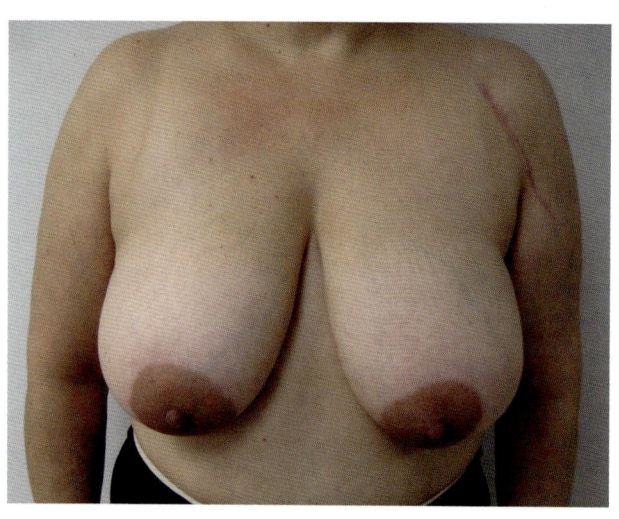

图 17.9　一位计划行缩乳成形术的左侧乳腺癌患者的术前影像

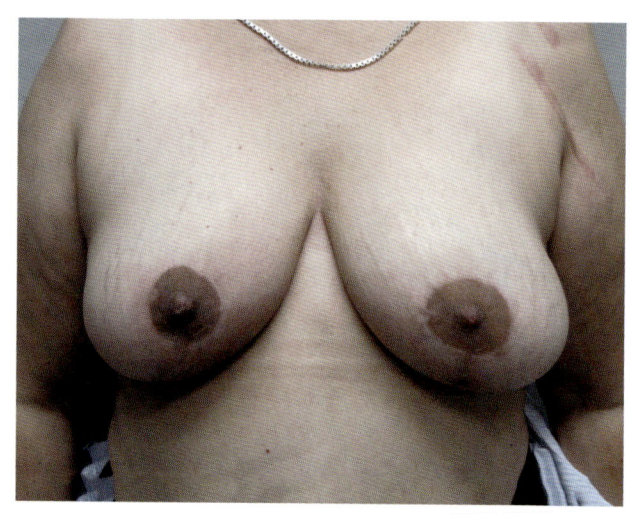

图 17.12　左侧缩乳成形术已完成，但病理显示切缘阳性

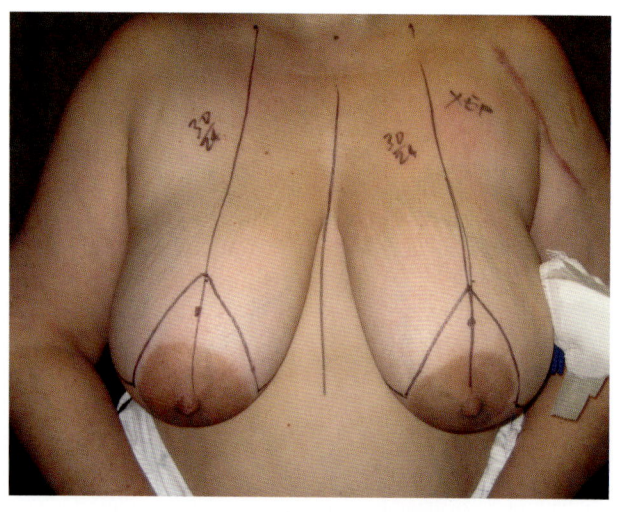

图 17.10　缩乳成形术的术前标记

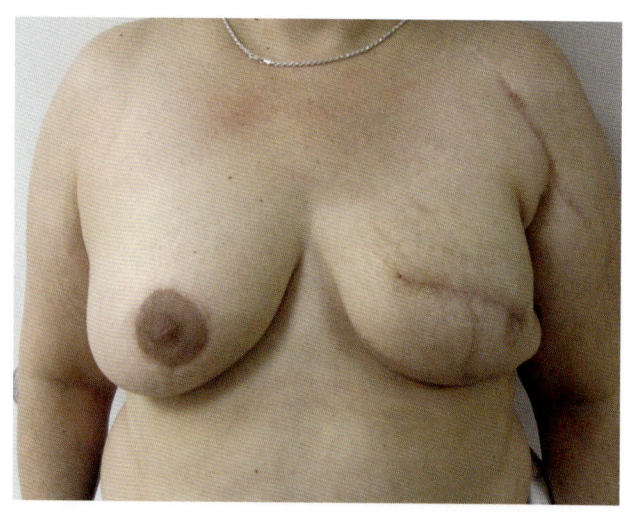

图 17.13　完成乳房切除术和组织扩张器重建后的影像

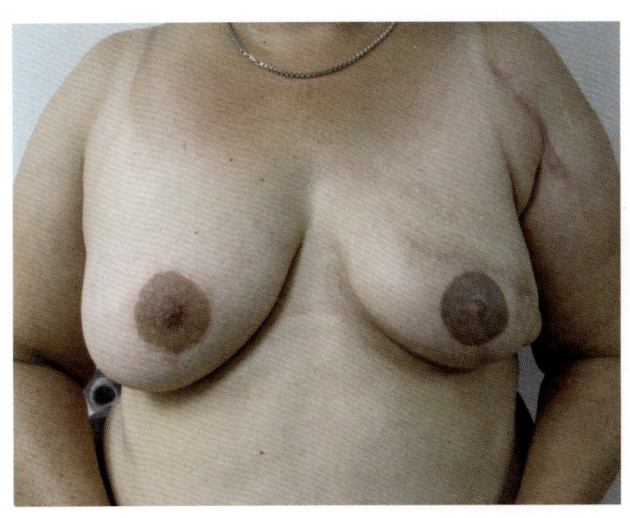

图 17.14 在 2 年的随访中，更换为永久性植入物并重建乳头-乳晕

乳成形术后，最终切缘病理结果为阳性后的治疗/重建过程。

需要注意的是，对接受放疗后的乳房进行再次手术更容易发生不良事件。同样重要的是，要认识到，在所有类别的幸福感方面，与立即进行肿瘤整形重建的患者相比，接受延迟肿瘤整形重建的患者在调查中显示的患者满意度较低。对外科医生的盲法评估显示了相似的结果。

局部/区域皮瓣

如果由于切除后乳腺缺损的大小或位置等因素，局部组织重排所需的组织不足，则局部或区域皮瓣是可行的重建选择。腋窝下区域的局部皮瓣对较小乳房的中度缺损是有用的。更多的侧面缺陷可以通过移位或旋转皮瓣重建，将皮肤和乳房侧面的皮下脂肪转移到外象限的缺陷中。背阔肌皮瓣提供了足够的体积来矫正几乎所有的乳房切除术缺损，技术简单，并发症发生率相对较低。由于该皮瓣的皮肤颜色和质地与正常皮肤不同，在背阔肌重建过程中，最好更换整个美学单元。然而，如果没有皮肤缺失，这种皮瓣仍然可以通过单独转移肌肉和皮下组织来进行。另一种常见的肿瘤整形重建旋转皮瓣选择是胸背动脉穿支（TDAP）皮瓣。

据报道，肿瘤学皮瓣重建的平均并发症发生率在 14% 左右[9]。据部分文献报道：组织填充手术和组织旋转手术中并发症的发生率较高，但这些手术中并发症的发生与皮瓣供区和潜在的皮瓣损失有关。对于背阔肌皮瓣，总体报道的并发症发生率在 35% 以内。然而，这些并发症中的大多数（70%）与皮瓣供区的并发症有关。其中，血清肿（20%）是最常见的并发症。

有几种技术可用于预防和治疗背阔肌皮瓣重建后的血清肿。使用封闭式负压引流有助于去除多余的积液，也有助于保持负压环境。建议使用褥式缝合以减少死腔的产生。这些缝线可以最大限度地减少张力，后者往往导致粘连不足进而产生积液。

血清肿的治疗通常通过观察和偶尔的抽吸来实现。可以使用大口径针头和 60 mL 注射器进行抽吸。如果血清肿复发，也可以放置封闭的负压引流管。滑石粉或其他致粘连材料的使用也可以考虑，以产生软组织粘连和纤维化。外科探查和刮除浆膜腔是治疗难治性病例的最后手段。

肿瘤学结局

复发

对于肿瘤整形重建，人们担心局部组织重排可能会影响局部复发和对复发情况的检出。当然，大量研究表明，与单纯的保乳治疗相比，肿瘤整形技术的局部复发率很低。Rietjens 等人发现，在长期随访中，局部复发率较低，5 年时复发率为 3%，小于 2 cm 的肿瘤没有复发[10]。其他大型研究也报道了上述情况，在评估一系列接受双侧缩乳术的女性时，报告了 1.5%~2.5% 的局部复发率。

在一项针对接受肿瘤整形手术的局部晚期癌症患者的前瞻性队列研究中，Bogusevicius 等人报告了 86 个月时的局部/区域复发率为 10%[11]。当然，这些患者的肿瘤比上述研究中的更大，随访时间更长。此外，在同一象限内切除多灶性肿瘤已被证明在肿瘤学上是安全的，并且可以通过肿瘤整形手术获得更宽的切缘。

肿瘤整形重建的一个可能的优势是，重建手术允许更大的肿瘤切除范围和更宽的切缘。因此，与单独的肿瘤切除术相比，它会带来更低的复发率。大多数评估乳腺癌缩乳重建术患者的大型队列研究报告称，10年时局部复发率在8%范围内，总体长期生存率在83%以内。尽管从未确立较宽的切缘与较低的乳腺癌复发率之间的联系，但可能存在正相关关系。这解释了大多数5年复发报告中一致的结果，即所有患者的肿瘤切除术复发率为3.4%，而肿瘤整形术患者的复发率为2%。

切缘阳性

尽管肿瘤整形技术允许更大的切除范围，但在重建中进行的组织重排可能会使阳性切缘的管理复杂化。据报道，切缘阳性的发生率很高，为2.7%~22%，并且与更高的分期、阳性淋巴结、淋巴管浸润、使用新辅助化疗、更大的初始T分期、雌激素受体阳性和更小的年龄有关。许多重建手术都使用了舌状皮瓣，将组织从乳房的一个区域转移到另一个区域[7]。如果切缘阳性使得需要二次手术，可能会因为之前手术中皮瓣的移位而变得具有挑战性，从而使进一步切除变得非常困难。

术中冰冻切片也被认为是一种肿瘤整形重建术中评估阳性切缘的方法。乳房切除术后即刻进行的背阔肌小型皮瓣移植重建手术中，大约30%的患者的冰冻切片呈阳性。与石蜡切片相比，这些切片的灵敏度为83%，准确度为96%。总体而言，当肿瘤整形重建使用冰冻切片时，局部复发率约为0.9%，中位随访时间超过40个月。

Caruso等人评估了术中冰冻切片在接受根治性乳房切除术患者中的应用。他们发现，8/52的患者（3名假阳性，5名真阳性）的冰冻切片呈阳性，灵敏度为83%，准确度为94%。基于他们的发现，他们建议术中评估切缘，从而减少了二次再切除或乳房切除术的需要[12]。图17.9~图17.14显示了一名接受肿瘤整形缩乳术的患者，该患者有一个阳性切缘，然后接受了完整的乳房切除和重建术。

需行乳房切除术

尽管缺乏大型乳房肿瘤整形重建手术的长期随访研究，但已发表的研究表明，转而进行乳房切除术的发生率并不高，为5%~15%（表17.2）。尽管这其中包括术前肿瘤大于4 cm的患者，但发生率较低是不争的事实。

在具体评估肿瘤整形缩乳术时，多元回归模型发现某些肿瘤特征可以预测是否需要进行完整的乳房切除术，包括雌激素受体（ER）阳性状态，BMI超过30，切除时标本重量超过1 000 g等。

辅助治疗延迟

在评估与肿瘤学重建相关的并发症时，最后一个要考虑的因素是由术后并发症导致的辅助肿瘤学

表 17.2　即刻乳房重建术中切缘阳性的报告比例

肿瘤整形重建术后切缘受累和再手术率					
作者	年份	乳房肿瘤整形术数量	切缘受累	再次重建	行乳房切除术
Crown	2015	387	18%	18%	15%
Mansell	2015	119	13.4%	1.6%	11.9%
DeLorenzi	2016	454	2.9%	0%	15.4%
Chanhan	2016	33	0%	0%	0%
Carter	2016	1 177	4.8%	未报道	未报道

注：引自 Carter SA, et al. Ann Surg Oncol 2016; 23(10):3190–3198; Chauhan, et al. Indian J Surg Oncol 2016; 7(4):413–419; DeLorenzi, Eur J Surg Oncol 2016; 42(1):71–77; Mansell J, et al. Breast 2017; 32:179–185; Crown A, et al. Ann Surg Oncol 2015; 22:3363–3368.

治疗的延迟。Hillberg 等人评估了一系列在乳房切除术时即刻进行肿瘤整形重建的患者[13]。该系列包括正在进行肿瘤整形缩乳术以及利用局部/区域转移皮瓣作为容积替代和缺损重建的患者。

报告的总并发症发生率为 37.5%，10% 的患者需要抗生素治疗，6.6% 的患者需要矫正手术。在所有并发症中，约 80% 发生在计划的辅助放射治疗之前。因此，该系列中 8.2% 的患者经历了放射治疗计划的延迟。因此，尽管这些疾病的总体并发症发生率可能很高，但最终大约 10% 的并发症患者将延迟辅助治疗。预测并发症导致辅助治疗延迟的患者特征是患者年龄大、患者 BMI 大、肿块切除重量大。

小结

肿瘤整形乳房重建可以通过多种技术进行，所有这些技术都有助于最大限度地减少外观畸形，并提高患者对保乳的满意度。尽管这些技术在改善总体结果方面具有强大的能力，但在治疗患者时必须考虑可能的并发症。一般来说，与单独的肿瘤切除术相比，由于手术更复杂，肿瘤整形术会增加并发症发生率。然而，在大多数情况下，考虑到重建保留了乳房的外观，且患者满意度大大改善，这种风险是合理的。外科医生需首先考虑即刻行整形重建，因为肿瘤整形重建的延迟通常是在辅助放射治疗后，这会显著增加相关并发症的发生率。

参考文献

1. Fisher B, Anderson S, Bryant J, et al. Twenty-year follow-up of a randomized trial comparing total mastectomy, lumpectomy, and lumpectomy plus irradiation for the treatment of invasive breast cancer. *N Engl J Med.* 2002;347:1233–1241.
2. Losken A, Dugal CS, Styblo TM, Carlson GW. A meta-analysis comparing breast conservation therapy alone to the oncoplastic technique. *Ann Plast Surg.* 2014;72:145–149.
3. Piper M, Peled AW, Sbitany H. Oncoplastic breast surgery: current strategies. *Gland Surg.* 2015;4(2):154–163.
4. Warren Peled A, Sbitany H, Foster RD, Esserman LJ. Oncoplastic mammaplasty as a strategy for reducing reconstructive complications associated with postmastectomy radiation therapy. *Breast J.* 2014;20:302–307.
5. Chang EI, Warren Peled A, Foster RD, et al. Evaluating the feasibility of extended partial mastectomy and immediate reduction mammoplasty reconstruction as an alternative to mastectomy. *Ann Surg.* 2012;255:1151–1157.
6. Kronowitz SJ, Feledy JA, Hunt KK, et al. Determining the optimal approach to breast reconstruction after partial mastectomy. *Plast Reconstr Surg.* 2006;117:1–11.
7. Losken A, Hart AM, Broecker JS, Styblo TM, Carlson GW. Oncoplastic breast reduction technique and outcomes: an evolution over 20 years. *Plast Reconstr Surg.* 2017;139(4):824e–833e.
8. Egro FM, Pinell-White X, Hart AM, Losken A. The use of reduction mammaplasty with breast conservation therapy: an analysis of timing and outcomes. *Plast Reconstr Surg.* 2015;135(6):963e–971e.
9. Losken A, Hart AM, Chatterjee A. Updated evidence on the oncoplastic approach to breast conservation therapy. *Plast Reconstr Surg.* 2017;140:14S–22S. 5S Advances in Breast Reconstruction.
10. Rietjens M, Urban CA, Rey PC, et al. Long-term oncological results of breast conservative treatment with oncoplastic surgery. *Breast.* 2007;16(4):387–395.
11. Bogusevicius A, Cepuliene D, Sepetauskiene E. The integrated evaluation of the results of oncoplastic surgery for locally advanced breast cancer. *Breast J.* 2014;20(1):53–60.
12. Caruso F, Ferrara M, Castiglione G, et al. Therapeutic mammaplasties: full local control of breast cancer in one surgical stage with frozen section. *Eur J Surg Oncol.* 2011;37(10):871–875.
13. Hillberg NS, Meesters-Caberg MAJ, Beugels J, Winkens B, Vissers YLJ, van Mulken TJM. Delay of adjuvant radiotherapy due to postoperative complications after oncoplastic breast conserving surgery. *Breast.* 2018;39:110–116.

第 18 章 乳房肿瘤整形术后的局部复发与重建选择

RACHEL ROLPH AND JIAN FARHADI

译者：李昕琳

复发性乳腺癌的管理是一个多学科的挑战。乳腺癌治疗后患者的临床和影像学随访是为了及时发现早期局部复发和远处转移。局部复发可以发生于保乳手术（BCS）后的原肿瘤切除部位或附近，或者发生于乳房切除术后的胸壁或皮瓣软组织中。在接受乳房肿瘤整形手术的患者中，大多数局部复发出现于原发肿瘤处。

局部复发患者的临床表现不尽相同，包括原手术乳房内的新发肿块或硬结、乳头内陷或异常分泌物，以及皮肤改变，例如红斑、皮疹、硬结、水肿、橘皮样改变或瘢痕组织增厚（图 18.1 和图 18.2）。

而需和局部复发进行鉴别的临床表现包括术后纤维化、脂肪坏死、缝线肉芽肿、良性乳腺疾病和放疗后皮肤变化。持续性水肿和皮肤持续肿胀应警惕复发性炎性乳腺癌，其难以与乳腺炎和放射治疗后皮肤变化进行区分，所以必须采取穿刺活检。另外，位于胸壁和腹壁的皮肤转移癌十分罕见，其特征是呈浸润性生长、质硬的硬皮样斑块[1]。

乳腺钼靶检查是 BCS 后主要的影像学检查手段，可检测到 8%~50% 的同侧复发，另外超声和磁共振成像（MRI）也是检查手段的重要补充[2]。同侧复发的钼靶表现包括新发非营养不良性微钙化，

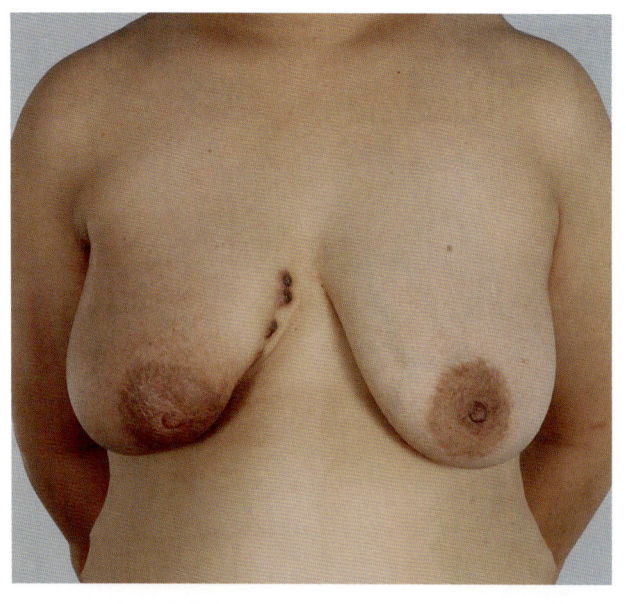

图 18.1 右乳房肿瘤整形术后局部复发，显示乳房内侧周围溃疡性结节

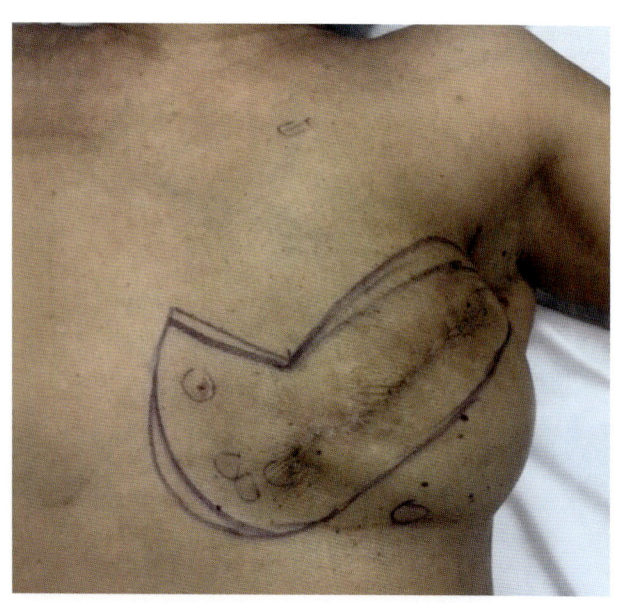

图 18.2 右侧乳房切除术后局部复发，乳房切除术瘢痕周围皮下组织结节状病变

与基线钼靶相比新发肿块、结构扭曲或密度增加，以及治疗结束后皮肤增厚[3]。但是并非所有异常钼靶表现都与局部复发有关，钼靶检查正常也不能排除局部复发可能，对异常乳腺组织进行立体定向空芯针活检可明确是否局部复发。

由于患者选择、手术范围和辅助治疗的不同，手术后局部复发率在文献中差异很大。BCS 序贯放疗后 10 年的局部复发率为 10%~22%，乳房全切术后 10 年的局部复发率为 5%~15%[4-6]。BCS 的中位复发时间为 3~4 年，乳房全切术的中位复发时间为 2~3 年[3]。乳房复发是远处转移和生存率下降的预测因子。早期乳腺癌试验协作组的一项荟萃分析表明，局部复发会降低生存率[7]。在 5%~15% 的病例中，局部复发与区域和远处转移有关。因此，所有确诊局部复发的患者都应进行计算机断层（CT）扫描和正电子发射断层扫描来进行分期[6, 8]。

乳腺癌局部复发的病因尚不清楚。目前有相关研究显示可能与以下因素有关，包括原发肿瘤的不完全切除、未被发现的多灶疾病、肿瘤细胞在阻塞性血管内的残留，以及系统循环肿瘤细胞的局部定植[9]。局部复发后，手术切除和全身辅助治疗是重要的治疗手段。对于同时局部复发和远处转移的患者，需要采用多学科方法评估是否需要对局部复发进行姑息性切除以及是否需要全身治疗。

局部复发的因素

在 BCS 中，阴性切缘十分重要，阳性切缘是增加局部复发的危险因素。根据美国乳腺外科医师协会 / 外科肿瘤学会 / 美国放射肿瘤学会的联合指南，阳性切缘指浸润性乳腺癌中肿瘤有墨汁染色，导管原位癌距离切缘小于 2 mm[10]。目前，英国一项来自乳腺外科协会的共识将浸润性和导管原位癌的阳性切缘定义为小于 1 mm[11]。一项关于 BCS 的综述强调了切缘受累发生率（0%~36%）和局部复发率（0%~10.8%）的变化[12]。与阴性切缘相比，阳性切缘（墨汁染色处有浸润性或导管原位癌）会使同侧复发风险增加两倍[13]。即使在生物学行为更差的高风险组中，与肿瘤无墨汁染色相比，更广的切缘并

没有显著降低复发率[13]。但是又有研究发现局部复发受肿瘤生物学和治疗的影响大于手术切缘[14]。年轻（小于 40 岁）是 5 年局部复发的重要危险因素，相对风险为 2.21（95% CI：1.62~3.02）[15, 16]。BCS 后体重指数增加也与较高的复发率显著相关[17]。

Pan 等人对 88 项纳入 62 923 名雌激素受体（ER）阳性女性乳腺癌患者的试验结果进行了荟萃分析。这部分患者在辅助内分泌治疗 5 年间无疾病复发[18]。局部和远处复发的风险与初始 TMN 分级（肿瘤大小、淋巴结、转移）和肿瘤分期密切相关。在 5~20 年的研究期间，T1N0、ER 阳性乳腺癌局部复发或对侧乳腺癌的绝对风险分别为高分化癌 17%，中分化癌 22%，低分化癌 26%。调整其他变量后，肿瘤分期和大小是复发的重要预测因素[19, 20]。

乳腺癌可根据分子特征，尤其是增殖水平，分为不同亚型[21]。增殖水平的测量是通过 Ki-67 表达进行的。Ki-67 是与细胞增殖相关的核蛋白。免疫组化可以评估表达 Ki-67 的乳腺癌细胞的百分比（<14%；≥14%）。乳腺癌的分子亚型包括：管腔 A 型 [ER 阳性或孕激素受体（PR）阳性且 Ki-67 <14%]；管腔 B 型（ER 阳性或 PR 阳性且 Ki-67 ≥14%）；管腔 HER-2 型（ER 阳性或 PR 阳性和 HER-2 阳性）；HER-2 富集型（ER 阴性、PR 阴性和 HER-2 阳性）；基底样型（ER 阴性、PR 阴性和 HER-2 阴性，即三阴性）。管腔 B 型、HER-2 阳性型和三阴性亚型均显示 BCS 后局部复发和远处复发的风险显著增高[22]。报告显示 BCS 和放疗后各亚型的 5 年局部复发率：管腔 A 型为 0.8%，管腔 B 型为 2.3%，管腔 HER-2 型为 1.1%，HER-2 富集型为 10.8%，三阴性为 6.7%[23]。类似情况同样出现自乳房全切术后：管腔 A 型肿瘤患者的局部复发率最低，10 年时为 8%[24]。研究人员通过基因测序可筛选出可预测局部复发的基因表达谱。相关研究虽然仍在进一步完善，但研究人员已经能够确定 BCS 后局部复发风险增高的患者亚组[25, 26]。

二次乳房肿瘤整形手术的适应证和手术技巧

BCS 后同侧复发的标准治疗建议是挽救性全乳

房切除，如果之前没有进行过胸壁放疗，则需要联合放疗[27]。挽救性手术后的患者管理需要多学科参与，以确定放疗、内分泌治疗和化疗的应用，目的是防止再次复发和远处转移。辅助治疗方案将综合考虑初始肿瘤的生物学因素、复发时间、患者 TN 状态、年龄、既往辅助治疗方案和合并症等。

部分同侧复发的患者可能会拒绝挽救性乳房切除术，并寻求替代治疗方案。对于这部分患者，可以考虑二次保乳手术（rBCS），可考虑追加放疗。患有炎性乳腺癌、乳房体积小、多中心或多灶性复发、皮肤受累或肿瘤生物学行为较差（例如高级别、三阴性、HER-2 阳性）的患者不应该选择该方案。患者的选择是考虑二次保乳手术的主要决定因素，但外科医生不应该常规推荐患者采取 rBCS，因为目前支持 rBCS 的证据十分有限[28]。大体积乳房中的小单灶性复发、复发间隔时间长，以及肿瘤位置合适，是 rBCS 在技术上可行的因素。在 rBCS 中，由于乳房组织的柔韧性降低、乳房之间的显著体积差异和放疗后皮肤的改变，二次手术后乳房的美观可能会受到影响。目前没有一项比较挽救性乳房切除术与 rBCS 联合或不联合放疗治疗同侧乳腺癌复发患者效果的Ⅰ级研究。招募并设计一项此类研究是十分困难的，因为复发时间、肿瘤分期和生物学行为差异所导致的复发率和复发人群具有很大的异质性。目前关于 rBCS 的研究，有两项Ⅱ期前瞻性试验正在进行，均是关于 rBCS 后部分乳房再放疗。

Kurtz 等人在一项纳入 52 例患者的回顾性分析中首次分析了接受二次保乳手术患者的局部复发情况[29]。研究者发现对Ⅰ～Ⅱ期肿瘤小、生长缓慢、同侧复发的乳腺癌患者，仅进行局部广泛切除者和乳房全切者 10 年总生存率没有显著差异（分别为 64% 和 54%）。然而，在没有接受再次放疗的 rBCS 组中观察到更高的再次复发率（38% vs 25%）。目前已发表的关于这一问题的研究大部分都是小型回顾性、非随机队列研究。与接受乳房全切术的患者相比，接受 rBCS 的患者通常具有更好的预后特征（例如大小、多灶性以及肿瘤生物学行为）。Kolben 等人最近的一项回顾性队列研究数据支持在特定患者中使用 rBCS[30]。在 170 例患者中，34.1% 的女性接受了 rBCS，而 65.9% 的女性接受了挽救性乳房全切术。rBCS 术后 5 年同侧无复发率为 77.6%（$s \pm 6.1\%$），乳房切除术后为 75.0%（$s \pm 4.5\%$）。5 年无病生存率分别为 57.3%（$s \pm 8.2\%$）和 61.9%（$s \pm 5.5\%$）。5 年总生存率分别为 84.7%（$s \pm 5.8\%$）和 72.6%（$s \pm 5.1\%$）。另外，Ishitobi 等人报告，只接受 rBCS 治疗后局部复发率为 20%[31]。目前不同的研究发现 rBCS 与挽救性乳房全切术后的生存率情况不尽相同。Alpert 等人研究发现，在 271 例因复发而接受 rBCS 或乳房切除术的患者的 10 年生存率为 64.5%，挽救性乳房切除术与 rBCS 之间无显著差异（55% vs 45%）[32]。Yoshida 等报道，在调整临床和肿瘤特征后，两种手术方法的总生存率无显著差异[33]。相反，Chen 等观察到，与 rBCS 相比，挽救性乳房切除术后 5 年的生存率更高（78% vs 67%；$P=0.003$）[34]。

Kurtz 等人报告了与单纯 rBCS 术后再次复发相关的风险因素[35]。研究者通过多变量分析发现，复发时间和切除边缘显著影响 rBCS 术后的局部控制率。5 年后复发的 5 年局部控制率为 92%，而小于 5 年后复发的局部控制率仅为 49%；阴性切缘的 5 年局部控制率为 73%，而阳性或不确定切缘的 5 年局部控制率为 36%。因此，研究者认为，对于直径 ≤ 2 cm 且无快速生长倾向的肿瘤患者，rBCS 可以是乳房切除术的替代方案[35]。此外，研究者还发现既往接受全身辅助治疗、皮肤或肌肉浸润以及乳腺癌复发时的淋巴血管浸润是 rBCS 后无病生存期较短的危险因素[30]。

rBCS 后再次放疗目前仍处于实验阶段，但研究者认为其可能成为防止复发的重要手段。在 20 世纪 90 年代，研究者首次报道了 rBCS 术后对切除的残腔再次放疗。研究者认为这是一种可以减少再次局部复发的方案[36]。Ishitobi 等人发现，rBCS 术后放疗可提高二次复发后患者的 5 年生存率，初次手术后放疗、挽救性手术后放疗和不放疗分别为 78.0%、93.5% 和 52.7%[31]。目前对于既往接受 BCS 联合放疗的患者的最佳治疗方案尚无共识。鉴于正常组织的耐受性，在第二次 BCS 后对整个乳房进行第二次全剂量放疗是不可行的。由于 rBCS

术后乳房较第一次难以达到满意的美观效果以及累积放疗不良反应重的原因，整个乳房对再次进行放疗的耐受性较第一次降低[37]。但是对乳房进行局部放疗的新模式提高了对 rBCS 后女性进行再放疗的可能性。加速部分乳腺照射（APBI）被提议作为全乳房再照射的替代方案。APBI 可以在较短的时间内将放疗范围限制在广泛局部切除后的靶区以及组织边缘 1~2 cm 的地方，同时提供与全乳放疗等效的剂量[37]。另有众多研究报告了各不相同的放疗技术，包括多导管间质近距离放射治疗（IB）、球囊导管近距离放射治疗、术中放射治疗（IORT）和外部射束照射（EBI）。最近的一项综述分析了部分乳腺照射（PBI）和 APBI 治疗原发性乳腺癌与全乳放疗的情况，证明了该领域目前可用数据仍然十分有限。作者发现，PBI/APBI 的美学效果和远期效果均较差，但皮肤毒性更低[38]。另外，接受 PBI/APBI 的患者局部复发率会增加（差异很小），但目前没有证据表明会影响其他肿瘤结局[38]。

目前将以上放疗技术应用于乳腺癌复发后接受 rBCS 治疗的研究多为小样本研究。另外，研究的随访持续时间等因素多会导致选择偏倚。大部分研究报告了 T0~2 的复发病灶、无转移和长复发间隔时间（平均 70 个月）以及切缘阴性的患者接受 rBCS 后近距离放疗的结果[39]。研究发现，rBCS 后放疗剂量为 45 Gy（每次 1.8 Gy）的 EBI 通常耐受良好，皮肤急性和慢性毒性低，疾病局部控制良好[40]。此外，与良好预后相关的因素还有年龄小（$P=0.045$）、肿瘤小（$P=0.019$）和无淋巴结转移（$P=0.005$）。

Hannoun-Levi 等人报道了 217 名接受 rBCS 后多导管近距离放射治疗患者的随访结果[41]。5 年局部复发率为 5.6%（1.5%~9.5%），10 年局部复发率为 7.2%（2.1%~12.1%）。5 年和 10 年总生存率分别为 88.7%（83.1%~94.8%）和 76.4%（66.9%~87.3%），与保乳手术结果相当。在其他小样本研究中也有类似的总体存活率和无病生存期的报道[42, 43]。在大多数患者中可观察到 1~2 级不良反应（皮肤萎缩、色素沉着、毛细血管扩张、轻微硬结和皮下脂肪丢失）[42, 44]。大约 11% 的患者存在 3 级或 4 级不良反应（明显的皮肤萎缩、粗大的毛细血管扩张、溃疡、严重的纤维化、皮肤挛缩、坏死）[42, 44]。近距离放射治疗最常见的不良反应是与剂量和照射范围有关的皮肤和皮下组织纤维化（高达 60%），并且最终因乳房失去原有弹性而影响术后整体美学效果[39, 45, 46]。影响美观的因素包括导管或球囊与皮肤的距离、所用装置的类型、rBCS 后残留乳腺组织的体积以及初始乳房不对称的程度[47]。与器械相关的并发症包括持续性乳房疼痛、导管窦道慢性脓肿，以及需要乳房切除和抗生素的感染[48]。支持放疗的学者对 rBCS 后放疗的患者采取标准化评估（从优到良）后发现，60%~80% 的患者都满意乳房外观以及治疗效果；然而，大多数研究没有采用标准化的评估方案[39, 45, 48]。2007 年，Kraus-Tiefenbacher 等人报道了 rBCS 后 IORT 的使用情况[49]。15 名患者在同侧乳房复发后接受了外照射放射治疗。中位随访 26 个月，接受 IORT 后没有 3~4 级不良反应发生，即该技术的短期、急性不良反应轻。但仍需要更多的高质量研究来证明在临床实践中 rBCS 后到底是否需要接受再次放疗。

保乳术后乳腺癌复发的重建选择

国际指南建议乳房肿瘤在复发后进行挽救性乳房切除术，但目前仍没有 1 级研究指导外科医生在 BCS 和放疗后选择重建手术，仅有的数据也仅限于观察性研究。研究者认为是否接受重建手术应该在多学科团队讨论后决定，并结合每位患者的特点制订个性化的方案。外科医生本在重建时机和类型的选择上差异就很大，这种差异在乳腺癌复发人群中更加明显[50, 51]。研究者强调，重建手术前需要与患者就其风险因素、疾病程度、重建选择和个人偏好进行仔细、详细的评估和讨论。图 18.3 和图 18.4 是一位既往左侧乳腺癌保乳术后现在复发的患者，现通过乳房切除术和扩张器植入在治疗疾病的同时进行乳房重建。

大多数患者在首次 BCS 后接受放疗。对放疗后乳腺组织的分析发现放疗后乳腺组织结构发生了明显的变化：表皮增生、真皮萎缩、真皮胶原纤维

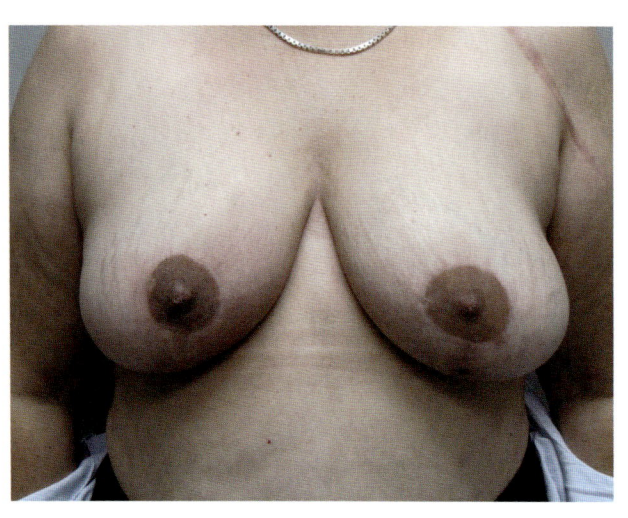

图 18.3 患者在既往保乳手术后出现局部复发,计划进行左侧乳房全切加重建术

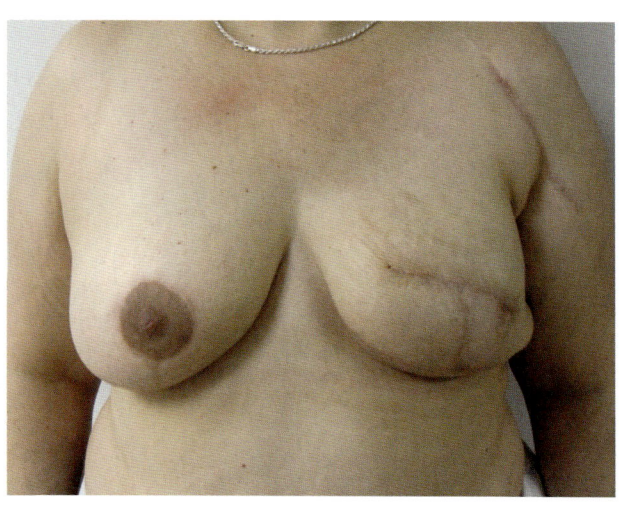

图 18.4 在乳房全切术和组织扩张器放置之后,扩张器膨胀以准备植入永久性植入物

密度增高和真皮胶原纤维单向排列[52]。当患者接受假体乳房再造时,以上组织结构变化与并发症密切相关,包括难以扩张放疗区皮肤、3 级和 4 级 Baker 包膜挛缩(相对风险 3.75)以及假体再造后扩张器 / 植入物暴露[52-54]。在经过放疗的乳房行假体重建术后,乳房中存在无细胞真皮基质,这与并发症发生率增高有关,并且会导致再次手术的可能性增加 2.3 倍[55]。

在一篇乳房切除术后再造联合放疗的综述中发现,与自体再造相比,假体再造与再造失败率和总体并发症发生率的增加有关[56-59]。尽管如此,即使需要放疗,选择假体再造的患者人数仍在增加[60]。无论是一期重建还是二期重建(即刻 vs 延迟),放疗的不利影响将会持续存在[58]。在放疗组中,扩张器 / 植入物暴露感染和伤口破裂的风险更高[61]。研究显示,挽救性乳房切除术后假体重建的并发症发生率为 29.7%~70%(无放射治疗时为 10%~30%)[54, 62-65]。另外这一组患者的假体丢失率为 15%~40%[61, 62, 65, 66],皮瓣坏死率为 12%~18%(无放射治疗时为 7.7%),因此,需要对术中切除乳腺体积进行谨慎评估,以确定假体大小[63, 66]。

McCarthy 等认为肥胖、吸烟以及高血压患者假体重建并发症概率较大[67]。因为报道显示,吸烟者、肥胖者和高血压患者的并发症发生率较普通患者高两倍。高体重指数者(OR: 7.0)、吸烟(OR:

5.0)和高血压患者(OR: 4.0)的重建失败风险显著增加。此外,65 岁以上的患者在假体重建中发生并发症的概率也会增加[66, 67]。但是几乎没有证据表明术后化疗与不良结局相关[65]。外科医生应仔细评估患者是否可以在挽救性乳房切除术后接受假体重建,并准备替代方案。若患者想选择乳房重建,一期或二期自体重建可能是首选[65]。若患者不希望接受自体重建,假体重建是一种可行的选择,前提是愿意承担更多风险来接受可能发生的并发症和重建失败。

自体重建的选择是由患者和医生共同决定的。无论采用哪种皮瓣重建,患者都需要经过仔细评估[68]。相关研究报告了各种自体重建方式,包括横行腹直肌(TRAM)肌皮瓣、游离 TRAM 皮瓣、腹壁下动脉穿支(DIEP)皮瓣和背阔肌(LD)皮瓣[68-72]。目前已发表的研究多为小型回顾性分析。LD 皮瓣重建是研究较多的自体重建方式。一项荟萃分析显示,LD 皮瓣联合植入物与单独植入物重建相比,LD 皮瓣重建患者的植入物暴露(15% vs 5%)、感染和再次手术的发生率均较低,因此该项荟萃分析认为自体重建优于植入物重建[73]。另外在不同研究中,患者的包膜挛缩发生率为 3%~12.5%[71, 74]。挽救性乳房切除术后联合植入物的 LD 皮瓣重建的并发症发生率约为 30%[70, 72]。Van Huizum 等人报告称,LD 皮瓣联合植入物的重建成功率为94%（n=93）[72]，其最常见的并发症是供区血肿，所以研究者推荐放疗后患者考虑接受LD皮瓣联合植入物的重建方式[75]。为了避免植入物相关并发症，可以考虑将自体脂肪移植到LD皮瓣上，以进一步增加LD皮瓣的体积。

一项小型回顾性分析比较了在挽救性乳房切除术后延迟腹部重建（TRAM/DIEP皮瓣）与延迟LD皮瓣联合植入物的结局[70]。总体而言，两种手术的并发症无显著差异（28% vs 30%）。植入物组继发感染的重建失败率较高（5.4% vs 2.7%）；然而，与仅假体重建中的假体暴露相比，其仍然较低[70]。在因复发而接受乳房切除术的患者中，自体乳房重建的选择及其时机把握仍然非常复杂。为了获得最佳的治疗效果以及达到较好的美观要求，临床医生需要在术前和术中充分考虑各项因素。

小结

乳房肿瘤整形手术后的局部复发是一个令人担忧的问题，但是其目前的复发概率与乳房切除术相似。此外，BCS后的所有患者都需要密切随访。局部复发后的手术选择包括二次保乳术或乳房全切术，手术方式的选择主要取决于肿瘤的范围和医生的临床判断。

参考文献

1. Mahore SD, Bothale KA, Patrikar AD, Joshi AM. Carcinoma en cuirasse: a rare presentation of breast cancer. *Indian J Pathol Microbiol*. 2010;53(2):351–358. https://doi.org/10.4103/0377-4929.64346.
2. Schneble EJ, Graham LJ, Shupe MP, et al. Current approaches and challenges in early detection of breast cancer recurrence. *Cancer*. 2014;5(4):281–290.
3. Gunhan-Bilgen I, Otkay A. Mammographic features of local recurrence after conservation surgery and radiation therapy: comparison with that of the primary tumour. *Acta Radiologica*. 2007;48(4):390–397.
4. Fisher B, Anderson S, Bryant J, et al. Twenty-year follow-up of a randomized trial comparing total mastectomy, lumpectomy, and lumpectomy plus irradiation for the treatment of invasive breast cancer. *N Engl J Med*. 2002;347(16):1233–1241.
5. Voinea SC, Sandru A, Blidaru A. Management of breast cancer locoregional recurrence. *Chirurgia*. 2017;112:429–435.
6. van Dongen JA, Voogd AC, Fentiman IS, et al. Long-term results of a randomized trial comparing breast-conserving therapy with mastectomy: European Organization for Research and Treatment of Cancer 10801 trial. *J Natl Cancer Inst*. 2000;92(14):1143–1150.
7. Clarke M, Collins R, Darby S, et al. Effects of radiotherapy and of differences in the extent of surgery for early breast cancer on local recurrence and 15-year survival: an overview of the randomised trials. *Lancet*. 2005;366(9503):2087–2106.
8. Dalberg K, Mattsson A, Sandelin K, Rutqvist LE. Outcome of treatment for ipsilateral breast tumor recurrence in early-stage breast cancer. *Breast Cancer Res Treat*. 1998;49(1):69–78.
9. Management of breast cancer recurrence. In: Sabel Michael S, ed. *Essentials of breast surgery*. 1st ed. Mosby Elsevier; 2009:P307–322.
10. Losken A, Hart AM, Chatterjee A. Updated evidence on the oncoplastic approach to breast conservation therapy. *Plast Reconstr Surg*. 2017;140:14S–22S (5S Advances in Breast Reconstruction).
11. Tang SS, Kaptanis S, Haddow JB, et al. Current margin practice and effect on re-excision rates following the publication of the SSO-ASTRO consensus and ABS consensus guidelines: a national prospective study of 2858 women undergoing breast-conserving therapy in the UK and Ireland. *Eur J Cancer*. 2017;84:315–324. https://doi.org/10.1016/j.ejca.2017.07.032. Epub 2017 Aug 30.
12. Yiannakopoulou EC, Mathelin C. Oncoplastic breast conserving surgery and oncological outcome: systematic review. *Eur J Surg Oncol*. 2016;42(5):625–630. https://doi.org/10.1016/j.ejso.2016.02.002. Epub 2016 Feb 10.
13. Moran MS, Schnitt SJ, Giuliano AE, et al. Society of Surgical Oncology-American Society for Radiation Oncology consensus guideline on margins for breast conserving surgery with whole-breast irradiation in stages I and II invasive breast cancer. *Ann Surg Oncol*. 2014;21(3):704–716. https://doi.org/10.1245/s10434-014-3481-4. Epub 2014 Feb 10.
14. Morrow M, Harris JR, Schnitt SJ. Surgical margins in lumpectomy for breast cancer—bigger is not better. *N Engl J Med*. 2012;367(1):79–82.
15. He XM, Zou DH. The association of young age with local recurrence in women with early-stage breast cancer after breast-conserving therapy: a meta-analysis. *Sci Rep*. 2017;7(1):11058.
16. Martinez-Ramos D, Escrig J, Torrella A, Hoashi JS, Alcalde M, Salvador JL. Risk of recurrence of non-metastatic breast cancer in women under 40 years: a population-registry cancer study in a European country. *Breast J*. 2012;18(2):118–123.
17. Fedele P, Orlando L, Schiavone P, et al. BMI variation increases recurrence risk in women with early-stage breast cancer. *Future Oncol*. 2014;10(15):2459–2468. https://doi.org/10.2217/fon.14.180.
18. Pan H, Gray R, Braybrooke J, et al. EBCTCG. 20-year risks of breast-cancer recurrence after stopping endocrine therapy at 5 years. *N Engl J Med*. 2017;377(19):1836–1846. https://doi.org/10.1056/NEJMoa1701830.
19. Plichta JK, Rai U, Tang R, et al. Factors associated with recurrence rates and long-term survival in women diagnosed with breast cancer ages 40 and younger. *Ann Surg Oncol*. 2016;23(10):3212–3220. https://doi.org/10.1245/s10434-016-5404-z. Epub 2016 Jul 12.
20. Fitzpatrick DJ, Lai CS, Parkyn RF, Walters D, Humeniuk V, Walsh DC. Time to breast cancer relapse predicted by primary tumour

characteristics, not lymph node involvement. *World J Surg.* 2014;38(7):1668–1675. https://doi.org/10.1007/s00268-013-2397-7.
21. Perou CM, Sørlie T, Eisen MB, et al. Molecular portraits of human breast tumours. *Nature.* 2000;406(6797):747–752.
22. Chen J, Jiang P, Wang HJ, et al. The efficacy of molecular subtyping in predicting postoperative recurrence in breast-conserving therapy: a 15-study meta-analysis. *World J Surg Oncol.* 2014;12:212.
23. Arvold ND, Taghian AG, Niemierko A, et al. Age, breast cancer subtype approximation, and local recurrence after breast-conserving therapy. *J Clin Oncol.* 2011;29(29):3885–3891.
24. Voduc KD, Cheang MC, Tyldesley S, et al. Breast cancer subtypes and the risk of local and regional relapse. *J Clin Oncol.* 2010;28:1684–1691.
25. Niméus-Malmström E, Krogh M, Malmström P, et al. Gene expression profiling in primary breast cancer distinguishes patients developing local recurrence after breast-conservation surgery, with or without postoperative radiotherapy. *Breast Cancer Res.* 2008;10(2):R34. https://doi.org/10.1186/bcr1997. Epub 2008 Apr 22.
26. Nuyten DS, Kreike B, Hart AA, et al. Predicting a local recurrence after breast-conserving therapy by gene expression profiling. *Breast Cancer Res.* 2006;8(5):R62.

Recurrence treatment options:

27. *National Comprehensive Cancer Network Clinical Practice Guidelines in Oncology: Breast Cancer.* 2018. https://www.nccn.org/Store/Login/Login.aspx?retval=1&ReturnURL=https://www.nccn.org/professionals/physician_gls/pdf/breast.pdf. https://clinicaltrials.gov/ct2/show/NCT01082211?term=recurrent+surgery+radiotherapy&cond=Breast+Cancer&draw=5&rank=1; https://clinicaltrials.gov/ct2/show/NCT00945061?term=recurrent+surgery+radiotherapy&cond=Breast+Cancer&rank=5.
28. Hannoun-Levi JM, Ihrai T, Courdi A. Local treatment options for ipsilateral breast tumour recurrence. *Cancer Treat Rev.* 2013;39(7):737–741. https://doi.org/10.1016/j.ctrv.2013.02.003. Review.
29. Kurtz JM, Amalric R, Brandone H, Ayme Y, Spitalier JM. Results of wide excision for mammary recurrence after breast-conserving therapy. *Cancer.* 1988;61(10):1969–1972.
30. Kolben T, Schwarz TM, Goess C, et al. Surgical management of ipsilateral breast tumor recurrence. *Int J Surg.* 2015;23(Pt A):141–146. https://doi.org/10.1016/j.ijsu.2015.08.084.
31. Ishitobi M, Okumura Y, Nishimura R, et al. Collaborative Study Group of Scientific Research of the Japanese Breast Cancer Society. Repeat lumpectomy for ipsilateral breast tumor recurrence (IBTR) after breast-conserving surgery: the impact of radiotherapy on second IBTR. *Breast Cancer.* 2014;21(6):754–760.
32. Alpert TE, Kuerer HM, Arthur DW, Lannin DR, Haffty BG. Ipsilateral breast tumor recurrence after breast conservation therapy: outcomes of salvage mastectomy vs. salvage breast-conserving surgery and prognostic factors for salvage breast preservation. *Int J Radiat Oncol Biol Phys.* 2005;63(3):845–851.
33. Yoshida A, Takahashi O, Okumura Y, et al. Collaborative Study Group of Scientific Research of Japanese Breast Cancer Society. Prognosis after mastectomy versus repeat lumpectomy in patients with ipsilateral breast cancer recurrence: a propensity score analysis. *Eur J Surg Oncol.* 2016;42(4):474–480. https://doi.org/10.1016/j.ejso.2016.01.011.
34. Chen SL, Martinez SR. The survival impact of the choice of surgical procedure after ipsilateral breast cancer recurrence. *Am J Surg.* 2008;196(4):495–499. https://doi.org/10.1016/j.amjsurg.2008.06.018.
35. Kurtz JM, Jacquemier J, Amalric R, et al. Is breast conservation after local recurrence feasible? *Eur J Cancer.* 1991;27(3):240–244.
36. Fisher B, Anderson S, Fisher ER, et al. Significance of ipsilateral breast tumour recurrence after lumpectomy. *Lancet.* 1991;338(8763):327–331.
37. Vila J, Garcia-Etienne CA, Vavassori A, Gentilini O. Conservative surgery for ipsilateral breast tumor recurrence. *J Surg Oncol.* 2014;110(1):62–67. https://doi.org/10.1002/jso.23629. Epub 2014 Apr 30.
38. Hickey BE, Lehman M, Francis DP, See AM. Partial breast irradiation for early breast cancer. *Cochrane Database Syst Rev.* 2016;7:CD007077. https://doi.org/10.1002/14651858.CD007077.pub3.
39. Sedlmayer F, Zehentmayr F, Fastner G. Partial breast re-irradiation for local recurrence of breast carcinoma: benefit and long term side effects. *Breast.* 2013;22(suppl 2):S141–S146. https://doi.org/10.1016/j.breast.2013.07.026.
40. Deutsch M. Repeat high-dose external beam irradiation for in-breast tumor recurrence after previous lumpectomy and whole breast irradiation. *Int J Radiat Oncol Biol Phys.* 2002;53(3):687–691.
41. Hannoun-Levi JM, Resch A, Gal J, GEC-ESTRO Breast Cancer Working Group, et al. Accelerated partial breast irradiation with interstitial brachytherapy as second conservative treatment for ipsilateral breast tumour recurrence: multicentric study of the GEC-ESTRO Breast Cancer Working Group. *Radiother Oncol.* 2013;108(2):226–231. https://doi.org/10.1016/j.radonc.2013.03.026.
42. Kauer-Dorner D, Pötter R, Resch A, et al. Partial breast irradiation for locally recurrent breast cancer within a second breast conserving treatment: alternative to mastectomy? Results from a prospective trial. *Radiother Oncol.* 2012;102(1):96–101. https://doi.org/10.1016/j.radonc.2011.07.020.
43. Trombetta M, Julian T, Bhandari T, Werts ED, Miften M, Parda D. Breast conservation surgery and interstitial brachytherapy in the management of locally recurrent carcinoma of the breast: the Allegheny General Hospital experience. *Brachytherapy.* 2008;7(1):29–36. https://doi.org/10.1016/j.brachy.2007.12.001. Epub 2008 Jan 16.
44. *Radiation Therapy Oncology Group (RTOG) Late Radiation Morbidity Scoring Schema.* 2018. https://www.rtog.org/ResearchAssociates/AdverseEventReporting/RTOGEORTCLateRadiationMorbidityScoringSchema.aspx.
45. Hannoun-Levi JM, Castelli J, Plesu A, et al. Second conservative treatment for ipsilateral breast cancer recurrence using high-dose rate interstitial brachytherapy: preliminary clinical results and evaluation of patient satisfaction. *Brachytherapy.* 2011;10(3):171–177. https://doi.org/10.1016/j.brachy.2010.05.004.
46. Hannoun-Levi JM, Houvenaeghel G, Ellis S, et al. Partial breast irradiation as second conservative treatment for local breast cancer recurrence. *Int J Radiat Oncol Biol Phys.* 2004;60(5):1385–1392.
47. Trombetta M, Julian TB, Werts DE, et al. Long-term cosmesis after lumpectomy and brachytherapy in the management of carcinoma of the previously irradiated breast. *Am J Clin Oncol.* 2009;32(3):314–318. https://doi.org/10.1097/COC.0b013e31818af0b9.
48. Trombetta M, Hall M, Julian TB. Long-term followup of breast preservation by re-excision and balloon brachytherapy after ipsilateral breast tumor recurrence. *Brachytherapy.* 2014;13(5):488–492. https://doi.org/10.1016/j.brachy.2014.05.017. Epub 2014 Jun 18.
49. Kraus-Tiefenbacher U, Bauer L, Scheda A, et al. Intraoperative radiotherapy (IORT) is an option for patients with localized breast recurrences after previous external-beam radiotherapy. *BMC Cancer.* 2007;7:178.

Reconstructive options:

50. Tanos G, Prousskaia E, Chow W, et al. Locally advanced breast cancer: autologous versus implant-based reconstruction. *Plast Reconstr Surg Glob Open.* 2016;4(2):e622.

51. Schaverien MV, Macmillan RD, McCulley SJ. Is immediate autologous breast reconstruction with postoperative radiotherapy good practice? A systematic review of the literature. *J Plast Reconstr Aesthet Surg.* 2013;66(12):1637–1651. https://doi. org/10.1016/j.bjps.2013.06.059. Epub 2013 Jul 22.

52. Iwahira Y, Nagase T, Nakagami G, Huang L, Ohta Y, Sanada H. Histopathological comparisons of irradiated and non-irradiated breast skin from the same individuals. *J Plast Reconstr Aesthet Surg.* 2012;65(11):1496–1505. https://doi.org/10.1016/j.bjps. 2012.05.022. Epub 2012 Jun 20.

53. Cagli B, Barone M, Ippolito E, et al. Ten years experience with breast reconstruction after salvage mastectomy in previously irradiated patients: analysis of outcomes, satisfaction and well-being. *Eur Rev Med Pharmacol Sci.* 2016;20(22):4635–4641.

54. Forman DL, Chiu J, Restifo RJ, Ward BA, Haffty B, Ariyan S. Breast reconstruction in previously irradiated patients using tissue expanders and implants: a potentially unfavorable result. *Ann Plast Surg.* 1998;40(4):360–363. discussion 363-4.

55. Pestana IA, Campbell DC, Bharti G, Thompson JT. Factors affecting complications in radiated breast reconstruction. *Ann Plast Surg.* 2013;70(5):542–545. https://doi.org/10.1097/SAP. 0b013e31827eacff.

56. Lam TC, Hsieh F, Boyages J. The effects of postmastectomy adjuvant radiotherapy on immediate two-stage prosthetic breast reconstruction: a systematic review. *Plast Reconstr Surg.* 2013;132(3):511–518. https://doi.org/10.1097/PRS.0b013e31829acc41.

57. El-Sabawi B, Sosin M, Carey JN, Nahabedian MY, Patel KM. Breast reconstruction and adjuvant therapy: a systematic review of surgical outcomes. *J Surg Oncol.* 2015;112(5):458–464. https://doi.org/10.1002/jso.24028. Epub 2015 Sep 8.

58. Lee KT, Mun GH. Prosthetic breast reconstruction in previously irradiated breasts: a meta-analysis. *J Surg Oncol.* 2015;112(5):468–475. https://doi.org/10.1002/jso.24032. Epub 2015 Sep 16.

59. Berbers J, van Baardwijk A, Houben R, et al. 'Reconstruction: before or after postmastectomy radiotherapy?' A systematic review of the literature. *Eur J Cancer.* 2014;50(16):2752–2762. https://doi.org/10.1016/j.ejca.2014.07.023. Epub 2014 Aug 26.

60. Agarwal S, Kidwell KM, Farberg A, Kozlow JH, Chung KC, Momoh AO. Immediate reconstruction of the radiated breast: recent trends contrary to traditional standards. *Ann Surg Oncol.* 2015;22(8):2551–2559. https://doi.org/10.1245/s10434-014-4326-x. Epub 2015 Jan 7.

61. Sbitany H, Wang F, Peled AW, et al. Immediate implant-based breast reconstruction following total skin-sparing mastectomy: defining the risk of preoperative and postoperative radiation therapy for surgical outcomes. *Plast Reconstr Surg.* 2014;134(3):396–404. https://doi.org/10.1097/PRS.0000000000000466.

62. Hirsch EM, Seth AK, Dumanian GA, et al. Outcomes of tissue expander/implant breast reconstruction in the setting of prereconstruction radiation. *Plast Reconstr Surg.* 2012;129(2):354–361. https://doi.org/10.1097/PRS.0b013e31823ae8b1.

63. Cordeiro PG, Snell L, Heerdt A, McCarthy C. Immediate tissue expander/implast breast reconstruction after salvage mastectomy for cancer recurrence following lumpectomy/irradiation. *Plast Reconstr Surg.* 2012;129(2):341–350. https://doi.org/10.1097/PRS.0b013e318205f203.

64. Cagli B, Barone M, Ippolito E, et al. Ten years experience with breast reconstruction after salvage mastectomy in previously irradiated patients: analysis of outcomes, satisfaction and well-being. *Eur Rev Med Pharmacol Sci.* 2016;20(22):4635–4641.

65. Kronowitz SJ, Robb GL. Radiation therapy and breast reconstruction: a critical review of the literature. *Plast Reconstr Surg.* 2009;124(2):395–408. https://doi.org/10.1097/ PRS.0b013e3181aee987.

66. Khansa I, Colakoglu S, Curtis MS, et al. Postmastectomy breast reconstruction after previous lumpectomy and radiation therapy: analysis of complications and satisfaction. *Ann Plast Surg.* 2011;66(5):444–451. https://doi.org/10.1097/SAP.0b013e3182166b81.

67. McCarthy CM, Mehrara BJ, Riedel E, et al. Predicting complications following expander/implant breast reconstruction: an outcomes analysis based on preoperative clinical risk. *Plast Reconstr Surg.* 2008;121(6):1886–1892. https://doi.org/10.1097/PRS.0b013e31817151c4.

68. Spear SL, Boehmler JH, Bogue DP, Mafi AA. Options in reconstructing the irradiated breast. *Plast Reconstr Surg.* 2008;122(2):379–388. https://doi.org/10.1097/PRS.0b013e31817d605f.

69. Disa JJ, Cordeiro PG, Heerdt AH, Petrek JA, Borgen PJ, Hidalgo DA. Skin-sparing mastectomy and immediate autologous tissue reconstruction after whole-breast irradiation. *Plast Reconstr Surg.* 2003;111(1):118–124.

70. Levine SM, Patel N, Disa JJ. Outcomes of delayed abdominal-based autologous reconstruction versus latissimus dorsi flap plus implant reconstruction in previously irradiated patients. *Ann Plast Surg.* 2012;69(4):380–382. https://doi.org/10.1097/SAP.0b013e31824b3d6b.

71. Garusi C, Lohsiriwat V, Brenelli F, et al. The value of latissimus dorsi flap with implant reconstruction for total mastectomy after conservative breast cancer surgery recurrence. *Breast.* 2011;20(2):141–144. https://doi.org/10.1016/j.breast.2010.10.007. Epub 2010 Nov 11.

72. van Huizum MA, Hage JJ, Rutgers EJ, Hoornweg MJ. Immediate breast reconstruction with a myocutaneous latissimus dorsi flap and implant following skin-sparing salvage mastectomy after irradiation as part of breast-conserving therapy. *J Plast Reconstr Aesthet Surg.* 2016;69(8):1080–1086. https://doi.org/10.1016/j.bjps.2016.01.018. Epub 2016 Feb 11.

73. Fischer JP, Basta MN, Shubinets V, Serletti JM, Fosnot J. A systematic meta-analysis of prosthetic-based breast reconstruction in irradiated fields with or without autologous muscle flap coverage. *Ann Plast Surg.* 2016;77(1):129–134. https://doi.org/10.1097/SAP.0000000000000288.

74. Freeman ME, Perdikis G, Sternberg EG, TerKonda SP, Waldorf JC. Latissimus dorsi reconstruction: a good option for patients with failed breast conservation therapy. *Ann Plast Surg.* 2006;57(2):134–137.

75. Spear SL, Onyewu C. Staged breast reconstruction with saline-filled implants in the irradiated breast: recent trends and therapeutic implications. *Plast Reconstr Surg.* 2000;105(3):930–942.

76. Demiri EC, Dionyssiou DD, Tsimponis A, Goula CO, Pavlidis LC, Spyropoulou GA. Outcomes of Fat-Augmented Latissimus Dorsi (FALD) Flap versus implant-based latissimus dorsi flap for delayed post-radiation breast reconstruction. *Aesthetic Plast Surg.* 2018;42(3):692–701. https://doi.org/10.1007/s00266-018-1081-6. Epub 2018 Jan 25.

第19章 乳房肿瘤整形术后的影像随访

TONI STORM-DICKERSON AND ALLEN GABRIEL

译者：章佳波

本章将阐述从 40 岁开始持续到 70 岁应进行两年一次的钼靶检查，直到预期寿命低于 5 年或者患者拒绝任何形式的干预。高危患者的例外情况将在本章后面讨论。本章还将根据社会主流观点列出当前的指南和建议。

概述

在美国，女性乳腺癌的 5 年生存率从 1975 年至 1977 年期间的 75% 提高到 2003 年至 2009 年期间的 90%[1]。发生远处转移和死亡的风险随着肿瘤大小和腋窝淋巴结数量的增加而增加[2-5]。尽管乳腺钼靶检查并非无缺陷的检查手段，但在特定的患者群体中，例如致密型乳腺患者，因手术或放疗造成大面积胸部瘢痕者，或者如浸润性小叶癌等特殊的乳房恶性肿瘤亚型患者，钼靶仍可以在触及肿块前有效地发现较小的肿瘤[6-9]。在衡量某个干预措施的益处和危害时，生存率不应是衡量疗效的唯一标准。除了肿瘤大小和淋巴结受累情况外，生存率很大程度上受到肿瘤其他相关因素的影响，如激素受体和 HER-2 状态和肿瘤分级[3-5, 10]。乳腺钼靶检查可以有效地在触及肿块前发现更多的癌症病灶，从而减少晚期乳腺癌妇女的数量。早期发现癌症可以获得更好的预后，挽救更多的生命，并有可能缩小手术范围，有机会豁免化疗或减少化疗。因此，乳腺钼靶检查符合作为筛查手段的标准：①干预方式可以产生筛查作用，达到早期发现疾病的目的；②费用低，容易推广，并且利大于弊。

40~70 岁女性的影像学

在美国乳腺癌相对常见，约 1/8（12.5%）的女性患有乳腺癌，美国每年新增病例超过 26 万例[11]。截至 2018 年 1 月，仅在美国就有 340 多万女性有乳腺癌病史或正在接受乳腺癌治疗[12]。不到 1% 的乳腺癌发生在男性。不包括良性乳房活检和乳房整形手术，美国每年与乳腺癌相关的手术超过 50 万例[13]。虽然这些乳腺癌手术病例是真实存在的，乳房影像学检查的指南推荐仍然存在争议，美国预防服务工作组（USPSTF）的建议在不同程度上有所不同，来自大多数其他机构，例如美国放射学会（ACR）、美国癌症学会（ACS）和美国乳腺外科医生学会（ASBrS）/外科肿瘤学会（SSO）[14]。

在某种程度上，争议是次要的，因为癌症不仅很常见，而且可能致命，但并不完全如此。乳腺癌约占所有癌症（男性和女性）的 20%，是女性癌症死亡的第二常见原因[15]。1989 年至 2015 年间，这一比例在 50 岁以上的女性中持续降低，这一人群的乳腺癌死亡率下降了约 37%[16]（表 19.1）。表 19.2~表 19.4 列出了各种癌症相关组织的癌症筛查指南。然而，从 2007 年以来，50 岁以下的妇女死亡率一直保持稳定。数据还表明，年轻女性更有可能患上更具侵袭性的恶性肿瘤（HER-2 阳性和激素受体阴性），远处转移和局部复发的风险更高[17-25]。

表 19.1 USPSTF 癌症平均风险筛查指南（2015）[59]

人群	推荐	等级
50~74 岁的女性	USPSTF 建议对 50~74 岁的女性进行两年一次的乳腺钼靶检查	B
40~49 岁的女性	开始对 50 岁之前的女性进行乳腺钼靶检查，由其个人所决定。重视潜在益处而非潜在危害的女性可以选择在 40~49 岁开始两年一次的筛查 • 对于癌症风险中等的女性来说，乳腺钼靶检查的大部分获益来自 50~74 岁的两年一次的筛查。在所有年龄组中，60~69 岁的女性最有可能通过乳腺钼靶检查避免乳腺癌相关死亡。虽然对 40~49 岁的女性进行乳腺钼靶检查可以降低乳腺癌致死的风险，但由此避免的死亡人数比老年女性少，假阳性结果和不必要的活检数量却随之增加。随着女性从 40 岁出头到临近 50 岁，获益和伤害的平衡可能会得到改善 • 除了假阳性结果和不必要的活检外，所有接受定期筛查乳腺钼靶检查的女性都有被诊断为非侵袭性和侵袭性癌症的风险，这些癌症本不会对她们的健康构成威胁，甚至在她们的一生中都不会出现（称为"过度诊断"）。在较年轻的时候开始进行乳腺钼靶检查并更频繁地进行检查可能会增加过度诊断和过度治疗的风险 • 父母、兄弟姐妹或子女患有乳腺癌的女性患乳腺癌的风险更高，因此其选择从 40 多岁开始筛查，可能比中等风险女性受益更多 请参阅临床注意事项部分，了解有关建议实施的信息	C
75 岁及以上的女性	USPSTF 结论：目前的证据不足以评估 75 岁及以上女性乳腺钼靶筛查的利弊平衡	I
所有女性	USPSTF 结论：目前的证据不足以评估数字乳腺断层钼靶（DBT）作为癌症主要筛查方法的获益和危害	I
致密型乳腺的女性	USPSTF 结论：目前的证据不足以评估使用乳腺超声、磁共振成像、DBT 或其他方法对乳腺钼靶定为阴性的致密型乳房女性进行癌症辅助筛查的利弊平衡	I

注：这些建议适用于 40 岁及以上的无症状女性，她们没有预先存在的乳腺癌，或者没有由于已知的潜在基因突变（如 BRCA1 或 BRCA2 基因突变或其他家族性癌症综合征）或年轻时有胸部辐射史而被诊断过的高风险乳腺病变。

等级	定义	实践建议
A	USPSTF 推荐该服务。可以肯定的是，净获益是巨大的	提供此服务
B	USPSTF 推荐该服务。净获益中等但确定性很高，或者净获益很高但确定性中等	提供此服务
C	USPSTF 建议根据专业判断和患者偏好，有选择地向个别患者提供这项服务。至少确定性中等，净获益很小	根据个人情况为选定的患者提供此服务
D	USPSTF 建议不要使用该服务。服务没有净获益或弊大于利，同时确定性中等或较高	建议不要使用此服务
I	USPSTF 结论：目前的证据不足以评估该服务的获益和危害的平衡。证据缺乏、质量差或相互矛盾，无法确定利弊平衡	阅读 USPSTF 建议声明的临床注意事项部分。如果提供该服务，患者应该了解利弊平衡的不确定性

乳腺癌经常被认为是老年人易患的一种疾病，这并非虚言（图 19.1 和图 19.2）。然而，这对疾病的真实影响和分布来说是非常有限的。癌症最常见于中年妇女，但也广泛分布于年轻人和老年人。如前所述，人一生患乳腺癌的风险为 1/8，其中 25.9% 的乳腺癌患者患病年龄在 55~64 岁，平均年龄为 62 岁（见图 19.2）。然而，值得注意的是，高发年龄上下 10 年间的女性的分布几乎相等，20.4% 的女性在 45~54 岁确诊，24.1% 的女性在 65~74 岁

确诊。背景条件非常重要，80 岁女性的终身风险最高；然而大部分妇女的确诊年龄是 62 岁。我们必须注意，癌症生存率随着早期诊断率提高而上升，Ⅰ期癌症的 5 年生存率为 98.7%，而转移性癌症的 5 年存活率为 27%[26]。

众所周知，85%~90% 乳腺癌是没有特定原因的[26, 27]。因此，即使没有肿瘤家族史，也不能被理解为对肿瘤有抵抗力。将缺乏肿瘤家族史作为 50 岁之前排除乳腺钼靶检查的依据，会让一大群"中

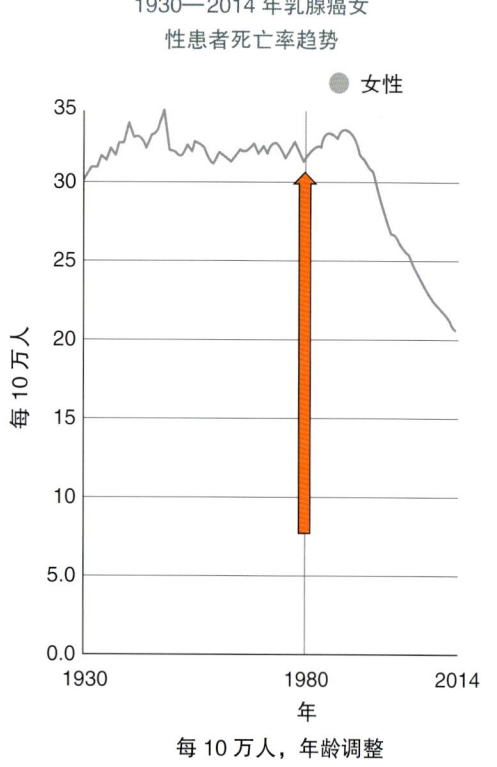

图 19.1　1989—2014 年间，50 岁以上女性的死亡率下降了 37%（数据来自美国癌症协会 SEER 数据，NIH 2016）

初的建议于 2002 年提出，参考了对八项关于乳腺钼靶检查相关大型前瞻性研究的荟萃分析，它尝试证明乳腺钼靶摄影在降低乳腺癌症死亡率方面的有效性，但仅包括七项试验的数据[28]。所有临床试验都有局限性，但 USPSTF 将爱丁堡研究排除在外，这是由于其对照组和筛选组之间存在不平衡性。USPSTF 得出结论："乳腺钼靶检查能降低了 40~74 岁女性的乳腺癌患者死亡率，50 岁以上的女性受益更大。"当时继续建议从 40 岁开始每年进行乳腺钼靶摄影。

2009 年，USPSTF 更新了他们的分析，纳入了来自英国 AGE 试验的数据，该试验将 39~41 岁的女性随机分组进行年度筛查乳腺钼靶检查，观察终点为 48 岁[29]。他们在 2009 年 11 月的 Annals of Internal Medicine（《内科学年鉴》）上公布了研究结果。研究小组还发现使用胶片和数字乳腺摄影使得乳腺癌的死亡率降低 15%，有利于筛查，60 岁以上的女性获益更大。根据他们的研究报告，40~49 岁女性的假阳性率最高，该年龄组的过度影像学检查和不必要的活检率最高。鉴于对伤害收益比的担忧，他们改变了建议，考虑在 50 岁时开始进行乳腺钼靶检查。此外，他们发现临床乳房查体没带来任何益处，自我乳房检查甚至被认为是有害的，耽误疾病的及时发现。

等风险"女性产生一种错觉，认为她们在某种程度上是安全的，不会从乳腺钼靶筛查中获益。因此，在现有证据的前提下，USPSTF 目前对乳腺影像检查的建议是什么？这些建议的合理性又是什么？最

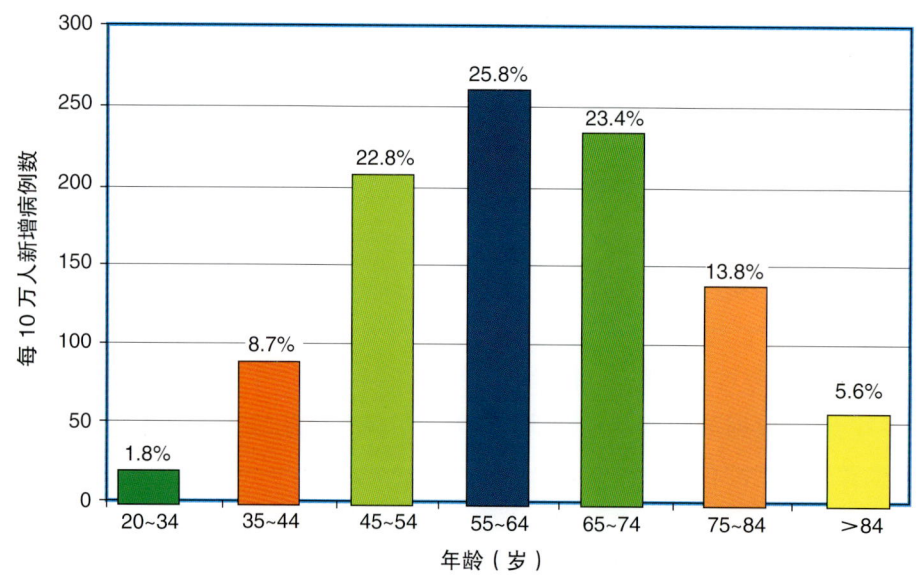

图 19.2　乳腺癌：按年龄分列的每年新增病例数（SEER 数据）

表 19.2　美国癌症协会（ACS）2015 年平均风险乳腺癌筛查指南[60]

风险	年龄	建议
平均	40~44 岁	医生和妇女共同决策是否选择筛查
平均	45~54 岁	每年一次筛查
平均	超过 55 岁	每两年一次筛查
—	老年人	只要预期寿命超过 10 年，就可以继续进行筛查

注：ACS 承认平均风险的定义很宽泛，仅排除乳腺癌症病史、遗传突变、胸部放疗史等风险组病史，这些患者可能需要不同的筛查方法。

表 19.3　美国放射学会（ACR）平均风险乳腺癌筛查指南（2018）

风险	年龄	建议
30 岁之前胸部高剂量放疗	25 岁或放疗后 8 年	每年一次筛查
基于基因的累计高风险及其未经基因测试的一级亲属，终身风险 > 20%	25~30 岁	每年一次乳腺钼靶检查并考虑乳腺 MRI
乳腺癌个人史	从确诊或 40 岁开始，以先到者为准	每年进行一次乳腺钼靶检查；如果小于 50 岁，则考虑乳腺 MRI
不典型增生个人史（不典型导管增生，不典型小叶增生）	40 岁	每年筛查并考虑乳腺 MRI，尤其是存在其他风险因素的情况下
平均	40~75 岁	每年一次筛选
平均	大于 75 岁	每年一次筛查，直至预期寿命低于 5~7 年

注：如果没有行断层融合检查，需行每年一次筛查。
　　应考虑 MRI 检查，特别是在存在其他危险因素的情况下。

表 19.4　美国乳腺外科医生协会（ASBrS）和外科肿瘤学会（SSO）的乳腺癌症筛查指南

风险	年龄	建议
平均	40~44 岁	在讨论风险和获益的基础上进行筛查
平均	45~54 岁	每年一次乳腺钼靶检查
平均	大于 55 岁	共同决定每年或每两年对 55 岁及以上女性进行一次筛查
平均	75 岁以上，预期寿命超过 10 年	每两年一次乳腺钼靶检查
无症状的中等风险	40 岁以上	考虑对终身乳腺癌风险超过 15% 的女性每年进行一次乳腺钼靶检查
无症状的高风险	比 1 级亲属早 10 岁的乳腺癌，或胸壁放疗后 10 年，或 40 岁，以先到者为准	对无症状高危女性（估计终身风险为 20%~25% 或更高）的建议与 ACS 和 NCCN 指南一致：每年一次乳腺钼靶检查和乳腺 MRI

他们的结论是："对于乳腺钼靶筛查试验的荟萃分析表明，钼靶检查对 39~69 岁的各个年龄组的乳腺癌死亡率都有益处，而老年女性的数据相对不足。假阳性结果在所有年龄组中都很常见，并导致过度的影像学检查和病灶组织活检。40~49 岁的女性产生的其他检查费用最高，而组织活检率低于老年妇女。任何年龄段的乳腺造影筛查都需要权衡利弊。个人和社会可以接受这种年龄的界定，但依旧没有充足的循证学依据[30]。"

非常重要的一点是，USPSTF 对乳腺钼靶检查的主要关注点并不是它能够比不做钼靶更早地发现癌症，从而预防乳腺癌相关死亡，而是因为额外检查及活检的成本让人觉得钼靶的危害超过它带来的益处。考虑到这一点，他们的研究使用了胶片和数字乳腺钼靶检查。我们现在普及了 3D 乳腺断层影像，其显示假阳性率比标准数字乳腺摄影降低了 17.1%，乳腺癌检出率提高了 33.9%[31]。

如果我们将钼靶断层技术整合，将带来更低的假阳性率和更高的检出率，乳腺癌死亡率至少降低 15%。每年新诊断的乳腺癌中，50 岁以下的女性约占 24%，并且这些患者在家庭中充当重要角色，忙于家庭事务并照顾年幼的孩子。一旦患上更具侵袭性的疾病，进展迅速，治疗成本更高；并且，这个年龄段的女性不太可能被视为"高风险"。此外，目前成像质量也很高。因此，有充分的理由需要恢复从 40 岁开始每年的乳腺钼靶检查。

反对乳腺钼靶检查的争论

Gilbert Welch 等人的工作也很有意义。他们发表在 New England Journal of Medicine（《新英格兰医学杂志》）（2016 年 10 月）上的论文表明[32]：治疗方式的改进是最新 SEER 数据中[16]带来巨大生存获益的唯一原因，而不是乳腺钼靶筛查或早期检测带来的任何益处。尽管这是非常真实的，更好地了解生物学和改进治疗显然是提高生存率的重要组成部分，但是这并不是故事的全部，新的数据也不支持所谓"过度诊断"的泛滥。Welch 等人的论文重申了 SEER 数据的发现，即在乳腺钼靶筛查出现后，美国女性发现的肿瘤减少了 30%，这与低侵袭性癌症检出的增加直接相关。此外几项研究，包括 Otto 等人及 Coldman 和 Phillips 都已经表明，在定期接受乳腺钼靶检查的女性中，癌症的死亡风险几乎减半[33,34]。

Plevritis 等人[35]在最近的文章中很好地说明了 2000 年与 2012 年相比，美国女性乳腺癌筛查及治疗与基于分子亚型治疗下乳腺癌死亡率之间的变化。这些作者研究了六个癌症干预和监测网络（CISNET）模型，这些模型模拟了 2000 年至 2012 年之间美国 30~79 岁女性癌症死亡率。在 2000 年，癌症死亡率的总体估计下降率为 37%，其中 44%（模型范围：35%~60%）的贡献来自筛查，56%（模型范围：40%~65%）的贡献来自治疗。而 2012 年，估计癌症总死亡率降低了 49%，筛查降低了 37%（模型范围：26%~51%），治疗降低了 63%（模型范围：49%~74%）。在与治疗相关的 63% 中，31%（模型范围：22%~37%）归因于化疗，27%（模型范围：18%~36%）归因于内分泌治疗，还有 4%（模型范围：1%~6%）归因于曲妥珠单抗。

癌症的基线生长也是决定过度诊断的关键因素。Puliti 等人发表的真实事件研究结果显示：从 1940 年到 1974 年，也就是从 SEER 计划开始，乳腺癌的诊断以每年 1% 以上增加[36]。如果 Welch 等人在 2012 年的论文中使用了 1% 作为乳腺癌发病的增长率，结果将大不相同，没有显示过度诊断的证据，晚期癌症的发病率明显下降，自筛查开始以来癌症死亡人数也下降[37]。

Sepideh 等人[38]观察了 1999 年 1 月至 2012 年 12 月期间荷兰 173 797 名被诊断为乳腺癌的女性，为探究化疗的不同选择是否与生存率之间有差异，将被研究者分为 2 组（1999—2005 年和 2006—2012 年），用以反映化疗随时间的变化[39]。他们的研究包括了大量乳腺癌患者，1999—2005 年入组 80 228 例（46%），2006—2012 年入组 93 569 例（54%），中位诊断年龄分别为 59.3 岁和 60.0 岁。他们发现，2006—2012 年间被确诊为乳腺癌的女性患者明显肿块较小，淋巴结阴性率更高，更有可能接受保乳治疗（BCT），并接受全身治疗和放疗。内分泌治疗贡献 10%，化疗贡献 7%，靶向治疗（主要是曲妥珠单抗）贡献 7%，联合治疗贡献 7%。

60~69 岁的女性人口增长率约为 23%[40]。诊断时的中位年龄约为 59 岁，峰值与更年期有关（50~59 岁）。在后期队列中，与早期队列相比，诊断包括较小的肿瘤，淋巴结阴性更常见，低级别更常见。随着时间的推移，1 cm 或更小的肿瘤的 5 年相对生存率提高到 100%，1~2 cm 的肿瘤的 5 年相对生存率提高到 98%，并且随着肿瘤大小的增大而越来越高。尤其是在 75 岁以上的妇女中，可以见到相对生存率的增加。

作者得出结论，早期检测有双重优势，因为随着肿瘤大小的增加，淋巴结阳性的可能性也会增加[38]。他们发现，根据肿瘤生物学和治疗方式进行分期校正，对直径＜1 cm的乳腺癌危险率没有差异。淋巴结阴性T1a和T1b的乳腺癌在荷兰不接受化疗，无论激素状态如何（即ER阴性）。2006年至2012年间确诊的女性接受保乳手术和腋窝淋巴结清扫术的较少，仅次于采用前哨淋巴结活检[41]。手术仍然是治疗的基石，保乳手术的生存率与乳房切除术相当，并且已被证实可以提高部分患者的生存率，这可能与腋窝放疗相关。

针对40~70岁妇女的医疗政策影响

以一种新的、更情境化的方式查看数据可能有助于决策者（USPSTF）和医生做出临床决策，并为患者提供关于乳腺癌筛查较为明确的建议。尽管USPSTF的立场有所动摇，但他们仍然坚持在50岁开始进行乳腺钼靶筛查，然后每年一次。由于USPSTF指南确定了保险范围，这对患者和保单有着至关重要的影响。当然，现有数据也支持以下观点：尽管系统治疗和预后有所改善，但乳腺影像学筛查也有进步。我们已经证明：①生存率的提高与淋巴结阴性的较小肿瘤有关；②乳腺成像的进步表现在假阳性的减少和乳腺癌诊断率的提升；③40~49岁女性（实际上是所有女性）中绝大多数乳腺癌是自发的；④在这个年龄段，患更具侵袭性疾病的风险增加，需要更广泛的干预和医疗资源的消耗。此外，这些也有力地证明了从40岁开始即需要癌症筛查。乳腺钼靶检查仍然是一种优秀的筛查工具，尽管不完美，但适用于从40岁开始到70岁的所有女性。

70岁后的乳房影像筛查

USPSTF提出的关于70岁以后乳房影像学建议不是缺乏数据支持，而是缺乏证据表明其能产生收益。已知的是，老年人绝经对于乳腺癌往往是有利的，老年乳腺癌可能表现得更具惰性，因此，这可能是从每隔一年的筛查受益最多的亚组[42]。此外，如果女性的整体健康状况不佳，预期寿命不到5年，那么放弃所有乳腺影像学筛查是合理的。然而，对于一名健康的70岁女性，精算师的研究表明，她还能再活16.5年，这使得每隔一年的乳腺钼靶检查显得合情合理，也是一项值得的干预措施[43]。癌症死亡人数的20%是75岁以上的女性，而80岁以上的妇女中有50%预计还能再活10年。出于这个原因，推荐每隔一年就应该对健康状况良好的70岁以上的普通风险女性进行一次乳腺钼靶检查。

对高风险群体的筛查

之所以这块内容能成为一个章节，简单地说，是因为当一个女性一生患癌症的风险超过20%~30%时，她就需要接受高风险筛查。高风险筛查通常被定义为每年接受3D乳腺钼靶检查和磁共振成像（MRI）或全乳腺超声。有几个因素会增加女性患乳腺癌的风险，其中遗传易感性占了10%~15%，外显率因基因不同和基因的异质性而各不相同[44]。这包括公认的 BRCA1 和 BRCA2 突变[45]，它们引起的终身患乳腺癌风险分别为50%~85%和45%[46, 47]。其他不太常见的突变基因包括 TP53 和 CHEK2（Li-Fraumeni综合征）、PTEN（Cowden and Bannayan-Riley-Ruvalcaba综合征）、CDH1（遗传性弥漫性胃癌）、STK11（Peutz-Jeghers综合征）、PALB2（与 BRCA2 相互作用）和 ATM（ataxia-telangiec-tasia）基因。

还有一些女性有非常高危的乳腺癌家族史，但没有可识别的突变，有时被称为基因X[48]。因此，家族中的亲疏关系可能是关键因素，而不是遗传学。发现两个或两个以上患有癌症的一级亲属，尤其是那些在年轻时发病的亲属，仍然意义重大。年轻时接受胸部放疗等辐射也会显著增加患乳腺癌的风险，这类风险大约从放疗后8年开始逐渐增加[49, 50]。

乳腺癌个人史是再次患癌的危险因素，但不是每个有乳腺癌病史的女性都需要接受高风险筛查。对10 801名接受肿块切除术或保乳术的女性进行的荟萃分析发现，10 年复发率为 19.3%，15 年癌症死亡率为 21.4%[51]。总体而言，放疗将 10 年内任何部位（即局部或远处）首次复发的风险从 35% 降低到 19.3%（绝对降低 15.7%），将 15 年内癌症死亡的风险从 25.2% 降低到 21.4%（绝对降低 3.8%），将 10 年后的绝对复发风险从 31.0% 降低到 15.6%，绝对死亡率从 20.5% 降低到 17.2%。在淋巴结阴性（pN0）患病女性中，绝对复发率的降低因年龄、肿瘤分级、ER 状态、他莫昔芬的使用和手术程度而异，这些特征用于预测 10 年复发风险的绝对降低幅度大（≥ 20%）、中等（10%~19%）或更低（< 10%）。

Dana-Farber 癌症研究所和 Brigham & Women 医院的 Debra Monticciolo 和 Michael Hassett 于 2018 年发表在 Journal of the American College of Radiology《美国放射学会杂志》上的一篇论文指出若干高风险筛查要点[52]。

- 对于遗传风险增加的女性（及其未经测试的一级亲属）或计算出的终身风险为 20% 或以上的女性，应从 30 岁开始每年进行高风险影像学筛查。
- 对于 30 岁之前有胸部放射治疗史的女性，应从 25 岁或放射治疗后 8 年开始每年进行高风险影像学筛查，以最近那次放疗的时间为准。
- 对于遗传风险增加的女性（及其未经测试的一级亲属）、接受胸部射线史（30 岁前累计剂量 ≥ 10 Gy）或计算出的终身风险为 20% 或以上的女性，应从 25~30 岁开始每年进行乳房 MRI 检查。
- 对于 45 岁前诊断有乳腺癌或致密型乳腺个人史的女性，建议进行高风险影像学筛查。
- 对于有其他相关个人史的女性，或患有乳腺导管上皮非典型增生、不典型小叶增生或小叶原位癌的女性，应考虑高风险影像学筛查，尤其是在存在其他风险因素的情况下。

小结与影像学筛查指南

关于何时开始影像学筛查的争议持续存在，ACS 和 USPSTF 成立了小组来重新审视这个问题及其建议。2015 年 USPSTF 的最近更新虽然放松了他们的总体立场，但仍然建议从 50 岁开始每两年进行一次乳腺钼靶检查[53]。此外，ACS 指南有点令人困惑，认为从 40 岁开始进行年度筛查是一项"合格的建议"，被描述为"大多数处于这种情况的人都希望采取该建议，但仍有很多人不希望[54]"。

建议从 50 岁而不是 40 岁开始筛查的主要原因是减少影像学召回所谓的"假阳性"报告和减少良性肿瘤的"不必要"活检数量。然而，他们未能界定什么情况下丧失生命是可接受的（即避免多少次召回"假阳性"报告相当于一次漏报引发死亡）。如前所述，美国国家癌症研究所的 CISNET 显示，相较于等到 50 岁才开始进行每年一次的乳腺钼靶检查，从 40 岁每年进行一次检查可以挽救多达 10 万人的生命[53]。等到 45 岁开始年度筛查，然后在 55 岁时改为两年一次的筛查，将导致超过 38 000 名目前 40 多岁的女性死于癌症[35]。

大约 10% 的接受钼靶筛查的女性需要有后续措施。在进行随后的影像学检查 [乳腺钼靶检查和（或）超声检查] 后，一半的人会被告知一切正常。约 25% 的人被要求 6 个月后进行短期随访，约 20% 的女性将被建议接受微创、超声引导下穿刺活检[54]。在这些女性中，20%~40% 会检出乳腺癌[55]。

反对声音的存在很大程度上得到了"过度诊断"的支持，即发现和治疗不会导致死亡的恶性肿瘤。这可以在一些低级别的导管原位癌中看到。然而，癌症的侵袭性会让其最终发展成为一种明显的癌症，具有致命的能力[33, 56]。在哈佛大学最大的两家教学医院，超过 70% 死于乳腺癌的女性没有进行定期乳腺钼靶筛查，包括 40 岁以上的女性[57]。

从 20 世纪 40 年代到 80 年代，乳腺癌的死亡率保持不变，直到 20 世纪 80 年代首次引入乳腺钼靶检查作为筛查手段。到了 20 世纪 90 年代，我们开始看到死亡率下降，如今每年死于乳腺癌的女性减少了 36%[58]。男性乳腺癌保持相对稳定，总体死亡率更高，因为肿瘤直到可触及且通常有症状时才被发现。

参考文献

1. DeSantis CE, Lin CC, Mariotto AB, et al. Cancer treatment and survivorship statistics. 2014. *CA Cancer J Clin.* 2014;64:252–271.
2. Brekelmans CT, Tilanus-Linthorst MM, Seynaeve C, et al. Tumour characteristics, survival and prognostic factors of hereditary breast cancer from BRCA2-, BRCA1- and non-BRCA1/2 families as compared to sporadic breast cancer cases. *Eur J Cancer.* 2007;43:867–876.
3. Colzani E, Liljegren A, Johansson AL, et al. Prognosis of patients with breast cancer: causes of death and effects of time since diagnosis, age, and tumor characteristics. *J Clin Oncol.* 2011;29:4014–4021.
4. De Boer M, van Dijck JA, Bult P, et al. Breast cancer prognosis and occult lymph node metastases, isolated tumor cells, and micrometastases. *J Natl Cancer Inst.* 2010;102:410–425.
5. Tan LK, Giri D, Hummer AJ, et al. Occult axillary node metastases in breast cancer are prognostically significant: results in 368 node-negative patients with 20-year follow-up. *J Clin Oncol.* 2008;26:1803–1809.
6. Buist DS, Porter PL, Lehman C, Taplin SH, White E. Factors contributing to mammography failure in women aged 40-49 years. *J Natl Cancer Inst.* 2004;96:1432–1440.
7. Johnson K, Sarma D, Hwang ES. Lobular breast cancer series: imaging. *Breast Ca. Res.* 2015;17:94.
8. Chansakul T, Lai KC, Slanetz PJ. Pictorial Essay. The postconservation breast: part 1, imaging findings of tumor recurrence and other long-term sequelae. *Amer J Roen.* 2012;198:321–330.
9. Chansakul T, Lai KC, Slanetz PJ. Pictorial essay. The postconservation breast: part 2, imaging findings of tumor recurrence and other long-term sequelae. *Amer J Roen.* 2012;198:331–343.
10. Mittendorf EA, Ballman KV, McCall LM, et al. Evaluation of the stage ib designation of the American joint committee on cancer staging system in breast cancer. *J Clin Oncol.* 2015;33:1119–1127.
11. Copeland G, Lake A, Firth R, et al. *Cancer in North America: 2008-2012. Volume one: combined cancer incidence for the United States, Canada and North America.* Springfield, IL: North American Association of Central Cancer Registries, Inc; 2015.
12. De Angelis R, Tavilla A, Verdecchia A, et al. Breast cancer survivors in the United States: geographic variability and time trends, 2005-2015. *Cancer.* 2009;115:1954–1966.
13. Steiner CA, Karaca Z, Moore BJ, Imshaug MC, Pickens G. Surgeries in hospital-based ambulatory surgery and hospital inpatient settings, 2014: Statistical Brief #223. In: *Healthcare Cost and Utilization Project (HCUP) Statistical Briefs.* Rockville(MD): Agency for Healthcare Research and Quality (US); 2017. Revised Feb 2018.
14. Smith TJ, Davidson NE, Schapira DV, et al. American Society of Clinical Oncology 1998 update of recommended breast cancer surveillance guidelines. *J Clin Oncol.* 1999;17:1080–1082.
15. SEERs Cancer Statistics Review, NIH.gov/ Jemal A, Ward EM, Johnson CJ, Cronin KA, Ma J, Ryerson AB, Mariotto A, Lake AJ, Wilson R, Sherman RL, Anderson RN, Henley SJ, Kohler, BA, Penberthy, L, Feuer, EJ, Weir, HK. Annual report to the nation on the status of cancer, 1975–2014, featuring survival. *JNCI.* 2017;109:9.
16. Siegel RL, Miller KD, Jemal A. American Cancer Society SEERS Data, NIH 2016. *CA Cancer J Clin.* 2016;66(1):7–30.
17. El Saghir NS, Seoud M, Khalil MK, et al. Effects of young age at presentation on survival in breast cancer. *BMC Cancer.* 2006;6:194.
18. Anders CK, Johnson R, Litton J, Phillips M, Bleyer A. Breast cancer before age 40 years. *Sem in Onc.* 2009;36(3):237–249.
19. Rocha-Brischiliari SC, Oliveira RRd, Andrade L, , et al. The rise in mortality from breast cancer in young women: trend analysis in Brazil. *PLOS ONE.* 2017;12(1):e0168950.
20. Schmadeka R, Harmon BE, Singh M. Triple-negative breast carcinoma: current and emerging concepts. *Amer J of Clin Path.* 2014;141(4):462–477.
21. Assi HA, Khoury KE, Dbouk H, Khalil LE, Mouhieddine TH, El Saghir NS. Epidemiology and prognosis of breast cancer in young women. *J of Thor Dis.* 2013; 5(suppl 1):S2–S8.
22. Jonsson H, Bordás P, Wallin H, Nyström L, Lenner P. Service screening with mammography in Northern Sweden: effects on breast cancer mortality-an update. *J Med Screen.* 2007;14:87–93.
23. Hellquist BN, Duffy SW, Abdsaleh S, et al. Effectiveness of population-based service screening with mammography for women ages 40 to 49 years: evaluation of the Swedish mammography screening in young women (scry) cohort. *Cancer.* 2011;117:714–722.
24. Paap E, Holland R, den Heeten GJ, et al. A remarkable reduction of breast cancer deaths in screened versus unscreened women: a case-referent study. *Cancer Caus Cont.* 2010;21:1569–1573.
25. Hofvind S, Ursin G, Tretli S, Sebuødegård S, Møller B. Breast cancer mortality in participants of the Norwegian Breast Cancer Screening Program. *Cancer.* 2013;119:3106–3112.
26. Howlader N, Noone AM, Krapcho M, et al. *SEER Cancer Statistics Review, 1975-2012. American Cancer Society. Breast Cancer Facts & Figures 2015-2016.* Atlanta: American Cancer Society, Inc. 2015, based on November 2014 SEER data submission, posted to the SEER web site, April 2015.
27. Thompson D, Easton D. The genetic epidemiology of breast cancer genes. *J Mammary Gland Biol Neoplasia.* 2004;9(3):221–236.
28. U.S. Preventive Services Task Force. Screening for breast cancer: recommendations and rationale. *Ann Intern Med.* 2002;137:344–346.
29. Moss SM, Wale C, Smith R, Evans A, Cuckle H, Duffy SW. Effect of mammographic screening from age 40 years on breast cancer mortality in the UK Age Trial at 17 years' follow-up: a randomised controlled trial. *Lancet Oncol.* 2015;16:1127.
30. Calonge N, Petitti DB, DeWitt TG, et al. Screening for Breast Cancer: U.S. Preventive Services Task Force Recommendation Statement. *Ann Intern Med.* 2009;151:716–726.
31. Houssami N, Miglioretti DL. Digital breast tomosynthesis: a brave new world of mammography screening. *JAMA Oncol.* 2016;2(6):725–727.
32. Welch HG, Prorok PC, O'Malley AJ, Kramer BS. Breast-cancer tumor size, overdiagnosis, and mammography screening effectiveness. *N Engl J Med.* 2016; 375:1438-1447.
33. Otto SJ, Fracheboud J, Verbeek AL, Boer R, Reijerink-Verheij JC, Otten JD, et al. Mammography screening and risk of breast cancer death: a population-based case-control study. *Can Epid Biomark Prev.* 2012;21:66–73.
33. Coldman AJ, Phillips N. Breast cancer survival and prognosis by screening history. *Brit J Cancer.* 2014;110(3):556–559.
34. Plevritis SK, Munoz D, Kurian AW, et al. Association of screening and treatment with breast cancer mortality by molecular subtype in US women, 2000-2012. *JAMA.*

35. Puliti D, Duffy SW, Miccinesi G, et al. EUROSCREEN Working Group. Overdiagnosis in mammographic screening for breast cancer in Europe: a literature review. *J Med Screen*. 2012;19(suppl 1):42–56.
36. Bleyer A, Welch HG. Effect of three decades of screening mammography on breast-cancer incidence. *N Engl J Medicine. 2012*. 2012;367:1998–2005.
37. Sepideh S, Reini B, Sabine S, Tilanus-Linthorst MA. Influence of tumour stage at breast cancer detection on survival in modern times: population-based study in 173,797 patients. *BMJ*. 2015;351:h4901.
38. De Munck L, Schaapveld M, Siesling S, et al. Implementation of trastuzumab in conjunction with adjuvant chemotherapy in the treatment of non-metastatic breast cancer in the Netherlands. *Breast Cancer Res Treat*. 2011;129:229–233.
39. Central Bureau of Statistics Netherlands. Population; gender, age, marital status and region, January 1. 1999-2012.
40. Ho VK, van der Heiden-van der Loo M, Rutgers EJ, et al. Implementation of sentinel node biopsy in breast cancer patients in the Netherlands. *Eur J Cancer*. 2008;44:683–691.
41. Lash TL, Fox MP, Buist DS, et al. Mammography surveillance and mortality in older breast cancer survivors. *J Clin Oncol*. 2007;25:3001–3006.
42. Olivieri A, Pitacco E. Life tables in actuarial models: from the deterministic setting to a Bayesian approach. *Adv Stat Anal*. 2012;96:127.
43. Hopper JL. Genetics for population and public health. *Int J Epidem*. 2017;46(1-2):8–11.
44. Warner E, Plewes DB, Hill KA, et al. Surveillance of BRCA1 and BRCA2 mutation carriers with magnetic resonance imaging, ultrasound, mammography, and clinical breast examination. *JAMA*. 2004;292(11):1317–1325.
45. Weinstein SP, Localio AR, Conant EF, Rosen M, Thomas KM, Schnall MD. Multimodality screening of high-risk women: a prospective cohort study. *J Clin Oncol*. 2009;27(36):6124–6128.
46. Moossdorff M, van Roozendaal LM, Strobbe LJ, et al. Maastricht Delphi consensus on event definitions for classification of recurrence in breast cancer research. *J Natl Cancer Inst*. 2014;106(12).
47. Hopper JL. Genetics for population and public health. *Int J Epidem*. 2017;46(1-2):8–11.
48. Warner E, Messersmith H, Causer P, et al. Systematic review: using magnetic resonance imaging to screen women at high risk for breast cancer. *Ann Intern Med*. 2008;148:671–679.
49. Veronesi U, Cascinelli N, Mariani L, et al. Twenty-year follow-up of a randomized study comparing breast-conserving surgery with radical mastectomy for early breast cancer. *N Engl J Med*. 2002;347:1227–1232.
50. Vaittinen P, Hemminki K. Risk factors and age-incidence relationships for contralateral breast cancer. *Int J Cancer*. 2000;88:998–1002.
51. Punglia RS, Hassett MJ. Using lifetime risk estimates to recommend magnetic resonance imaging screening for breast cancer survivors. *J Clin Onc*. 2010;28(27):4108–4110.
52. Hendrick RE, Helvie MA. USPSTF Guidelines on screening mammography recommendations: science ignored. *Am J Roentgenol*. 2011;196(2):W112–W116.
53. Kopans DB. Breast cancer screening panels continue to confuse the facts and inject their own biases. *Current Oncology*. 2015;22(5):e376–e379.
54. Rosenberg RD, Yankaskas BC, Abraham LA, et al. Performance benchmarks for screening mammography. *Radiology*. 2006;241(1):55–66.
55. Tan KHX, Simonella L, Wee HL, et al. Quantifying the natural history of breast cancer. *Br J Cancer*. 2013;109(8):2035–2043. https://doi.org/10.1038/bjc.2013.471.
56. Webb ML, Cady B, Michaelson JS, et al. A failure analysis of invasive breast cancer: most deaths from disease occur in women not regularly screened. *Cancer*. 2014;120(18):2839–2846.
57. DeSantis CE, Fedewa SA, GodingSauer A, Kramer JL, Smith RA, Jemal A. Breast cancer statistics, 2015: Convergence of incidence rates between black and white women. *CA Cancer J Clin*. 2015.
58. U.S. Preventive Services Task Force. *Draft Recommendation Statement. Breast Cancer: Screening [Web page]*. Rockville, MD: USPSTF Program Office; 2015. http://www.uspreventiveservices taskforce.org/Page/Document/Recommendation Statement Draft/breast-cancer-screening1. Accessed November 11, 2015.
59. Oeffinger KC, Fontham ET, Etzioni R, et al. Breast cancer screening for women at average risk. 2015 guideline update from the American Cancer Society. *JAMA*. 2015;314(15):1599–1614.
60. Breast Cancer Screening Guidelines. https://www.cancer.org/health-care-professionals/american-cancer-society-prevention-early-detection-guidelines/breast-cancer-screening-guidelines. html. Accessed January 10, 2019.

第20章 放疗的考量和乳房肿瘤整形手术

KENNETH L. FAN AND MAURICE Y. NAHABEDIAN

译者：葛启栋 潘贇昊

简介

乳腺癌的手术治疗模式日渐发展，从Halsted根治术发展为单纯乳房切除术，再到现在的保乳治疗（BCT）模式。BCT是指对原发肿瘤进行局部切除术（如肿瘤切除术、象限切除术）或保乳手术（BCS），再序贯放疗。既往六项大型随机前瞻性的临床研究结果证实，早期乳腺癌保乳治疗和乳房切除术的生存率相似，因此BCT成为标准治疗[1-6]。放疗是BCT模式中的关键组成部分，BCS后序贯放疗可以降低50%复发率，并减少16%死亡风险[7,8]。BCT的目标是根治肿瘤、延长生存期、通过肿瘤整形的策略最大限度提高患者的生活质量[9]。

乳腺癌放疗的生物学基础

放疗是通过电离辐射杀伤恶性肿瘤细胞，同时最大限度减少对周围正常组织的损伤。根据照射方式不同有两种方法：体外放疗（EBRT）和近距离放疗。EBRT将高能X线或电子束从体外照射穿透到组织中，而近距离放疗是在患者体内通过较低的能量辐射治疗附近的肿瘤组织。

20世纪初，Regaud发现电离辐射可以杀伤人体内的生殖细胞而不会导致皮肤的严重损伤，于是电离辐射成为一种重要的治疗方法并进入了快速发展阶段[10]。制订放疗计划的主要目标是优化治疗的风险收益比，也就是肿瘤组织和周围正常组织的风险和收益。射线对正常细胞进行照射后发生的一系列事件属于放疗的不良反应[11]。研究证据表明，电离辐射的直接作用或间接产生自由基导致的DNA损伤均可以杀伤细胞[12]。当细胞周期后期出现DNA损伤无法修复或错配修复时，就会丢失细胞增殖的完整性，导致细胞在数小时到数年内死亡。当正常克隆细胞被破坏或无法有序生长时，就变成无限繁殖的恶性肿瘤。

基于放疗的生物学理论基础，正常组织和癌细胞对放疗剂量的反应不同；常规分割方式是将放疗总剂量拆分，在一段时间内进行分次放疗，以此减轻正常延迟反应细胞的毒性[13]。影响放疗导致的细胞损伤的主要因素是"4R"概念：再修复（Repair），再分布（Reassortment），再氧合（Reoxygenation），以及再群体化（Repopulation）。

保乳治疗模式中放疗与浸润性导管癌

目前，在多种综合治疗模式的加持下，大多数早期浸润性导管癌患者会考虑以BCT代替乳房切除术。BCT的适应证如下（表20.1）[9]。

早期肿瘤/肿瘤大小

大多数临床研究认为2~4 cm的肿瘤行BCT和乳房切除术疗效相当[1,2]，部分研究将肿瘤大小的上限放宽至5 cm[3,6]。对于肿瘤>5 cm或Ⅲ期乳腺

表 20.1 保乳手术的适应证和禁忌证

适应证	禁忌证
肿瘤大小 < 5 cm	手术无法保证切缘阴性*
单发病变	既往胸部放疗史*
患者意愿和依从性	整形术后美学效果差*
有合并症的患者	炎性乳腺癌* 妊娠期 胶原血管疾病 既往隆胸手术史

注：*绝对禁忌证。

癌患者，建议在 BCS 前先行新辅助化疗[14, 15]。较早的临床研究认为，新辅助化疗后行 BCS 的患者局部失败率明显高于初始可行 BCT 的患者（14.5% vs 6.9%）[15]。随着对多学科协作的重视和患者选择的优化，研究发现无论患者是否接受新辅助化疗，局部控制率都是相似的[16, 17]。

单发病变

通常认为多发的（两个或两个以上的肿瘤在同一象限）和多中心（两个或两个以上的肿瘤在单独的象限或间隔 4~5 cm）乳腺癌属于 BCT 的禁忌证，且同侧乳腺内复发（IBTR）的发生率达 20%~40%[18]。然而，在临床研究中，一些经过严格筛选的患者，10 年的 IBTR 与乳腺癌根治术相当[19]。这类患者大多数是老年女性，病灶特点倾向于多发的、直径较小的（≤ 1 cm），没有广泛的导管内原位癌浸润（DCIS）。切缘阴性至关重要，因为阳性切缘和低级别肿瘤是 IBTR 的最强烈的预测因子（参见"无法保证切缘阴性"部分）。

患者意愿和依从性

接受 BCT 的患者必须是主动要求保留乳房，并同意接受后续的放疗方案的。既往数据表明，BCT 和乳房切除术在心理状态方面没有明显差异，但是 BCT 队列的身体外观形象和性功能结果都得到了改善[20, 21]。最近一项使用 BreastQ 问卷的研究发现，无论是乳房健康、性健康还是整体满意度，保乳术后未行重建者均低于乳房切除术后行整形重建的患者，这可能是由双侧乳房不对称造成的（图

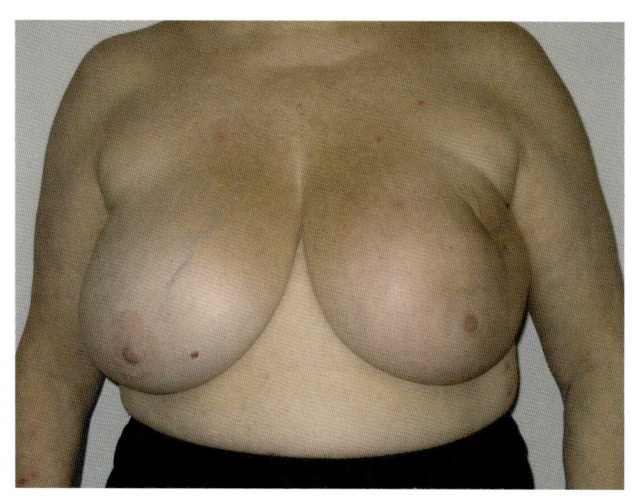

图 20.1 未行整形重建的保乳治疗后患者。图示其左侧乳房皮肤外形在放疗后出现轮廓异常改变。如果患者乳房切除体积超过全乳体积的 10% 并且未行整形重建术，那么会导致患者显著的情绪低落和治疗满意度下降[34]

20.1）[22]。乳房肿瘤整形重建术会带来更好的长期满意度，提升生活质量及患者的自尊心[23-25]。因此当乳房重建术可及且必要时，医生可考虑选择该术式（参见"美学效果不理想"部分）。

由于放疗相关的并发症，某些情况下选择 BCT 不能带来理想的效果[9]。

无法保证切缘阴性

根据专家共识的建议，切缘是指浸润性乳腺癌术后墨汁染色的边缘；切缘阳性可能增加 2~3 倍 IBRT 风险，且并不随着强化放疗、系统治疗和较好的生物学行为而降低风险（表 20.2）[26, 27]。专家共识认为，只要是切缘阴性，进一步增加切缘阴性的距离并不会降低 IBTR 风险[27]。然而，当伴有广泛导管内成分（EIC）的年轻患者存在较近的切缘时，再次扩大切除可能有获益[27]。肿瘤的分布、形态或靠近胸壁都可能会降低达到阴性切缘的可能性。多中心病灶也会增加切缘阳性的可能性。在标准手术后，持续阳性切缘属于转为乳房切除术的指征。

肿瘤累及范围 ≤ 3 个低倍显微镜视野可用于区分局灶和广泛切缘阳性。局灶切缘阳性患者 8 年 IBTR 风险仅为轻度增加，并可通过全身治疗进一步降低[28]。因此，局灶切缘阳性患者仍有机会选择

表 20.2　早期浸润性乳腺癌接受 BCS 后和全乳放疗后达到非阴性切缘需要再切除的共识指南

共识来源	共识条目
美国放射学会（2015）	• 当显微镜下累及切缘时，应进行再次切除 • 更宽泛的切缘对于年轻患者、雌激素受体阴性者或伴有 EIC 者显得尤为重要
美国乳腺外科医师协会（2013）	• 对于浸润性肿瘤伴或不伴有 DCIS，肿瘤切除术后切缘 < 2 mm 者不建议行再次切除。再次切除应根据具体病例情况决定，如近切缘的数量、切缘的位置以及后续的放疗方案
美国肿瘤外科学会（SSO）/美国放射肿瘤学会（ASTRO）（2014）[27]	• 当墨染切缘无肿瘤时，增加切缘宽度并不会降低 IBTR 风险 • 没有证据支持对 ≤ 40 岁的年轻乳腺癌患者增加切缘宽度 • 阳性切缘后的复发风险并不随着强化放疗、系统治疗和良好的生物学行为而降低
国家综合癌症网络（2015）	• SSO/ASTRO 指南指出：阴性切缘的定义是墨汁染色切缘无肿瘤 • 建议筛选出切缘阳性的病例接受强化放疗
美国临床肿瘤学会（2014）	• 支持 SSO/ASTRO 指南 • 重点强调对于存在微小钙化的乳腺癌患者在乳房肿瘤切除术后接受钼靶检查

注：改编自 Freedman G. Breast conserving therapy for invasive breast cancers。参考文献：Bland K, Copeland E, Klimberg VS, Gradishar W, eds. The breast: comprehensive management of benign and malignant diseases. New York, NY: Elsevier; 2018:693–705。

BCT，只是临床上需考虑行再次扩大切除并强化辅助治疗[29]。

妊娠期

为避免导致胚胎发育中的突变风险，孕妇应避免接受全乳放疗。加速部分乳腺照射（APBI）目前仍存在争议，并没有常规应用。通常情况下，妊娠会导致乳腺癌确诊延迟，因此会导致肿块较大，需要进行乳房切除术。然而，如果肿瘤的特征允许接受 BCT，妊娠期可以行切除手术，但是放疗一般会推迟到分娩后（参见"手术后放疗时机"部分）[30]。

既往胸部放疗史

有胸部放疗史的患者（乳腺癌、霍奇金淋巴瘤），既往照射部位的总剂量可能超出耐受限量，因此通常均不符合 BCT 的条件。在这种情况下，标准治疗是乳房全切术；当然也有个案报道，如果患者拒绝乳房全切术，可以选择 APBI[31]。

胶原血管疾病

大多数放疗科医生都不愿意治疗既往患胶原血管疾病的患者[32]。这类患者接受全乳放疗后，严重脱皮等急性反应发生率明显增加。如果这类患者需要接受 BCT，放疗科和风湿免疫科医生之间的协调沟通是非常必要的。

美学效果不理想

如果乳房小但肿瘤大的乳腺癌患者接受 BCT，手术将会是一个特别的挑战。BCT 后缺乏乳房的整形重建会导致扭曲、不对称，以及身体状况和性功能的下降[22]。更不幸的是，乳房较小的女性患者可能在不完全知情的情况下被动接受了乳房切除术[33]。肿瘤整形技术是指在同一个手术过程中结合了容积移位和容积替代两种方式。预期乳房体积切除超过 10% 就应考虑整形手术[34]。容积替代技术包括腺体组织重排、双平面植入物、局部和游离皮瓣技术（图 20.2）[33, 35, 36]。这些重建减轻了体积损失，并提高了患者的满意度和生活质量[23-25, 33]。当肿瘤位于乳晕下方或可能因此造成的瘢痕位置不理想时，也应考虑进行整形手术。

既往隆胸手术史

由于美学效果不佳，既往有隆胸手术史的患者不可行 BCT。Nahabedian 等对 48 例既往隆胸术的患者进行回顾性研究发现，尽管疾病分期相

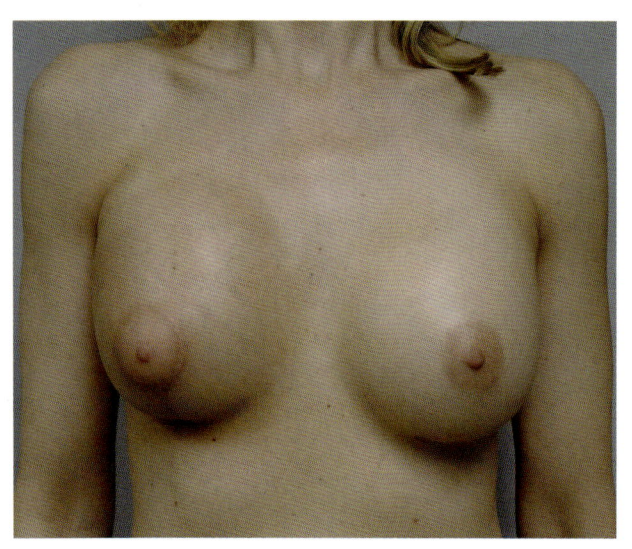

图 20.2 在右乳房进行双平面整形技术：包括放置一个 100 mL 的植入物（容积替代）和腺体组织重排（容积移位）

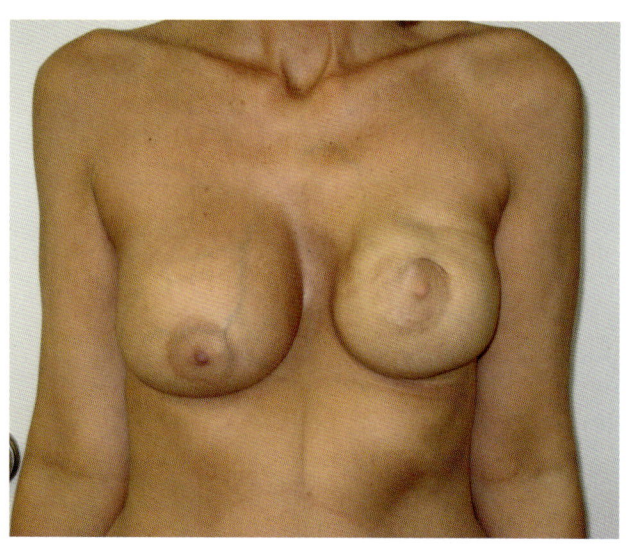

图 20.3 既往有隆胸史的患者，保乳术后出现挛缩、扭曲和不对称

当，但接受乳房切除术的比例（72.9%）高于 BCT（57%），而且 BCT 的发生率明显减少（25.5% vs 43%）[37]。增强 MRI 检查比乳腺钼靶检查更易发现直径较小的肿瘤病灶。研究表明，即使优化放射剂量，既往隆胸术后行 BCT 的并发症仍有增加，其发生率为 30%~65%，包括糜烂、疼痛和包膜挛缩（图 20.3）[38-40]。即使在现代放疗技术的支持下，仍有近一半患者需要移除植入物，这表明包膜挛缩和美学效果不佳的发生率仍然很高。

年龄

尽管年龄本身不是治疗的禁忌证，但是有一项荟萃分析表明，在接受 BCT 的患者中，< 40 岁的女性每年局部复发的概率为 5.9%，40~49 岁女性每年为 2.7%，50~59 岁女性为 1.9%，60~69 岁女性为 1.6%，而 ≥ 70 岁的女性仅为 1.0%。年轻女性患者大多数生物学行为不佳，其乳房切除术后局部复发率和死亡率也同样较高[41-43]。然而，大型队列研究显示：在比较 BCT 和乳房切除术时，> 50 岁的女性和因合并症未接受化疗的女性可能更具有生存优势[44]。

淋巴结

腋窝淋巴结阳性患者 IBTR 的发生率并没有增加[45]。事实上，一项大型队列研究发现，T2N1 和 T2N0 的乳腺癌患者接受 BCT 都有获益，这可能是由于对淋巴结阳性患者使用了全身系统性治疗[44]。伴有包膜外淋巴结受侵的患者发生 IBTR 的风险并没有增加[46]。

广泛导管内成分（EIC）

检出 EIC 的患者需要重点关注。从定义上而言，EIC 是指导管原位癌（DCIS）出现在原发肿瘤边缘（当 DCIS 占原发肿瘤 25% 以上或存在于所有可见导管内时），并且在邻近组织发现 DCIS；它可以表现为没有从原发肿瘤直接向外侵犯或者是邻近正常组织的孤立病灶[47]。如果存在弥漫性微小钙化，即使将肿块完整切除也很难达到切缘阴性[48]。一旦切缘阳性，伴有 EIC 的局部肿瘤复发风险会有所降低[49]。术后乳腺钼靶检查有助于识别残留钙化以便于进行再次手术切除[27]。

大乳房

大乳房比小乳房在接受 BCT 后的美学效果明显差一些，这是因为皮肤皱褶导致放疗剂量不均匀，并增加了皮肤毒性[50-52]。大乳房的女性患者放疗后延迟不良反应发生率为 39%，而小乳房的患者为 6%。然而，这并不意味着大乳房的女性患者不能接受 BCT。应用肿瘤整形技术进行乳房成形术再联合辅助放疗，可以改善其美学效果（图20.4）[53]。

全乳照射

外放疗（全乳照射）

由于临床上乳腺癌放疗适应证的种类较多，相应的体外放疗技术也因人而异。电子线外照射的特点是表面剂量高，随着组织深度的增加，剂量衰退明显，因而深部组织的照射剂量有限。因此，电子线体外放疗适用于胸壁和浅表区域淋巴引流区，或者是全乳照射后对瘤床加量。光子线由于其建成效应，表皮剂量小而深部软组织的剂量大。大多数接受体外放疗的患者是采用光子线进行切线野治疗的。最初是由钴-60机器发射光子线，但缺点是边界不够精准，会照射到较多的周围组织（半影区），对深部组织的照射效果较差，而且工作人员存在辐射暴露风险。在过去的25年里，由于继发性恶性肿瘤和心脏病的发病率较高，目前直线加速器（LINACS）已经取代了钴-60机器[54]。LINACS经过现代技术的更新迭代，可以在有限的辐射暴露下，通过多叶光栅实现精准放疗。

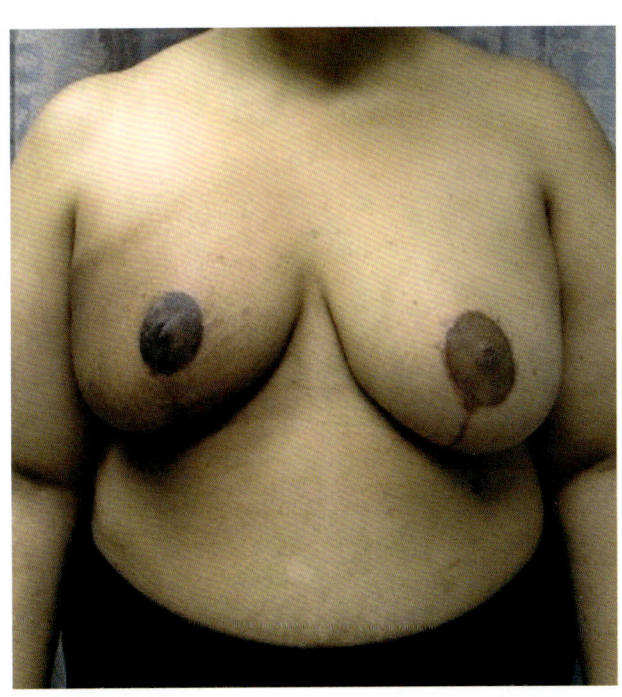

图20.4 右侧乳房肿瘤整形重建和左侧对称缩乳成形术后的结果

手术后放疗时机

通常认为手术后放疗的最佳时机是6~8周，但具体时间尚不清楚[55-57]。Huang等人在一项系统综述中发现，术后超过8周进行放疗，局部肿瘤复发的概率会高出1.62倍[57]。每推迟1个月开始放疗，局部复发风险就会绝对增加1.0%[58]。推迟超过3个月与死亡率增加相关[59]。如果需要接受化疗，术后7个月内开始放疗，无论是在化疗前还是化疗后进行全乳照射，局部复发率或生存期没有明显差异[57, 60]。为了减轻不良反应，建议化疗和放疗序贯进行而不是同时治疗。

放疗剂量：常规分割和大分割

既往研究表明，全乳放疗的常规分割放疗是每周5次，每次2 Gy，共5周完成，放疗总剂量为45~50 Gy（表20.3）[1, 2, 7, 61]。放疗可以带来更好的局部控制，消除潜在的微小病灶，降低局部复发率，其疗效相当于乳房切除术[62]。常规分割的放射生物学理论基础是正常组织对单次较大分割剂量更为敏感。因此，较小的分割剂量会对肿瘤细胞DNA产生不可修复的损伤（恶性肿瘤通常缺乏修复机制），而对周围正常组织的损伤较小[61]。

超过10年随访的结果显示，乳腺癌细胞和正常组织的放疗剂量反应曲线相似[61, 63-66]。大分割全乳放疗（hWBI）照射次数少，单次剂量大，在肿瘤局部控制上同样有效，且正常组织损伤和美学效果与常规分割相似（见表20.3）。美国放射肿瘤学会（ASTRO）2018年的指南更新指出，任何年龄、任何分期以及接受化疗的患者都适用于大分割全乳放疗[67]。

放疗加量

EORTC随机对照研究的20年随访数据显示：与单纯全乳照射相比，在全乳照射后对肿块切除部位进行额外的放疗或"加量照射"可以降低局部肿瘤复发的风险，但不能降低死亡率[68]。≤40岁的女性患者效果更为显著，因为其局部肿瘤复发的风险更大。但是，放疗加量并没有改善这些患者的死亡风险；与不加量的患者相比，放疗加量导致的严

表 20.3　全乳放疗的标准计划

全乳照射 [1, 2, 7, 61]	45~50 Gy，共 5 周（每周 5 次，每次 1.8~2.0 Gy）
加量 [68]	60~65 Gy，共 7 周（每周 5 次，每次 1.8~2.0 Gy）
大分割 [63, 64]	40~42 Gy，共 3 周（每周 5 次，每次治疗 2.6~2.8 Gy）
三维适形 [72, 73]	35~38.5 Gy，共 10 次，每天 2 次
调强放疗（IMRT）[90]	40 Gy，共 15 次

重乳腺纤维化发生率增加 5 倍[68]。遗憾的是，这项研究并没有评估切缘状态，部分学者认为边缘较近的患者可以从放疗加量中获益，但目前文献和专家在这方面并未有统一意见[29]。

部分乳腺照射

广义上的部分乳腺照射包括术后的加速部分乳腺照射（APBI）或术中放疗（IORT）。

加速部分乳腺照射（APBI）

APBI 是将射线聚焦到复发风险较高区域即瘤床周围 1~2 cm，靶向作用于容易出现局部复发的组织（图 20.5）[61]。APBI 通过近距离放疗或体外放疗来实现[69]。近距离放疗依赖于特定设备和配套基础设施。间质性乳房近距离放疗是一种复杂的技术，要求在乳房组织中放置多个导管便于施源，但是导管会突出皮肤表面并需要 1 周的治疗时间。整个治疗过程需要配套专用的机房来保护工作人员。近距离放疗依赖于商业设备提供的施源器输送射线。施源器可以术中放置或二次手术操作再放置。多通道施源器已经可以选择不同的剂量来减少对正常组织的损伤。虽然相关研究有着良好的前景，但其规模和设计仍有限。

三维适形放疗（3D-CRT）

3D-CRT 是首个适形技术，指的是能够"贴合"靶区形状，尽可能在靶区内提高照射剂量，同时最大限度地减少对正常组织的放疗损伤（表 20.4）[70]。这种正向计划设计首先明确治疗参数（射野、剂量、形状、角度），并计算和评估计划所得到的剂量分布。此技术改善了剂量的空间分布，但不能完全避免对正常组织的损伤[71]。采用 3D-CRT 实现部分乳腺照射推荐的治疗剂量是 35~38.5 Gy，分 10 次照射，每天 2 次，每次放疗间隔至少 6 小时，总共 5~7 天[72, 73]。尽管有一些小样本的临床研究得到了阳性结果[74-77]，但是 RAPID 研究纳入 2 135 名 ≤ 3 cm 的乳腺癌或 DCIS 的女性患者随机接受 3D-CRT 或全乳放疗，结果显示 3D-CRT 后 3 年的美学效果较差[78]。同时也有小样本的研究证实 3D-CRT 后会出现纤维化、脂肪坏死且美学效果不佳[79-81]。这说明计划设计和剂量限制上细微的变化会导致结果出现明显的差异[82]。

调强放疗（IMRT）

IMRT 是适形技术的进一步发展。其两个关键特征是非均匀的射野强度以及计算机逆向设计[71]。IMRT 的每个子野都是不均匀的剂量强度，这和 3D-CRT 的均匀射野不一样。逆向计划设计要求先明确目标剂量分布。放疗科医生先在定位 CT 图像

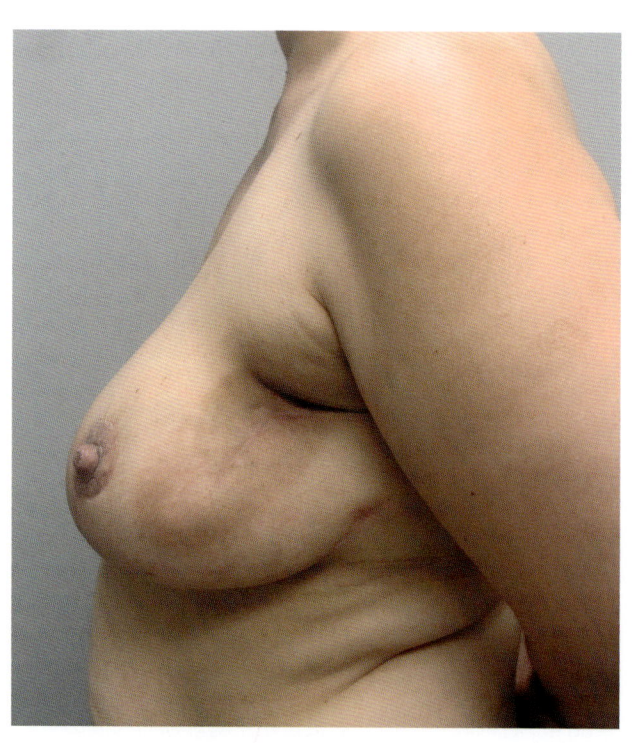

图 20.5　左侧乳房行肿瘤整形术后的部分乳腺照射

表 20.4　适形放疗计划的组成部分

- 通过 CT（或其他）进行三维成像技术定位，明确靶区范围
- 应用多个子野从不同方向进行照射
- 单独布野或强制调整射野以贴合靶区的形状并达到目标剂量
- 利用图像引导，患者体位固定，以及内脏运动的管理，减少计划实施过程中的误差

上逐层勾画靶区和累及的器官，制订计划的医生再根据每个器官的目标剂量进行计算机运算并不断优化，最终得出一个最符合目标剂量的计划设计方案。因此，IMRT 可以实现一些复杂的放疗计划，例如包裹在中枢神经系统内的肿瘤放疗。通过这种技术，正常组织得以更好地被保护，而肿瘤切除术后缺损的组织可以得到剂量补偿。然而，这也增加了临床医生在勾画靶区和计划设计上的时间，患者全身的散射剂量也有所增加。

IMRT 的临床数据目前尚未成熟。部分临床研究发现其治疗毒性和局部肿瘤复发率都较低，同时乳房美学效果也较为满意[83-87]，但也有其他研究发现其美学效果不够理想[88, 89]。IMPORT LOW 研究共入组 2018 名女性随机分配到 IMRT 组和全乳放疗组，中位随访 5.8 年，结果显示 IMRT 的局部复发风险和美学效果均非劣效于全乳放疗[90]。

ASTRO 指南推荐

根据现有的研究结果，ASTRO 指南扩大 APBI 的临床指征，不再局限于临床研究。其详细推荐列于表 20.5[82]。

术中放疗

术中放疗的部分乳腺照射是在术中通过 X 射线或电子线进行单次大剂量照射，是加速部分乳腺照射的一种替代方案。这种方案的优点是最大限度减少对正常组织的剂量照射，并且治疗便利度高。由于手术过程中不能明确最终的病理结果，一部分患者可能需要补救性的全乳照射。此外术中放疗无法详细明确受照射的组织剂量和体积。有两项大型临床研究对比了术中放疗和全乳照射的施源系统：ELIOT 研究使用的是电子线[91]，TARGIT 研究使用的是低能 X 射线[92]。两项研究都发现术中放疗局部肿瘤复发率比全乳放疗更高。不过，ELIOT 研究中某些符合"适用"标准的女性局部肿瘤复发率较低，仅为 1.5%（见表 20.5）。TARGIT 研究的实验设计及其对非劣效性的定义一直存在争议[93]。术中放疗后脂肪坏死的发生率有所增加，但皮肤纤维化的发生率较低[82]。ELIOT 研究中，术中放疗组肺纤维化的严重程度较低，而在 TARGIT 研究中，术中放疗组心血管相关的死亡率也较低，表明术中放疗对心肺等受累器官的保护有所改善。

根据 ELIOT 研究的结果，ASTRO 建议电子线术中放疗仅限于某些适用类型的浸润性乳腺癌女性患者（见表 20.5）[82]。基于 TARGIT 研究及其后续的争议，低能 X 射线仅限于临床试验；建议仅招募某些适用类型的浸润性乳腺癌患者。此外，根据研究数据的结果，应告知患者两种术中放疗方案的局部复发风险均较高。

不良反应的管理

根据放射生物学的连续性，放疗引起的并发症可能在数小时、数天甚至数年后出现。正常组织放疗后的不良反应包括但不限于：疲劳、骨髓抑制、放射性皮炎、乳腺组织的美学效果差、晚期的胸壁或软组织并发症（如疼痛、活动受限、肋骨骨折、臂丛病变）、放射性肺炎、心脏并发症以及放疗相关的第二原发肿瘤（按最常见到最不常见排序）[94]。各项研究结果表明，左侧乳腺癌和同侧继发性肺癌在接受放疗后 10~20 年发生心脏疾病相关死亡率增加，特别是在 20 世纪 70 年代进行的放疗[95]。

疲劳是放疗后常见的不良反应，通常在第 4~5 周最为明显，但会在几个月内恢复到基线水平[94, 96, 97]。同期放化疗的女性患者相比单纯放疗更易感到疲劳[96]。持续疲劳感是长期生存的乳腺癌患者的一个常见并发症，有报道称在确诊乳腺癌后 20~40 年仍会出现疲劳[98]。尽管锻炼（如瑜伽）可能有助于改善症状[96]，但还应排除贫血等全身性疾病。虽

表 20.5　2017 年 ASTRO 对 APBI 的建议

组别	建议标准
适用	年龄：≥ 50 岁 切缘：至少 2 mm 阴性切缘 T 分级：T1 DCIS： • 已检测到 • 低至中级别 • 大小 ≤ 2.5 cm • 切缘 ≥ 3 mm，切缘阴性
慎用	年龄： • 40~49 岁，且满足除年龄外的其他"适用"标准 • ≥ 50 岁，且至少具有下列病理因素中的一个，且没有任何"不适用"的因素 切缘： • 近切缘（< 2 mm） DCIS： • 如果"适用"的标准不完全满足，纯 DCIS ≤ 3 cm 病理因素： • 浸润性癌成分大小：2.1~3.0 cm • T2 • 局限性/局灶性淋巴血管间隙浸润 • ER(-) • 临床上为单发性病灶，总大小为 2.1~3.0 cm* • 组织学浸润性小叶癌 • 广泛导管内成分 ≤ 3 cm
不适用	年龄： • < 40 岁 • 40~49 岁，不符合"慎用"标准 切缘：阳性 DCIS：> 3 cm

注：*允许显微镜下多灶性，只要临床上为单发性病灶（通过体格检查和超声/乳腺钼靶检查为单个病灶），病灶总大小（包括病灶本身、多灶性和侵犯的正常乳腺实质）为 2.1~3.0 cm。引自 Correa C, Harris EE, Leonardi MC, et al. Accelerated partial breast irradiation: Executive summary for the update of an ASTRO evidence-based consensus statement. Pract Radiat Oncol. 2017;7(2):73–79。

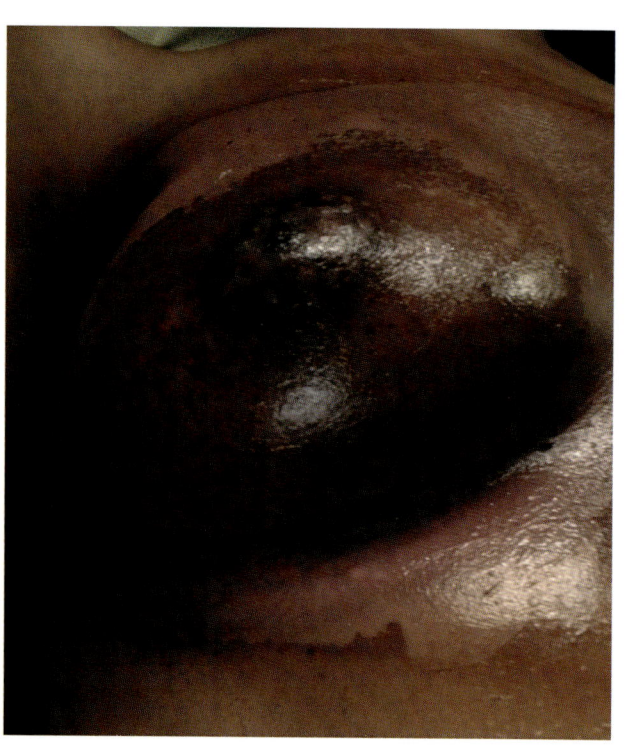

图 20.6　放疗后 2 周出现的急性反应，表现为皮炎和脱屑

然重度骨髓抑制发生率较低，但放疗后很常见，放疗后白细胞、淋巴细胞和血小板轻度减少也较为常见[97]。单纯放疗的患者并不建议常规复查血常规；但对于同时接受化疗和放疗的患者，还应特别注意白细胞减少后继发感染的风险。

几乎所有接受保乳治疗的女性患者都会出现放射性皮炎[99]。皮肤反应的严重程度和放疗剂量相关[99]。放疗初期表现为短暂的皮肤发红，2 周后开始出现持续的皮肤改变，类似于皮肤烧伤（图 20.6）。这些不良反应根据美国国家癌症研究所制定的不良事件术语评定标准（CTCAE）进行评级（表 20.6）[100]。95% 的患者会出现 1~2 级放射性皮炎[101]。大多数急性反应会在放疗结束后的一个月内消失。而晚期并发症，如色素沉着、毛细血管扩张和放射性纤维化，可能会在放疗后的数月至数年中出现。减少阳光照射，减少因清洗摩擦导致的皮肤损伤，以及局部使用类固醇药物可以缓解急性放射性皮肤损伤的影响[102]。CTCAE 1~2 级皮炎可以使用油性润肤剂治疗。更严重的病例可用磺胺嘧啶银乳膏治疗。大约有 20%~30% 的女性患者出现乳房疼痛，但可能与放疗无关[103]。

患者和医生都认为 75%~80% 保乳术后患者对乳房美学效果满意[104]。尽管如此，仍然有 1%~4% 接受保乳治疗的患者出现脂肪坏死，而接受术中放疗的患者高达 10%~30%。全乳放疗后瘤床加量的患者，中重度乳腺纤维化更为常见（30.4% vs 15.0%），甚至在治疗后数周至数年才出现。放疗瘤床加量会增加乳腺纤维化的发生率（5.2% vs

表 20.6　根据美国国家癌症研究所制定的急性皮炎不良事件术语评定标准（CTCAE）（v5.0）[100]

1级	2级	3级	4级	5级
轻微红斑，干性脱皮	中度至急剧红斑，局限于皮肤皱襞和褶皱处，伴有中度水肿	除皮肤皱襞和褶皱处以外区域的湿性脱皮，轻微创伤或烧伤可能出血	危及生命的并发症，皮肤坏死或溃疡，受累部位自发性出血，可能需要皮肤移植	死亡

1.8%）[68]。动物实验结果表明脂肪移植可以改善受照射皮肤，也在治疗组证实有组织学的修复[105]。Khouri 等人发现可以先用外部扩张法扩张受照射的乳房，以增加实质空间并改善血管分布，然后再进行自体脂肪移植[106]。对于接受保乳治疗平均 7 年以上患者建议植入更多的脂肪[107]。在保乳治疗的背景下，自体脂肪移植治疗有待进一步研究。

小结

在乳腺癌治疗中放疗的疗效和安全性已被证实，并彻底改变了治疗选择，使得保乳手术和肿瘤整形手术得以实现。最新的部分乳腺照射技术进展目的是减少正常组织受照射的剂量。放疗技术的改进可以改善美学效果并减少射线对正常组织的影响；目前相关临床研究正在开展中，患者招募也正在进行中。未来的研究应该进一步探索保乳治疗的受益人群，因为现有结果中某些亚组获益更大。此外，建议选择患者自测的量表测量（如 BreastQ），以量化不同治疗方案对患者生活质量和社会心理健康的影响。乳腺癌治疗理念的更新日渐清晰，治疗疾病与治愈患者同样重要，肿瘤整形手术也因此越来越受到重视。

参考文献

1. Fisher B, Anderson S, Bryant J, et al. Twenty-year follow-up of a randomized trial comparing total mastectomy, lumpectomy, and lumpectomy plus irradiation for the treatment of invasive breast cancer. *N Engl J Med.* 2002;347(16):1233–1241.
2. Veronesi U, Cascinelli N, Mariani L, et al. Twenty-year follow-up of a randomized study comparing breast-conserving surgery with radical mastectomy for early breast cancer. *N Engl J Med.* 2002;347(16):1227–1232.
3. Litiere S, Werutsky G, Fentiman IS, et al. Breast conserving therapy versus mastectomy for stage I-II breast cancer: 20 year follow-up of the EORTC 10801 phase 3 randomised trial. *Lancet Oncol.* 2012;13(4):412–419.
4. Arriagada R, Le MG, Rochard F, Contesso G. Conservative treatment versus mastectomy in early breast cancer: patterns of failure with 15 years of follow-up data. Institut Gustave-Roussy Breast Cancer Group. *J Clin Oncol.* 1996;14(5):1558–1564.
5. Blichert-Toft M, Nielsen M, During M, et al. Long-term results of breast conserving surgery vs. mastectomy for early stage invasive breast cancer: 20-year follow-up of the Danish randomized DBCG-82TM protocol. *Acta Oncol.* 2008;47(4):672–681.
6. Simone NL, Dan T, Shih J, et al. Twenty-five year results of the national cancer institute randomized breast conservation trial. *Breast Cancer Res Treat.* 2012;132(1):197–203.
7. Early Breast Cancer Trialists' Collaborative G, Darby S, McGale P, et al. Effect of radiotherapy after breast-conserving surgery on 10-year recurrence and 15-year breast cancer death: metaanalysis of individual patient data for 10,801 women in 17 randomised trials. *Lancet.* 2011;378(9804):1707–1716.
8. Vinh-Hung V, Verschraegen C. Breast-conserving surgery with or without radiotherapy: pooled-analysis for risks of ipsilateral breast tumor recurrence and mortality. *J Natl Cancer Inst.* 2004;96(2):115–121.
9. Singh NK, Singh AM. Oncoplastic breast surgery and the effects of radiation therapy. In: Nahabedian MY, ed. *Oncoplastic surgery of the breast.* New York, NY: Elsevier; 2009:137–148.
10. Connell PP, Hellman S. Advances in radiotherapy and implications for the next century: a historical perspective. *Cancer Res.* 2009;69(2):383–392.
11. Zeman EM. The biological basis of radiation oncology. In: Gunderson L, Tepper J, eds. *Clinical radiation oncology.* 4th ed. New York NY: Elsevier; 2016:2–40.
12. Hall EJ, Cox JD. Physical and biologic basis of radiation therapy. In: Cox JD, Ang KK, eds. *Radiation oncology-rationale, technique, results.* 9th ed. New York, NY: Elsevier; 2010:3–49.
13. Evans S, Young M, Higgins S, Moran MS. Biological basis of radiotherapy of the breast. In: Bland K, Copeland E, Klimberg VS, Gradishar W, eds. *The breast: comprehensive management of benign and malignant diseases.* New York, NY: Elsevier; 2018:663–671.
14. Fisher B, Brown A, Mamounas E, et al. Effect of preoperative chemotherapy on local-regional disease in women with operable breast cancer: findings from National Surgical Adjuvant Breast and Bowel Project B-18. *J Clin Oncol.* 1997;15(7):2483–2493.
15. Fisher B, Bryant J, Wolmark N, et al. Effect of preoperative chemotherapy on the outcome of women with operable breast cancer. *J Clin Oncol.* 1998;16(8):2672–2685.
16. Mittendorf EA, Buchholz TA, Tucker SL, et

al. Impact of chemotherapy sequencing on local-regional failure risk in breast cancer patients undergoing breast-conserving therapy. *Ann Surg.* 2013;257(2):173–179.
17. Shin HC, Han W, Moon HG, et al. Breast-conserving surgery after tumor downstaging by neoadjuvant chemotherapy is oncologically safe for stage III breast cancer patients. *Ann Surg Oncol.* 2013;20(8): 2582–2589.
18. Kurtz JM, Jacquemier J, Amalric R, et al. Breast-conserving therapy for macroscopically multiple cancers. *Ann Surg.* 1990;212(1): 38–44.
19. Yerushalmi R, Tyldesley S, Woods R, Kennecke HF, Speers C, Gelmon KA. Is breast-conserving therapy a safe option for patients with tumor multicentricity and multifocality? *Ann Oncol.* 2012;23(4):876–881.
20. Kiebert GM, de Haes JC, van de Velde CJ. The impact of breast-conserving treatment and mastectomy on the quality of life of early-stage breast cancer patients: a review. *J Clin Oncol.* 1991;9(6):1059–1070.
21. Engel J, Kerr J, Schlesinger-Raab A, Sauer H, Holzel D. Quality of life following breast-conserving therapy or mastectomy: results of a 5-year prospective study. *Breast J.* 2004; 10(3):223–231.
22. Howes BH, Watson DI, Xu C, Fosh B, Canepa M, Dean NR. Quality of life following total mastectomy with and without reconstruction versus breast-conserving surgery for breast cancer: a case-controlled cohort study. *J Plast Reconstr Aesthet Surg.* 2016;69(9):1184–1191.
23. Dahlback C, Ullmark JH, Rehn M, Ringberg A, Manjer J. Aesthetic result after breast-conserving therapy is associated with quality of life several years after treatment. Swedish women evaluated with BCCT.core and BREAST-Q. *Breast Cancer Res Treat.* 2017; 164(3):679–687.
24. Chand ND, Browne V, Paramanathan N, Peiris LJ, Laws SA, Rainsbury RM. Patient-reported outcomes are better after oncoplastic breast conservation than after mastectomy and autologous reconstruction. *Plast Reconstr Surg Glob Open.* 2017;5(7):e1419.
25. Veiga DF, Veiga-Filho J, Ribeiro LM, et al. Quality-of-life and self-esteem outcomes after oncoplastic breast-conserving surgery. *Plast Reconstr Surg.* 2010;125(3):811–817.
26. Houssami N, Macaskill P, Marinovich ML, Morrow M. The association of surgical margins and local recurrence in women with early-stage invasive breast cancer treated with breast-conserving therapy: a meta-analysis. *Ann Surg Oncol.* 2014;21(3): 717–730.
27. Moran MS, Schnitt SJ, Giuliano AE, et al. Society of Surgical Oncology-American Society for Radiation Oncology consensus guideline on margins for breast-conserving surgery with wholebreast irradiation in stages I and II invasive breast cancer. *Int J Radiat Oncol Biol Phys.* 2014;88(3):553–564.
28. Park CC, Mitsumori M, Nixon A, et al. Outcome at 8 years after breast-conserving surgery and radiation therapy for invasive breast cancer: influence of margin status and systemic therapy on local recurrence. *J Clin Oncol.* 2000;18(8):1668–1675.
29. Freedman G. Breast conserving therapy for invasive breast cancers. In: Bland K, Copeland E, Klimberg VS, Gradishar W, eds. *The breast: comprehensive management of benign and malignant diseases.* New York, NY: Elsevier; 2018:693–705.
30. Toesca A, Gentilini O, Peccatori F, Azim Jr HA, Amant F. Locoregional treatment of breast cancer during pregnancy. *Gynecol Surg.* 2014;11(4):279–284.
31. Dilaveri CA, Sandhu NP, Neal L, et al. Medical factors influencing decision making regarding radiation therapy for breast cancer. *Int J Womens Health.* 2014;6:945–954.
32. Lin A, Abu-Isa E, Griffith KA, Ben-Josef E. Toxicity of radiotherapy in patients with collagen vascular disease. *Cancer.* 2008; 113(3):648–653.
33. Nahabedian MY. Discussion: an oncoplastic breast augmentation technique for immediate partial breast reconstruction following breast conservation. *Plast Reconstr Surg.* 2017; 139(2):358e–359e.
34. Cochrane RA, Valasiadou P, Wilson AR, Al-Ghazal SK, Macmillan RD. Cosmesis and satisfaction after breast-conserving surgery correlates with the percentage of breast volume excised. *Br J Surg.* 2003;90(12): 1505–1509.
35. Losken A, Hart AM, Chatterjee A. Updated evidence on the oncoplastic approach to breast conservation therapy. *Plast Reconstr Surg.* 2017;140:14S–22S (5S Advances in Breast Reconstruction).
36. Nahabedian MY, Patel KM, Kaminsky AJ, Cocilovo C, Miraliakbari R. Biplanar oncoplastic surgery: a novel approach to breast conservation for small and medium sized breasts. *Plast Reconstr Surg.* 2013; 132(5):1081–1084.
37. Sosin M, Devulapalli C, Fehring C, et al. Breast cancer following augmentation mammaplasty: a case-control study. *Plast Reconstr Surg.* 2018;141(4):833–840.
38. Gray RJ, Forstner-Barthell AW, Pockaj BA, Schild SE, Halyard MY. Breast-conserving therapy and sentinel lymph node biopsy are feasible in cancer patients with previous implant breast augmentation. *Am J Surg.* 2004;188(2):122–125.
39. Handel N, Lewinsky B, Jensen JA, Silverstein MJ. Breast conservation therapy after augmentation mammaplasty: is it appropriate? *Plast Reconstr Surg.* 1996; 98(7):1216–1224.
40. Karanas YL, Leong DS, Da Lio A, et al. Surgical treatment of breast cancer in previously augmented patients. *Plast Reconstr Surg.* 2003;111(3):1078–1083; discussion 1084–1076.
41. Taghian A, Jeong JH, Mamounas E, et al. Patterns of locoregional failure in patients with operable breast cancer treated by mastectomy and adjuvant chemotherapy with or without tamoxifen and without radiotherapy: results from five National Surgical Adjuvant Breast and Bowel Project randomized clinical trials. *J Clin Oncol.* 2004;22(21):4247–4254.
42. de Bock GH, van der Hage JA, Putter H, Bonnema J, Bartelink H, van de Velde CJ. Isolated loco-regional recurrence of breast cancer is more common in young patients and following breast conserving therapy: long-term results of European Organisation for Research and Treatment of Cancer studies. *Eur J Cancer.* 2006;42(3):351–356.
43. Anders CK, Hsu DS, Broadwater G, et al. Young age at diagnosis correlates with worse prognosis and defines a subset of breast cancers with shared patterns of gene expression. *J Clin Oncol.* 2008;26(20): 3324–3330.
44. Lagendijk M, van Maaren MC, Saadatmand S, et al. Breast conserving therapy and mastectomy revisited: breast cancer-specific survival and the influence of prognostic factors in 129,692 patients. *Int J Cancer.* 2018;142(1):165–175.
45. Fisher B, Anderson S, Redmond CK, Wolmark N, Wickerham DL, Cronin WM. Reanalysis and results after 12 years of follow-up in a randomized clinical trial comparing total mastectomy with lumpectomy with or without irradiation in the treatment of breast cancer. *N Engl J Med.* 1995;333(22):1456–1461.
46. Hetelekidis S, Schnitt SJ, Silver B, et al. The significance of extracapsular extension of axillary lymph node metastases in early-stage breast cancer. *Int J Radiat Oncol Biol Phys.* 2000;46(1):31–34.
47. Healey EA, Osteen RT, Schnitt SJ, et al. Can the clinical and mammographic findings at presentation predict the presence of an extensive intraductal component in early

stage breast cancer? *Int J Radiat Oncol Biol Phys.* 1989;17(6):1217–1221.
48. Fajdic J, Djurovic D, Gotovac N, Hrgovic Z. Criteria and procedures for breast conserving surgery. *Acta Inform Med.* 2013;21(1):16–19.
49. Morrow M, Strom EA, Bassett LW, et al. Standard for breast conservation therapy in the management of invasive breast carcinoma. *CA Cancer J Clin.* 2002;52(5): 277–300.
50. Gray JR, McCormick B, Cox L, Yahalom J. Primary breast irradiation in large-breasted or heavy women: analysis of cosmetic outcome. *Int J Radiat Oncol Biol Phys.* 1991;21(2): 347–354.
51. Moody AM, Mayles WP, Bliss JM, et al. The influence of breast size on late radiation effects and association with radiotherapy dose inhomogeneity. *Radiother Oncol.* 1994; 33(2):106–112.
52. Johansen J, Overgaard J, Rose C, et al. Cosmetic outcome and breast morbidity in breast-conserving treatment–results from the Danish DBCG-82TM national randomized trial in breast cancer. *Acta Oncol.* 2002;41(4): 369–380.
53. Iwuchukwu OC, Harvey JR, Dordea M, Critchley AC, Drew PJ. The role of oncoplastic therapeutic mammoplasty in breast cancer surgery–a review. *Surg Oncol.* 2012;21(2):133–141.
54. Clarke M, Collins R, Darby S, et al. Effects of radiotherapy and of differences in the extent of surgery for early breast cancer on local recurrence and 15-year survival: an overview of the randomised trials. *Lancet.* 2005;366(9503):2087–2106.
55. Nixon AJ, Recht A, Neuberg D, et al. The relation between the surgery-radiotherapy interval and treatment outcome in patients treated with breast-conserving surgery and radiation therapy without systemic therapy. *Int J Radiat Oncol Biol Phys.* 1994; 30(1):17–21.
56. Punglia RS, Saito AM, Neville BA, Earle CC, Weeks JC. Impact of interval from breast conserving surgery to radiotherapy on local recurrence in older women with breast cancer: retrospective cohort analysis. *BMJ.* 2010;340:c845.
57. Huang J, Barbera L, Brouwers M, Browman G, Mackillop WJ. Does delay in starting treatment affect the outcomes of radiotherapy? A systematic review. *J Clin Oncol.* 2003;21(3):555–563.
58. Chen Z, King W, Pearcey R, Kerba M, Mackillop WJ. The relationship between waiting time for radiotherapy and clinical outcomes: a systematic review of the literature. *Radiother Oncol.* 2008;87(1):3–16.
59. Hershman DL, Wang X, McBride R, Jacobson JS, Grann VR, Neugut AI. Delay in initiating adjuvant radiotherapy following breast conservation surgery and its impact on survival. *Int J Radiat Oncol Biol Phys.* 2006; 65(5):1353–1360.
60. Hickey BE, Francis DP, Lehman M. Sequencing of chemotherapy and radiotherapy for early breast cancer. *Cochrane Database Syst Rev.* 2013;(4):CD005212.
61. Fisher CM, Rabinovitch R. Frontiers in radiotherapy for early-stage invasive breast cancer. *J Clin Oncol.* 2014;32(26):2894–2901.
62. Buchholz TA. Radiotherapy and survival in breast cancer. *Lancet.* 2011;378(9804):1680–1682.
63. Whelan TJ, Pignol JP, Levine MN, et al. Long-term results of hypofractionated radiation therapy for breast cancer. *N Engl J Med.* 2010;362(6):513–520.
64. Haviland JS, Owen JR, Dewar JA, et al. The UK Standardisation of Breast Radiotherapy (START) trials of radiotherapy hypofractionation for treatment of early breast cancer: 10-year follow-up results of two randomised controlled trials. *Lancet Oncol.* 2013;14(11):1086–1094.
65. Yarnold J, Ashton A, Bliss J, et al. Fractionation sensitivity and dose response of late adverse effects in the breast after radiotherapy for early breast cancer: long-term results of a randomised trial. *Radiother Oncol.* 2005;75(1):9–17.
66. Owen JR, Ashton A, Bliss JM, et al. Effect of radiotherapy fraction size on tumour control in patients with early-stage breast cancer after local tumour excision: long-term results of a randomised trial. *Lancet Oncol.* 2006;7(6):467–471.
67. Smith BD, Bellon JR, Blitzblau R, et al. Radiation therapy for the whole breast: executive summary of an American Society for Radiation Oncology (ASTRO) evidence-based guideline. *Pract Radiat Oncol.* 2018.
68. Bartelink H, Maingon P, Poortmans P, et al. Whole-breast irradiation with or without a boost for patients treated with breast-conserving surgery for early breast cancer: 20-year follow-up of a randomised phase 3 trial. *Lancet Oncol.* 2015;16(1):47–56.
69. Shah C, Harris EE, Holmes D, Vicini FA. Partial breast irradiation: accelerated and intraoperative. In: Bland K, Copeland E, Klimberg VS, Gradishar W, eds. *The breast: comprehensive management of benign and malignant diseases.* New York, NY: Elsevier; 2018:706–715.
70. Fraass BA, Eisbruch A, Feng M. Intensity modulated and image guided radiation therapy. In: Tepper JE, Gunderson LL, eds. *Clinical radiation oncology.* 4th ed. New York, NY: Elsevier; 2016:294–323.
71. Taylor A, Powell ME. Intensity-modulated radiotherapy–what is it? *Cancer Imaging.* 2004;4(2):68–73.
72. Berrang TS, Olivotto I, Kim DH, et al. Three-year outcomes of a Canadian multicenter study of accelerated partial breast irradiation using conformal radiation therapy. *Int J Radiat Oncol Biol Phys.* 2011;81(5): 1220–1227.
73. Shaitelman SF, Khan AJ, Woodward WA, et al. Shortened radiation therapy schedules for early-stage breast cancer: a review of hypofractionated whole-breast irradiation and accelerated partial breast irradiation. *Breast J.* 2014;20(2):131–146.
74. Baglan KL, Sharpe MB, Jaffray D, et al. Accelerated partial breast irradiation using 3D conformal radiation therapy (3DCRT). *Int J Radiat Oncol Biol Phys.* 2003;55(2): 302–311.
75. Rodriguez N, Sanz X, Dengra J, et al. Five-year outcomes, cosmesis, and toxicity with 3-dimensional conformal external beam radiation therapy to deliver accelerated partial breast irradiation. *Int J Radiat Oncol Biol Phys.* 2013;87(5):1051–1057.
76. Pashtan IM, Recht A, Ancukiewicz M, et al. External beam accelerated partial-breast irradiation using 32 gy in 8 twice-daily fractions: 5-year results of a prospective study. *Int J Radiat Oncol Biol Phys.* 2012; 84(3):e271–e277.
77. Vicini FA, Chen P, Wallace M, et al. Interim cosmetic results and toxicity using 3D conformal external beam radiotherapy to deliver accelerated partial breast irradiation in patients with early-stage breast cancer treated with breast-conserving therapy. *Int J Radiat Oncol Biol Phys.* 2007;69(4): 1124–1130.
78. Olivotto IA, Whelan TJ, Parpia S, et al. Interim cosmetic and toxicity results from RAPID: a randomized trial of accelerated partial breast irradiation using three-dimensional conformal external beam radiation therapy. *J Clin Oncol.* 2013;31(32):4038–4045.
79. Hepel JT, Tokita M, MacAusland SG, et al. Toxicity of three-dimensional conformal radiotherapy for accelerated partial breast irradiation. *Int J Radiat Oncol Biol Phys.* 2009; 75(5):1290–1296.
80. Leonard KL, Hepel JT, Hiatt JR, Dipetrillo TA, Price LL, Wazer DE. The effect of dose-volume parameters and interfraction interval on cosmetic outcome and toxicity after 3-dimensional conformal accelerated partial breast irradiation. *Int J Radiat Oncol Biol Phys.* 2013;85(3):623–629.

81. Chafe S, Moughan J, McCormick B, et al. Late toxicity and patient self-assessment of breast appearance/satisfaction on RTOG 0319: a phase 2 trial of 3-dimensional conformal radiation therapy-accelerated partial breast irradiation following lumpectomy for stages I and II breast cancer. *Int J Radiat Oncol Biol Phys.* 2013;86(5): 854–859.
82. Correa C, Harris EE, Leonardi MC, et al. Accelerated partial breast irradiation: executive summary for the update of an ASTRO evidence-based consensus statement. *Pract Radiat Oncol.* 2017;7(2):73–79.
83. Livi L, Buonamici FB, Simontacchi G, et al. Accelerated partial breast irradiation with IMRT: new technical approach and interim analysis of acute toxicity in a phase III randomized clinical trial. *Int J Radiat Oncol Biol Phys.* 2010;77(2):509–515.
84. Lewin AA, Derhagopian R, Saigal K, et al. Accelerated partial breast irradiation is safe and effective using intensity-modulated radiation therapy in selected early-stage breast cancer. *Int J Radiat Oncol Biol Phys.* 2012;82(5):2104–2110.
85. Lei RY, Leonard CE, Howell KT, et al. Four-year clinical update from a prospective trial of accelerated partial breast intensity-modulated radiotherapy (APBIMRT). *Breast Cancer Res Treat.* 2013;140(1):119–133.
86. Donovan E, Bleakley N, Denholm E, et al. Randomised trial of standard 2D radiotherapy (RT) versus intensity modulated radiotherapy (IMRT) in patients prescribed breast radiotherapy. *Radiother Oncol.* 2007; 82(3):254–264.
87. Mukesh MB, Barnett GC, Wilkinson JS, et al. Randomized controlled trial of intensity-modulated radiotherapy for early breast cancer: 5-year results confirm superior overall cosmesis. *J Clin Oncol.* 2013;31(36): 4488–4495.
88. Jagsi R, Ben-David MA, Moran JM, et al. Unacceptable cosmesis in a protocol investigating intensity-modulated radiotherapy with active breathing control for accelerated partial-breast irradiation. *Int J Radiat Oncol Biol Phys.* 2010;76(1):71–78.
89. Liss AL, Ben-David MA, Jagsi R, et al. Decline of cosmetic outcomes following accelerated partial breast irradiation using intensity modulated radiation therapy: results of a single-institution prospective clinical trial. *Int J Radiat Oncol Biol Phys.* 2014; 89(1):96–102.
90. Coles CE, Griffin CL, Kirby AM, et al. Partial-breast radiotherapy after breast conservation surgery for patients with early breast cancer (UK IMPORT LOW trial): 5-year results from a multicentre, randomised, controlled, phase 3, non-inferiority trial. *Lancet.* 2017;390(10099): 1048–1060.
91. Veronesi U, Orecchia R, Maisonneuve P, et al. Intraoperative radiotherapy versus external radiotherapy for early breast cancer (ELIOT): a randomised controlled equivalence trial. *Lancet Oncol.* 2013;14(13): 1269–1277.
92. Vaidya JS, Wenz F, Bulsara M, et al. Risk-adapted targeted intraoperative radiotherapy versus whole-breast radiotherapy for breast cancer: 5-year results for local control and overall survival from the TARGIT-A randomised trial. *Lancet.* 2014;383(9917): 603–613.
93. Hepel J, Wazer DE. A flawed study should not define a new standard of care. *Int J Radiat Oncol Biol Phys.* 2015;91(2):255–257.
94. Freedman G. Radiation complications and their management. In: Bland K, Copeland E, Klimberg VS, Gradishar W, eds. *The breast: comprehensive management of benign and malignant diseases.* New York, NY: Elsevier; 2018:716–725.
95. Darby SC, McGale P, Taylor CW, Peto R. Long-term mortality from heart disease and lung cancer after radiotherapy for early breast cancer: prospective cohort study of about 300,000 women in US SEER cancer registries. *Lancet Oncol.* 2005;6(8): 557–565.
96. Noal S, Levy C, Hardouin A, et al. One-year longitudinal study of fatigue, cognitive functions, and quality of life after adjuvant radiotherapy for breast cancer. *Int J Radiat Oncol Biol Phys.* 2011;81(3):795–803.
97. Geinitz H, Zimmermann FB, Stoll P, et al. Fatigue, serum cytokine levels, and blood cell counts during radiotherapy of patients with breast cancer. *Int J Radiat Oncol Biol Phys.* 2001;51(3):691–698.
98. Bower JE, Ganz PA, Desmond KA, et al. Fatigue in long-term breast carcinoma survivors: a longitudinal investigation. *Cancer.* 2006;106(4):751–758.
99. Kole AJ, Kole L, Moran MS. Acute radiation dermatitis in breast cancer patients: challenges and solutions. *Breast Cancer (Dove Med Press).* 2017;9:313–323.
100. Institute NC. *Common Terminology Criteria for Adverse Events (CTCAE).* 2017. https://ctep.cancer.gov/protocoldevelopment/electronic_applications/docs/CTCAE_v5_Quick_Reference_8.5x11.pdf. Accessed April 19, 2018.
101. Freedman GM, Li T, Nicolaou N, Chen Y, Ma CC, Anderson PR. Breast intensity-modulated radiation therapy reduces time spent with acute dermatitis for women of all breast sizes during radiation. *Int J Radiat Oncol Biol Phys.* 2009;74(3):689–694.
102. Bostrom A, Lindman H, Swartling C, Berne B, Bergh J. Potent corticosteroid cream (mometasone furoate) significantly reduces acute radiation dermatitis: results from a double-blind, randomized study. *Radiother Oncol.* 2001;59(3):257–265.
103. Rayan G, Dawson LA, Bezjak A, et al. Prospective comparison of breast pain in patients participating in a randomized trial of breast-conserving surgery and tamoxifen with or without radiotherapy. *Int J Radiat Oncol Biol Phys.* 2003;55(1):154–161.
104. Frassica DA, Bajaj GK, Tsangaris TN. Treatment of complications after breast-conservation therapy. *Oncology (Williston Park).* 2003;17(8):1118–1128; discussion 1131–1116, 1141.
105. Garza RM, Paik KJ, Chung MT, et al. Studies in fat grafting: Part III. Fat grafting irradiated tissue--improved skin quality and decreased fat graft retention. *Plast Reconstr Surg.* 2014;134(2):249–257.
106. Khouri RK, Rigotti G, Khouri RK Jr, et al. Tissue-engineered breast reconstruction with Brava-assisted fat grafting: a 7-year, 488-patient, multicenter experience. *Plast Reconstr Surg.* 2015;135(3):643–58.
107. Mirzabeigi MN, Lanni M, Chang CS, et al. Treating breast conservation therapy defects with brava and fat grafting: technique, outcomes, and safety profile. *Plast Reconstr Surg.* 2017;140(3):372e–381e.

# 第 21 章 乳房肿瘤整形术后患者的满意度及结局

TAMMY JU, CHRISTINE TEAL, AND BRIDGET A. OPPONG

译者：张琛　王奕　葛启栋

简介

保留乳房

乳腺癌早期诊断得益于影像技术进步和乳腺癌筛查指南。目前，大多数乳腺癌是能够被早期诊断的。早期诊断很大程度上减少了乳房切除术的需要，因为美国乳腺与肠道外科辅助治疗研究组（NSABP）B-06等多个长期随访的随机研究已经得出明确的结论：保乳治疗（BCT）提供了与乳房全切术相同的局部控制和生存获益[1]。BCT 的肿瘤安全性在肿瘤与乳房大小比例合适的患者中是有利的，这个结论已经得到了充分的肯定。然而，乳房切除术的比例仍有不断增加的趋势。最近的研究表明，即使女性需要进行乳房肿瘤切除术，乳房切除率仍然很高[2]。尽管大量的数据显示：乳房切除术没有生存优势，但这并没有阻止妇女选择乳房切除术，理由是同时进行治疗和预防。

对侧预防性乳房切除术的问题增加了决策时的考虑因素，也增加了单侧乳腺癌患者的乳房切除率[2]。女性选择更大范围手术的原因包括对对侧乳房的恐惧和预感、理想的重建效果、基因检测和患癌风险评估的使用增加，以及使用乳房磁共振成像（MRI）检出了更小的癌症。在美国，进行预防性乳房切除术的数量创下了纪录。数据显示，近年来，随着高危患者和那些已经被诊断为乳腺癌患者的低风险手术率越来越高[3]。虽然有指南提供双侧预防性乳房切除术和对侧预防性乳房切除术的适应证，但应建议在何时手术仍然存在争议。与此相关的原因尚不清楚，可能涉及患者和医生因素的复杂交互作用。随着越来越多患癌高风险的女性在癌症管理中选择这种类型的手术，那么问题是外科医生给患者提出此类建议的标准是什么？

在考虑癌症治疗方案时，患者经常关注的一个方面是保乳手术后潜在的不对称性，这可能是由于乳房体积的很大一部分会被切除。此外，乳房不对称性与全乳照射后发生的整体尺寸缩小相关。与单纯手术相比，BCT 后的全乳放疗可将局部复发的风险降低 3 倍[1]，因此，它是保乳的必要组成部分。许多患者在保乳后最初对美学结果感到满意，但随着时间的推移双乳会逐渐不对称，需要额外的手术，通常是对侧缩乳成形术（图 21.1）。因此，在乳房肿瘤切除术时进行的对称手术可能是 BCT 的一个重要补充，可以优化长期的美学效果，甚至可能阻止不必要的乳房切除术。由于肿瘤整形手术的进步，特别是在西海岸的肿瘤整形外科先驱们走在时代的前列，肿瘤整形手术的接受度与临床应用日益广泛。

肿瘤整形手术结局

患者结局

随着肿瘤整形技术的普及和应用的增加，手术结局的循证分析对进一步的临床推广很重要。虽然关于肿瘤整形手术技术的文献并不多，但近年来已

右乳房肿瘤切除和放射治疗几年后行左乳房对称缩小术

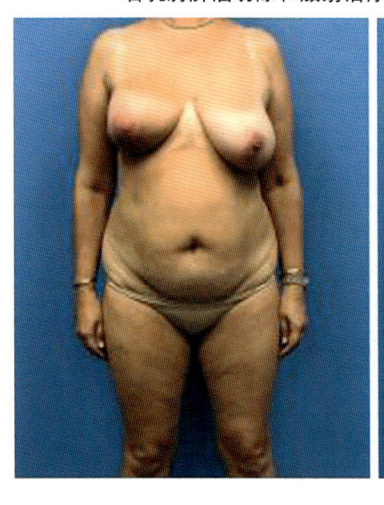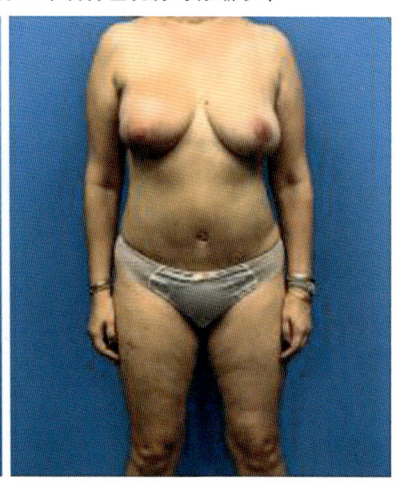

图 21.1 右侧乳房肿瘤切除术和全乳照射后多年，对侧不对称延迟修复

经发表了多项研究。笔者从迄今为止规模最大的关于肿瘤整形保乳手术（BCS）的 55 项研究、包含 6 011 例病例的文献综述中提取数据[4]。Wise 术式是最常用的肿瘤整形技术，有 35.4% 的患者进行了此术式，其次是双环法（14.8%）和背阔肌容积移位术（9.5%）。Cruz 等人的系统综述是少数具有短期和长期结果的研究之一。长期随访数据显示，肿瘤整形手术具有较高的总生存率和无病生存率，局部复发率较低，从而证实了该手术在 T1~T2 浸润性乳腺癌患者中的肿瘤安全性。

在短期结局中，切缘状态是手术成功的最重要的衡量标准之一，有 11 项研究报道了 1 455 例患者的异常切缘。在这些患者中，143 例（9.8%）为阳性切缘，其中 113 例（7.8%）为肿瘤墨汁染色。其他报告的短期数据包含术后并发症，包括脂肪坏死、皮肤坏死、血肿、血清肿、伤口延迟愈合、乳头坏死和（或）感染，发生率为 14.3%。具体来说，本研究中肿瘤整形 BCS 的并发症发生率，包括脂肪坏死（3.3%）、皮肤坏死（0.5%）、血肿（2.5%）、血清肿（1.0%）、伤口延迟愈合（2.2%）、乳头坏死（0.4%）和（或）感染（1.9%），更加证实了之前的一项研究，进一步表明在接受肿瘤整形和非肿瘤整形切除术的患者中这些问题的发生率没有统计学上的差异。然而，Tenofsky 等人发现，与非肿瘤整形组相比，肿瘤整形组中伤口未愈合的发生率更高（8.6% vs 1.2%；$P=0.042$）[5]。值得注意的是，这并没有延长肿瘤整形组的放疗时间。因此，在 BCS 时的肿瘤整形重建似乎不会显著增加术后并发症的风险，也就不会延迟辅助治疗的开始。

美学结果和患者满意度

在 Cruz 等人的系统综述中，25 项研究评估了 1 962 例患者的美学结局。绝大多数报告了阳性结果，肿瘤整形手术在 55.2%、31.0%、9.4% 和 4.4% 的患者中分别获得了优秀、良好、一般和不良的结果[4]。然而，在文献中，关于肿瘤整形手术后患者报告的满意度和预后的研究有限。此外，目前缺乏一致和有效的工具来报道这些患者的结局[6]。大多数研究来自欧洲或南美，不包括美国。此外，在这些研究中，在肿瘤整形或保乳手术的定义及其对照组存在着异质性（如果包括一个对照组，也存在异质性）。总的来说，最近的研究显示：患者对美学结果非常满意[7]、乳房外观[8]、工作能力/活动方面的恢复[9]和整体满意度[6,8]在接受肿瘤整形手术后与标准的肿瘤切除术/乳房切除术进行比较都有很好的改善。

这些数据大部分是从术后的问卷中收集的，以评估患者报告的满意度和结局。例如，Chand 等人在英国进行的一项研究比较了治疗性乳房成形术[肿瘤整形保乳手术（OBCS）]和背阔肌小型皮瓣，并给患者提供了 BreastQ 问卷以评估满意度[8]。接受 OBCS 治疗的患者觉得她们的乳房有更自然的感觉，大小更好，报告颈部疼痛的情况更少，并且报告的总体满意度更高。有趣的是，这是为数不多的询问情感/性健康的研究之一，发现两组之间没有显著差异，这提示癌症诊断和治疗的焦虑比所进行的手术类型对情绪健康的影响更大[8]。

一些研究显示，特定的患者群体，如巨乳症患者，可能从 OBCS 中获得了最大的收益[9]。Kelsall 等人在英国进行了一项研究，比较了 OBCS、乳房切除术和一期重建术。当不匹配时，OBCS 组的体形、乳房外观和恢复工作/功能都更好。然而，当与病例对照相匹配时，乳房较大的女性报告了更好的身形评分和更好的乳房外观（自评），而这在乳房较小的女性中没有发现。即使患者需要术后放疗，OBCS 队列中的患者报告的身形评分也优于接受乳房切除术/一期重建的患者[9]。与此矛盾的是，Ojala 等人在 2017 年的一项研究中比较了术后 3 年的美学和功能结局，作者发现：使用两种类型的调查问卷后，总体来说，传统手术组患者的自我报告的美学结局优于肿瘤整形组[10]。值得注意的是，他们发现较大的肿瘤和肿瘤的多灶性是不良美学结果的预测因素。然而，与传统手术（n=293；77%）相比，该队列研究仅有一小部分比例接受肿瘤整形手术（n=86；23%）。尽管如此，传统的乳房切除术可能对某些患者更好。2015 年，Santos 等人在巴西进行的另一项研究实际上调查了由软件系统、专家和患者评估的接受肿瘤整形术患者与接受乳房切除术患者的美学结局。虽然软件和专家报告了肿瘤整形组的美学结局明显更好，但患者并没有给出相同报告[11]。

目前，荷兰正在进行一项大型前瞻性试验，比较接受 BCS 治疗的女性，以评估基于乳房肿瘤切除技术的美学结局、患者满意度和生活质量；当然，目前尚未完成[12]。这将是少数对比研究肿瘤整形技术与标准肿瘤切除术的前瞻性试验之一。与此同时，研究人员的目标是利用这些数据创建一个临床决策模型，以指导未来肿瘤整形技术的应用（表 21.1）。

目前的做法

对初诊乳腺癌的手术方案的讨论早已不限于标准的乳房肿瘤切除术或乳房切除术。目前，肿瘤整形技术的应用有助于改善美学效果，同时允许乳腺外科医生切除一更大的标本，减少切缘阳性的风险。肿瘤整形操作可以伴随肿瘤切除术同时完成，一期或二期手术均可。常见的情况是，肿瘤整形部分与最初的乳房肿瘤切除术一起进行。虽然部分乳腺外科或普通外科医生本身可能也能应用肿瘤整形技术，但在我们的领域，大多数人会与整形外科医生合作，完成同侧乳腺组织重排及对侧乳房的对称性手术。我们的整形外科医生通常将缩乳术和（或）乳房固定术作为最常见的手术方式，这与文献报道的方法相似。

延迟或两步法肿瘤整形手术

肿瘤外科医生在考虑增加肿瘤整形操作时需要对手术时机作出判断（即，是在同一手术中进行肿瘤切除和整形手术，还是延迟以将两者分开）。一个主要的因素是乳腺外科医生对切除肿瘤和获得阴性切缘的能力的信心。存在切缘阳性风险的病例通常包括没有离散或局灶性肿瘤的患者，或者乳房 X 线摄影、超声或 MRI 检查结果相矛盾、对疾病估计不一致的患者。这一亚组也倾向于包括 DCIS 或广泛导管内成分和浸润性小叶癌。如果根据所讨论的情况，切缘阳性的风险高于平均水平，因此存在再次切除可能的，那么在使用肿瘤整形方法时应考虑推迟整形手术部分。这使得另一种方案可能获得安全的阴性切缘，而不是由于乳房组织重排后难以重新切除而使患者进行乳房切除术。虽然由于术后的改变，再切除通常可能不太准确，但在缩乳或乳房固定术期间进行的组织重排则要更加复杂。对于有这样担忧的患者来说，延迟整形手术部分是最佳的决定。

这一类患者包括那些接受过新辅助化疗的患者。尽管存在地域差异和医疗机构差异，新辅助化疗用于大约 1/4 的初诊患者中。随着数据显示该方法在某些亚组中的长期预后有所改善，如 HER-2 阳性亚型，更多的患者将接受新辅助化疗。另一种策略是使用新辅助化疗来降低腋窝的分期，希望避免腋窝淋巴结清扫带来的慢性淋巴水肿的风险。治疗后的乳房 MRI 检查是用来评估治疗反应和残余病灶的最常见的方法。化疗后成像与预处理基线相比，可以指导手术决策；然而，MRI 往往不能精准地估计疾病的程度。因此，延迟治疗通常有助于保留乳房和（或）避免乳房切除术。一旦评估并确认没有肿瘤，患者可以在 1~2 周后请整形外科医生完成肿瘤整形手术。此外，对于患有中度至重度乳腺肥厚的女性，肿瘤整形技术将允许乳腺外科医生切除更大的乳房，从而减少阳性切缘的风险（图 21.2）。

术中切缘评估

在保乳手术中，实时评估切缘是最理想的。这可能会使患者不必接受额外的手术，如再次切除或行乳房切除术。这在避免额外手术的同时，对患者的经济和生活质量的好处也是非常大的。因此，人们对术中评估边缘的不同技术保持着持续的兴趣。特别是当计划进行乳房肿瘤整形手术时，在一次手术中进行明确的手术会更有益。不同的术中切缘技术已经在临床试验中，包括冰冻切片、触摸法，以及包括 Dune 在内的各种新设备。由于现有的数据有限和对病理准确性的担忧，这些方法都没有被广泛采用。例如，在冰冻切片分析过程中，一般脂肪乳腺组织难以进行可靠的分析。因此，在笔者机构中，冰冻切片法并不是常规策略。

乳房肿瘤整形手术后再次切除

在肿瘤整形 BCS 后，有一种装置，即 BioZorb 装置，可以帮助重新切除。2013 年，BioZorb 组织标记物作为一种可植入的设备进入临床。把它缝合到行乳房肿瘤切除术的腔内时，能够实现术后肿瘤切除部位边界的三维可视化。最初的报告表明，生物可吸收标记物很容易在术后临床成像中被识别，置入后减少了放疗剂量 / 瘤床加量约 30%~40%。该设备的格状框架也被证实可以改善肿瘤整形乳房重建的美学结局[13]。将该标记物缝合到肿瘤切除术腔，在术后立即提供可触及的残腔位置引导。如果根据最终病理提示需要再次切除，该设备可以提供

表 21.1　关于肿瘤整形乳房手术后患者报告结果的近期研究总结

作者	年份	国家	研究类型	样本数量	已使用的满意度工具	结果
Santos 等[10]	2015	巴西	多中心	122	• BCCT 软件 • 美容专家 • 自定义问卷	• BCCT 软件和专家报告了肿瘤整形改善美学效果 • 患者报告不存在显著差异
Rezai 等[6]	2015	德国	单中心队列	558	• 定制的满意度调查问卷	• 78% 的保乳术患者报告其美学结果为"良好"或"非常好"
Ojala 等[9]	2017	芬兰	单中心	379	• BCTOS • 自定义问卷	• 传统切除术可能在特定的患者中更好
Chand 等[7]	2017	英国	单中心	150	• BreastQ 问卷 • Q 评分	• 89% 的女性认为肿瘤整形保乳术优于乳房切除术 • 与背阔肌皮瓣相比，乳房更自然，整体满意度更高
Kelsall 等[8]	2017	英国	单中心病例匹配队列	567	• 身形评分 • 自定义问卷	• 在身形、外观和功能方面，未经匹配的病例占优势的是肿瘤整形保乳术，而不是乳房切除术后即刻乳房重建 • 病例匹配显示，乳房较大的女性在外观、功能和工作恢复方面都更好
Catsman 等[11]	2018	荷兰	前瞻性单中心队列	待定	• 专家小组 • BCCT 软件 • BreastQ 等调查问卷	待定

注：BCCT，核心软件；BCTOS，乳腺癌治疗结果量表问卷；BreastQ，验证患者乳房重建后结果问卷；Q 评分，乳房外观、身体、情感和性健康评分。

右侧肿瘤整形乳房重建
左侧缩乳术

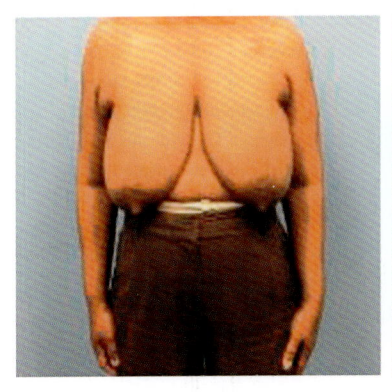
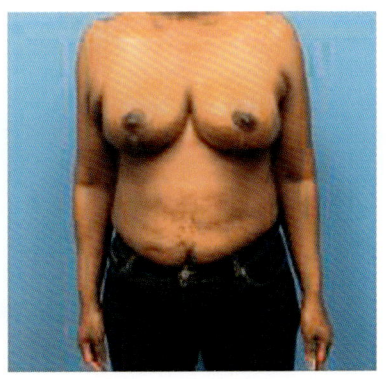

A

右侧肿瘤整形乳房重建
左侧缩乳术

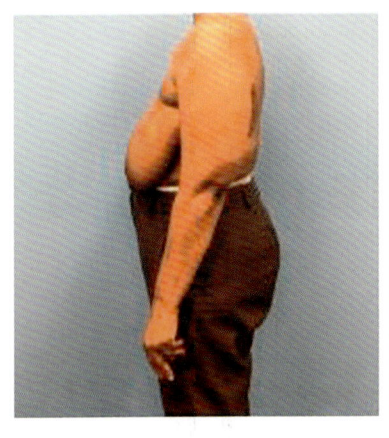
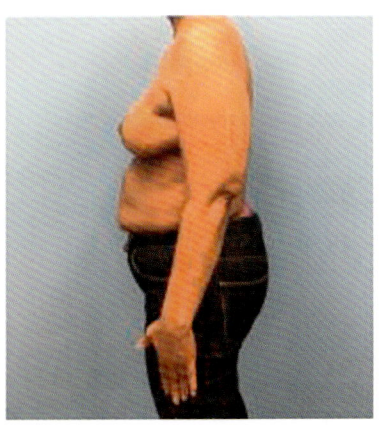

B

图 21.2 A、B. 新辅助化疗后立即进行乳房肿瘤整形手术。右侧肿瘤整形缩乳术，左侧缩乳术（照片由 Elizabeth Feldman 博士和 Samir Rao 博士提供）

方位指示，以准确定位肿瘤切除术腔。因此，外科医生可以再次尝试保留乳房，避免患者进行不必要的乳房切除术。该设备还取代了放置在乳房肿瘤切除术腔边缘的标准夹子。

小结

总之，乳房肿瘤整形手术越来越受欢迎，但仍然是相对较新的一门技术。因此，关于患者体验的数据总体上是有限的，但可以肯定的是：目前的研究显示出了希望。与接受标准的乳房肿瘤切除术的女性相比，肿瘤整形技术的使用提高了保乳术后患者的满意度。因此，在初次会诊时讨论肿瘤整形术的选择是很重要的，以便在肿瘤切除术的同时进行，以减少辅助治疗的延迟。另一个关键的考虑因素是在放射治疗前提供这种方法，因为在放射治疗完成后，患者的选择是有限的。采用肿瘤整形方法的患者美学效果有所改善，通常与那些在放射治疗后进行对称手术的患者相比更满意，她们的对侧乳房通常会变小或出现乳头上提，而放射治疗通常使同侧乳房产生包膜挛缩或肿胀。

此外，肿瘤整形手术可以伴随初始手术、一期或延迟进行。为了在切缘不足时避免乳房切除术，可以采取延迟治疗，而延迟后序贯辅助治疗的风险最小。其他的技术即将问世，可以提供术中切缘评估，以提高 BCS 在初始手术中的成功率，或使用 BioZorb 等设备，如果需要再次切除，其可以便于定位乳房肿瘤切除残腔。

参考文献

1. Fisher B, Anderson S, Bryant J, et al. Twenty-year follow-up of a randomized trial comparing total mastectomy, lumpectomy and lumpectomy plus irradiation for the treatment of invasive breast cancer. *N Engl J Med.* 2002;347(16):1233–1241.
2. Harding C, Pompei F, Burmistrov D, Wilson R. Use of mastectomy for overdiagnosed breast cancer in the United States: analysis of the SEER 9 cancer registries. *J Cancer Epidemiol.* 2019;2019:5072506. Published 2019 Jan 22. https://doi.org/10.1155/2019/5072506.
3. Freedman RA, Kouri EM, West DW, et al. Higher stage of disease is associated with bilateral mastectomy among patients with breast cancer: a population-based survey. *Clin Breast Cancer.* 2015;16(2):105–112. https://doi.org/10.1016/j.clbc.2015.08.004.
4. Cruz L, Blankenship SA, Chatterjee A, et al. Outcomes after oncoplastic breast-conserving surgery in breast cancer patients: a systematic literature review. *Ann Surg Onc.* 2016;23(10):3247.
5. Tenofsky PL, Dowell P, Topalovski T, Helmer SD. Surgical, oncologic, and cosmetic differences between oncoplastic and nononcoplastic breast conserving surgery in breast cancer patients. *Am J Surg.* 2014;207(3):398–402.
6. Chen CM, Cano SJ, Klassen AF, et al. Measuring quality of life in oncologic breast surgery: a systematic review of patientreported outcome measures. *Breast J.* 2010;16(6):587–597.
7. Rezai M, Knispel S, Kellersmann S, Lax H, Kimmig R, Kern P. Systematization of oncoplastic surgery: selection of surgical techniques and patient-reported outcome in a cohort of 1,035 patients. *Ann Surg Oncol.* 2015;22(11):3730–3737. https://doi.org/10.1245/s10434-015-4396-4.
8. Chand ND, Browne V, Paramanathan N, Peiris LJ, Laws SA, Rainsbury RM. Patient-reported outcomes are better after oncoplastic breast conservation than after mastectomy and autologous reconstruction. *Plast Reconstr Surg Glob Open.* 2017;5(7):e1419. https://doi.org/10.1097/GOX.0000000000001419.
9. Kelsall JE, McCulley SJ, Brock L, Akerlund MTE, Macmillan RD. Comparing oncoplastic breast conserving surgery with mastectomy and immediate breast reconstruction: case-matched patient reported outcomes. *J Plast Reconstr Aesthet Surg.* 2017;70(10):1377–1385. https://doi.org/10.1016/j.bjps.2017.05.009.
10. Ojala K, Meretoja TJ, Leidenius MHK. Aesthetic and functional outcome after breast conserving surgery - comparison between conventional and oncoplastic resection. *Eur J Surg Oncol.* 2017;43(4):658–664. https://doi.org/10.1016/j.ejso.2016.11.019.
11. Santos G, Urban C, Edelweiss MI, et al. Long-term comparison of aesthetical outcomes after oncoplastic surgery and lumpectomy in breast cancer patients. *Ann Surg Oncol.* 2015;22(8):2500–2508. https://doi.org/10.1245/s10434-014-4301-6.
12. Catsman CJLM, Beek MA, Voogd AC, Mulder PGH, Luiten EJT. The COSMAM TRIAL a prospective cohort study of quality of life and cosmetic outcome in patients undergoing breast conserving surgery. *BMC Cancer.* 2018;18(1):456. https://doi.org/10.1186/s12885-018-4368-8.
13. Cross M, Ross J, Jones S, et al. Identifying the surgical cavity after oncoplastic breast surgery. In ASCO 2014. *Breast Cancer Symposium.* 2014.

索 引
(按首字汉语拼音排序)

首字非汉字

BreastQ 问卷 / 186
Ki-67 / 155
Kronowitz 垂直肿瘤整形术 / 60
Kronowitz 区 / 47
Q 评分 / 186
Wise 模式 / 122

B

包膜挛缩 / 158
保乳治疗 / 2
背阔肌肌皮瓣 / 71
蝙蝠翼切口乳房固定术 / 5
部分乳房重建 / 82

C

雌激素受体 / 155

D

倒 T 技术 / 57

E

二次保乳手术 / 156

F

蜂窝织炎 / 148
腹壁浅动脉皮瓣 / 87
腹壁下深动脉穿支皮瓣 / 87

G

高风险筛查 / 168
股深动脉穿支皮瓣 / 87
广泛导管内成分 / 174

硅胶假体 / 95

H

横行股薄肌皮瓣 / 87

J

极致肿瘤整形 / 122
即刻重建 / 20
计算机断层血管造影 / 86
加速部分乳腺照射 / 176
近距离放疗 / 171
浸润性乳腺癌 / 16
浸润性小叶癌 / 3
局部复发 / 151
局部感染 / 147
局部皮瓣 / 71

L

肋间动脉外侧穿支皮瓣 / 79
肋间前动脉穿支皮瓣 / 79
邻近组织重排 / 4
菱形瓣 / 72

M

墨汁染色 / 10

P

皮瓣坏死 / 146

Q

前哨淋巴结活检 / 2
全乳照射 / 175

R

任意皮瓣 / 72
容积替代 / 49
容积移位 / 47
乳房下皱襞 / 31
乳头-乳晕复合体 / 5
乳腺导管原位癌 / 16
乳腺钼靶检查 / 162

S

三维可吸收线圈 / 100
三维适形放疗 / 176
上内侧蒂 / 55
术中放疗 / 177
双环乳房固定术 / 5
双平面隆胸技术 / 94
缩乳成形术 / 3

T

糖化血红蛋白 / 101
体外放疗 / 172
体重指数 / 12
调强放疗 / 176
同心移位乳房整形术 / 60
臀上动脉穿支皮瓣 / 87
臀下动脉穿支皮瓣 / 87

W

挽救性乳房切除术 / 157
网球拍切口象限切除术 / 5
无病生存 / 10

X

下蒂 / 55
新辅助化疗 / 29
胸背动脉穿支皮瓣 / 77
胸背外侧皮瓣 / 73
胸廓内动脉穿支皮瓣 / 80
旋股内侧动脉穿支皮瓣 / 87
血清肿 / 146
血糖 / 101
血肿 / 146

Y

压力顺应性曲线 / 114
延迟愈合 / 147
延迟重建 / 20
阳性切缘 / 155
腋窝淋巴结清扫 / 2
腋下皮瓣 / 73
依从性 / 172
阴性切缘 / 155
吲哚菁绿 / 88
游离皮瓣技术 / 82

远处转移 / 16
孕激素受体 / 155

Z

脂肪坏死 / 146
脂肪塑形 / 106
脂肪填充 / 106
自体脂肪移植 / 106
总生存 / 10